SARAH SCHOCKE | CHRISTINA STEIN

Warum BRAT-KARTOFFELN schlank machen

Das neue Kohlenhydrat-Prinzip

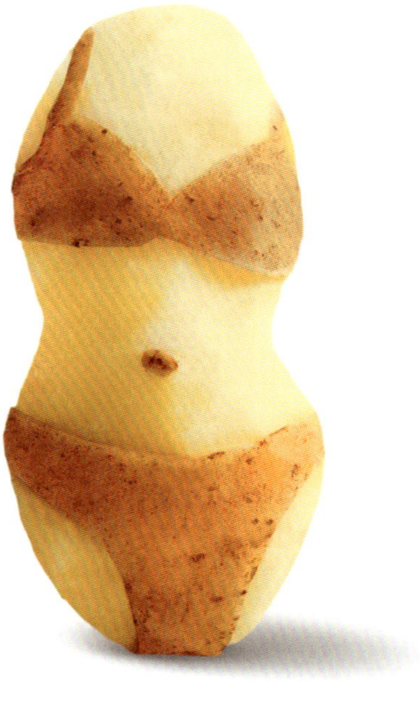

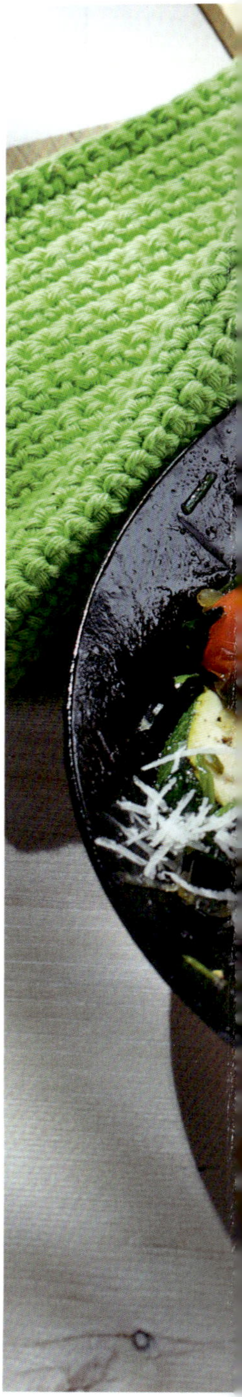

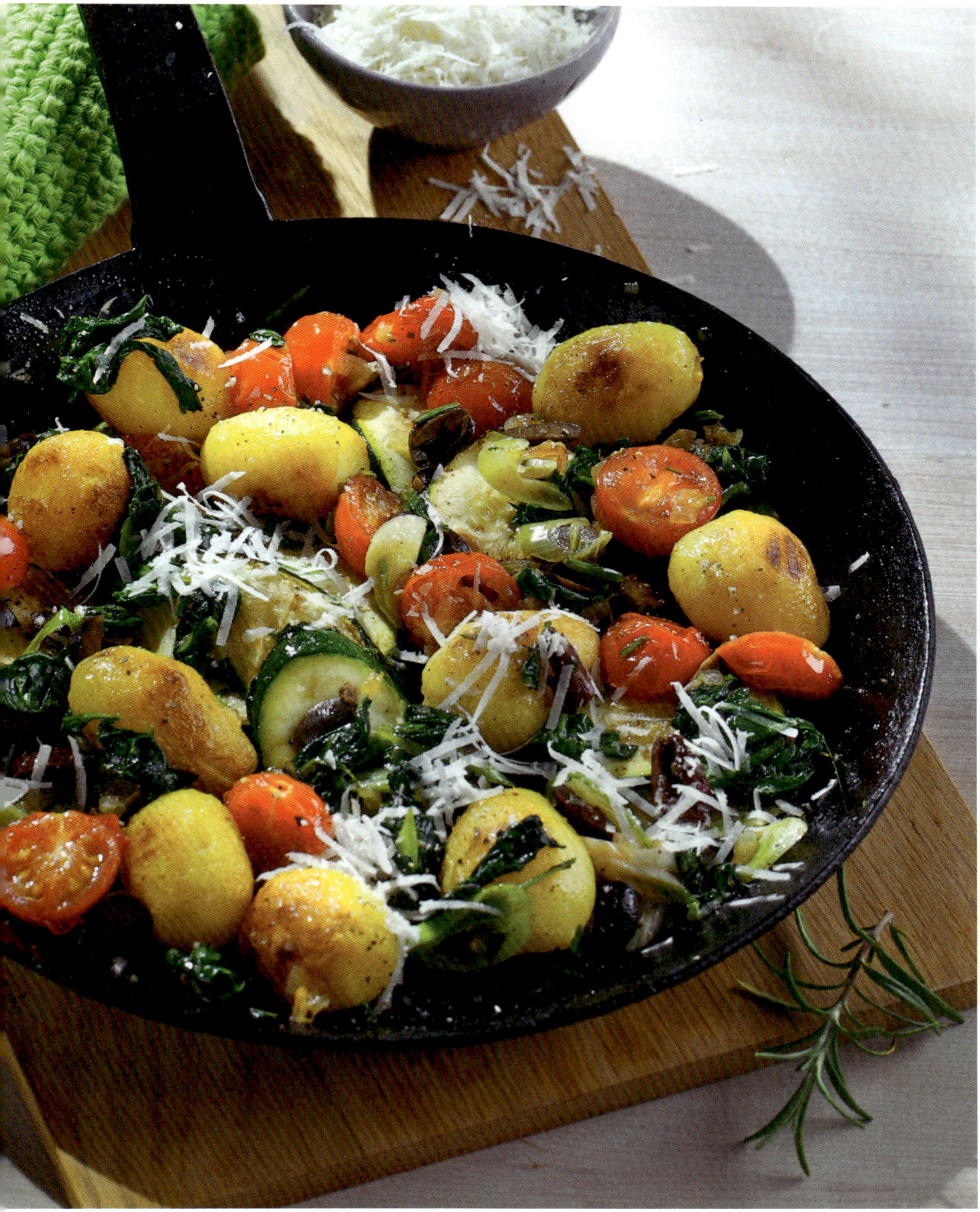

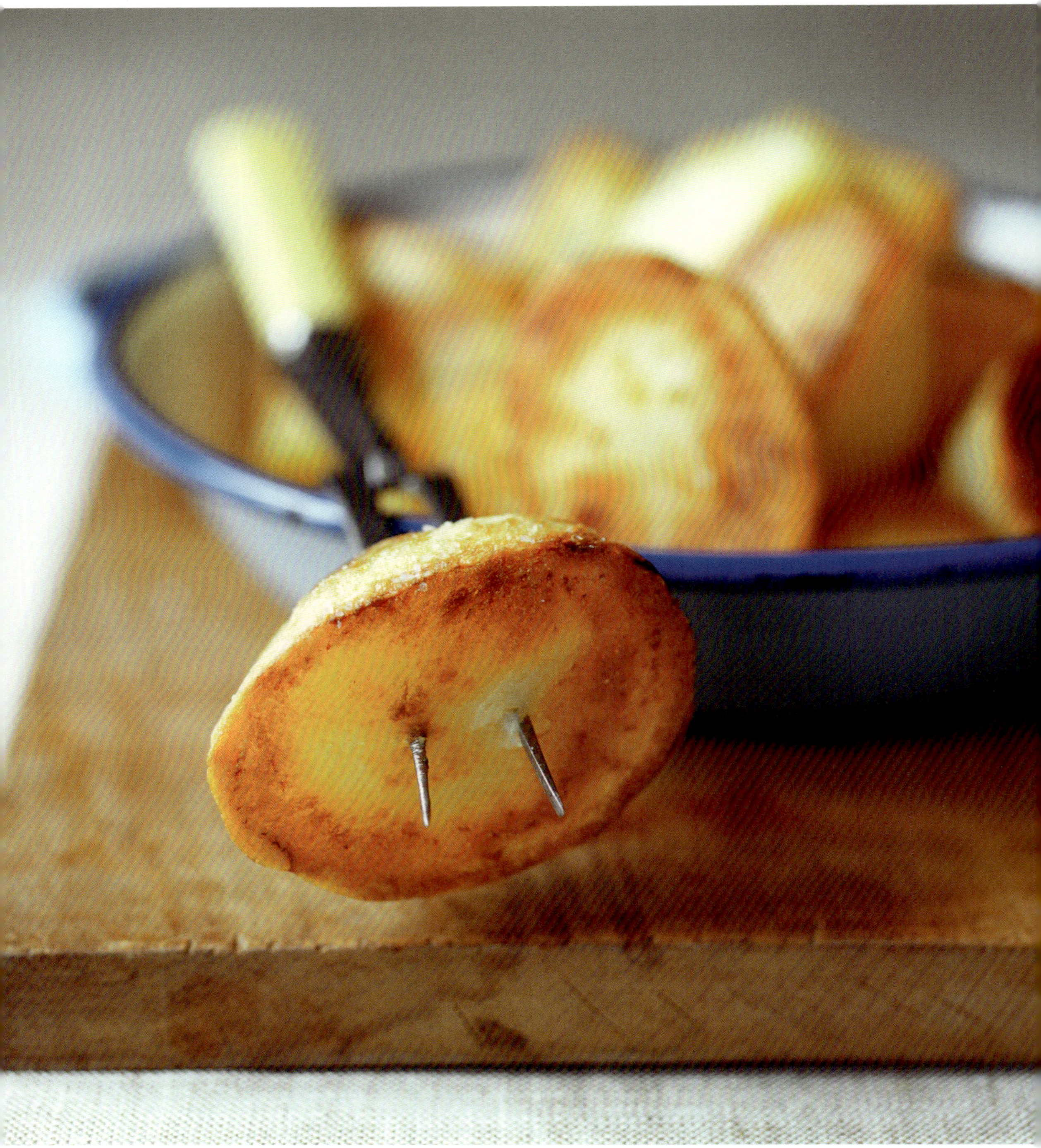

Vorwort

Ich esse für mein Leben gern und Bratkartoffeln sind für mich einfach der Himmel auf Erden. Wenn sie goldbraun in der Pfanne brutzeln und ihr verführerisches Aroma verströmen, erinnert mich das ein Stück weit an fröhliche Kindertage, an lange Winterspaziergänge mit anschließender Hütteneinkehr und an meine Oma, die die weltbesten Bratkartoffeln machen konnte. Leider waren Kohlenhydrate und damit auch meine geliebten (Brat-)Kartoffeln irgendwann als fiese Dickmacher gebrandmarkt und wurden fortan von unseren Tellern verbannt.

Ausgerechnet in den USA, dem Land, wo die größte Kohlenhydratangst herrscht, erfuhr ich, dass Kartoffeln doch keine »Bösewichte« sind, sondern im Gegenteil sogar beim Abnehmen helfen können. Zurück in Deutschland erzählte ich meiner Studienkollegin Christina Steinbach davon. Als Ernährungsberaterin kennt sie die Sorgen und Probleme derjenigen Menschen, die gerne Gewicht verlieren möchten. Und sie war genauso begeistert wie ich. Zusammen beschlossen wir, eine Lanze für die Kohlenhydrate zu brechen. Und so entstand dieses Buch. Wenn Sie nämlich die richtigen Kohlenhydrate auswählen, geht das Abnehmen leichter. Vergessen Sie also Pülverchen, Pillen, Shakes und Co. Denn damit macht Essen wirklich keinen Spaß mehr. Ab heute stehen wieder echte Nahrungsmittel auf Ihrem Speiseplan. Sie dürfen kochen und sich richtig satt essen. Das »Zaubermittel«, das Ihnen dabei als Schlankbeschleuniger treu zur Seite steht, heißt resistente Stärke.

Resistente Stärke steckt vor allem in gekochten, abgekühlten Kartoffeln – und die eignen sich natürlich perfekt für … Richtig! Bratkartoffeln! Aber Sie können noch viele andere leckere Dinge daraus machen. Wie wäre es mit Kartoffelauflauf, Gnocchi oder einer spanischen Tortilla? Und die Liste der Schlankmacher ist noch viel länger. Auch Hirse, Kichererbsen, Linsen, grüne Bananen, Haferflocken oder Erbsen helfen Ihnen dabei, satt zu werden und Pfunde zu verlieren.

Wenn Sie nicht kochen wollen und Ihre überflüssigen Kilos trotzdem in Lichtgeschwindigkeit loswerden möchten, ist dies leider das falsche Buch. Sie finden darin nämlich keine Tipps für eine schnelle Gewichtsabnahme mit Jo-Jo-Effekt-Garantie. Schließlich möchten wir, dass Sie Ihren neuen Essalltag auch in zehn Jahren noch beibehalten. Wenn Sie aber gerne den Kochlöffel schwingen, Lust darauf haben, sich selbst zu verwöhnen, und gerne gut essen, dann lohnt es sich, diesen Weg gemeinsam mit uns zu gehen. Und allen Neulingen in der Küche sei gesagt: Die Rezepte sind lecker, schnell zubereitet und absolut unkompliziert. Das ein oder andere eignet sich sogar für ein romantisches Candle-Light-Überraschungsmenü. Und das auch noch mit eingebautem Schlankmacher. Besser geht's nicht!

Viel Spaß mit diesem Buch wünschen Ihnen

Sarah Schocke und Christina Steinbach

Noch mehr Rettungsringe-ade-Ideen finden Sie auf der Website zu diesem Buch:
www.bratkartoffeln-machen-schlank.de

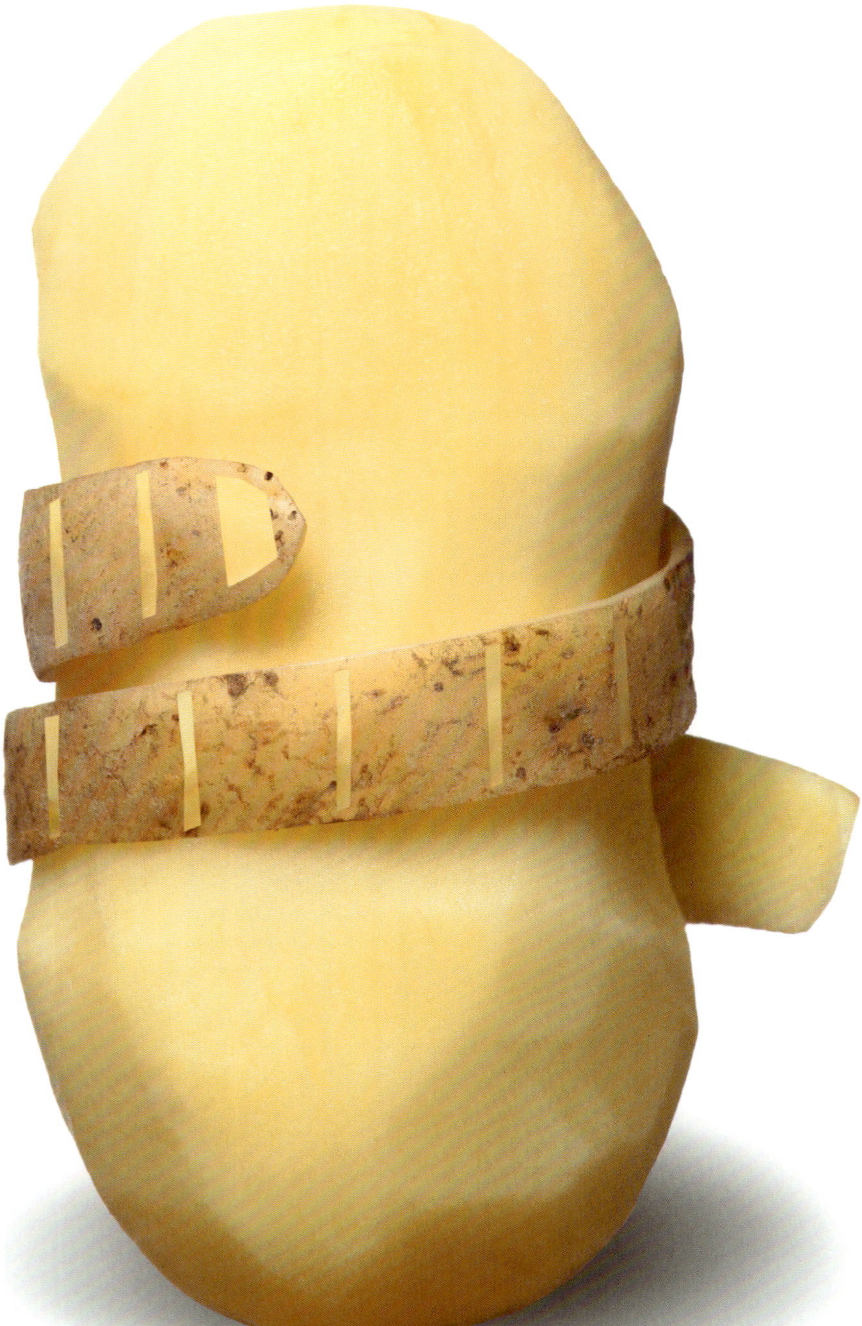

»Fatburner« resistente Stärke

*Resistente Stärke hat nicht nur gerade einmal **halb so viele Kalorien** wie »normale« Kohlenhydrate. Sie macht auch deutlich **länger satt**. Und weil sie für eine gesunde Darmflora sorgt, tun Sie gleich noch eine Menge für **Ihre Gesundheit**. Es gibt also nichts, was dem **Projekt Abnehmen** noch im Wege stehen könnte.*

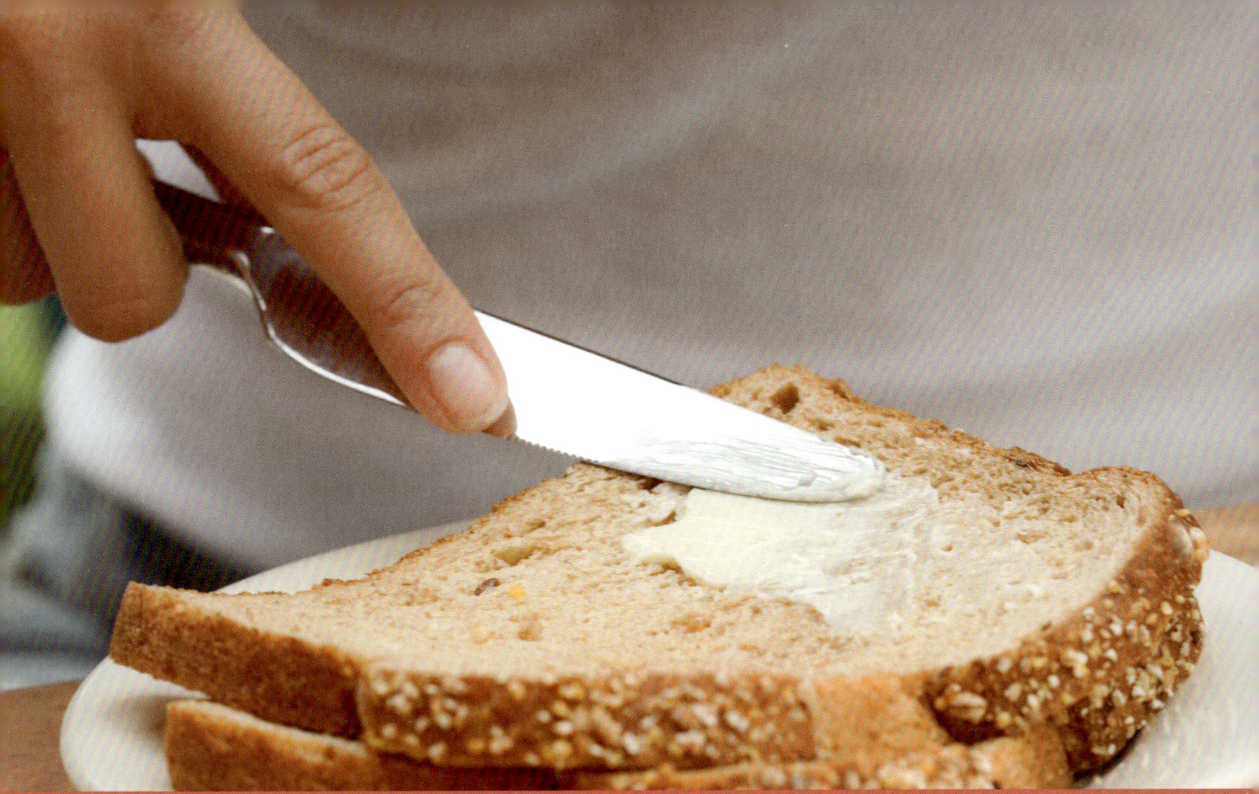

Kohlenhydrate: Besser als ihr Ruf

»Kohlenhydrate machen dick« – so denken heutzutage viele. Stand früher das Fett im Verruf, die Quelle allen Übergewichts zu sein, so gelten heute vor allem die Kohlenhydrate als Figurkiller. Darum lässt, wer schlank sein will, oft einfach die Kohlenhydrate weg. Die Stars und Sternchen machen es schließlich vor, und was bei ihnen gut funktioniert, kann für den Durchschnittsbürger nicht verkehrt sein, oder? Ganz ehrlich? So schön und einfach, wie es uns die Hochglanzmagazine verkaufen wollen, ist das mit dem Schlankwerden und -bleiben leider nicht. Um schlank und schön in die Kameras zu strahlen, unterziehen sich die meisten Models und Schauspieler ungesunden Radikalkuren, die sie nur mit viel Disziplin und Selbstkasteiung durchhalten. Denn auch wenn der Verzicht auf Kohlenhydrate kurzfristig zu ein paar Kilos weniger auf der Waage führt: Langfristig macht diese Diät nicht glücklich und gesund ist sie auch nicht. Man kann eben nicht einfach einer Lebensmittelgruppe den Schwarzen Peter im Kreuzzug gegen die Kilos zuschieben; das ist zu kurz gedacht. Um fit und leistungsfähig zu sein, braucht unser Körper alle Hauptnährstoffe, also Fette, Kohlenhydrate und Proteine. Entscheidend ist nur, wie viel wir ihm davon zuführen.

Kohlenhydrate werden also ganz zu Unrecht gemieden. Sie sind nicht die Wurzel allen Übels, und es ist keine Lösung, sie einfach für immer vom Speiseplan zu streichen. Zum Glück!

Ständige Versuchung

In unserer Esskultur, die auf einer Vielfalt aus Getreideprodukten – vor allem Brot und Brötchen – aufbaut, ist es besonders hart, sich dem Angebot an lecker verpackten Kohlenhydraten zu entziehen. Hinzu kommt, dass mit einem entsprechenden Verzicht der Tag beziehungsweise die Essenspausen sehr genau geplant sein wollen. Schließlich können Sie sich nicht mal schnell ein belegtes Brötchen kaufen oder gemeinsam mit Ihren Kollegen in der Kantine die Nudelbar erobern. Und gerade die Tatsache, sich gegen die allgemeine Esskultur zu stellen, macht eine Diät zu einer noch größeren Herausforderung, als sie es ohnehin schon ist.

VERZICHTEN WAR GESTERN

Machen Sie es sich nicht unnötig schwer: Eine kanadische Studie aus dem Jahr 2009 mit mehr als 4000 Teilnehmern zeigte nämlich, dass der Verzehr von 200–300 Gramm Kohlenhydraten pro Tag das Risiko von Übergewicht sogar minimiert, anstatt es zu erhöhen. Zwar sind Low-carb-Diäten kurzfristig, also bis zu einer Dauer von sechs Monaten, effektiver. Auf lange Sicht betrachtet (etwa nach ein bis zwei Jahren) zeigt sich aber, dass sich mit einer kohlenhydrathaltigen Diät im Vergleich zu Low-carb- oder Low-fat-Diäten genauso gute Ergebnisse erzielen lassen. Wenn Sie Nudeln und Brot lieben, wird sie Ihnen im Gegensatz zu diesen aber sehr viel leichter fallen, weil Sie nicht auf Ihre Lieblingsspeisen verzichten müssen. Das ist für Sie kein Freifahrschein für unbegrenzten Knabberkonsum – ein Keks oder drei Gummibärchen hier, ein Brötchen da. Sie sollten Art und Menge der Kohlenhydrate schon mit Bedacht wählen und nur zu solchen Lebensmitteln greifen, die Sie beim Abnehmen unterstützen. Dann purzeln die Pfunde fast automatisch.

INFO INSULINRESISTENZ

Der Zuckerstoffwechsel
Sobald wir Kohlenhydrate (Zucker) essen, produziert unsere Bauchspeicheldrüse das Hormon Insulin. Dieses öffnet wie ein Schlüssel die Muskelzellen, wo der Zucker eingelagert und verbrannt wird. Wenn wir uns ausreichend bewegen und bewusst ernähren, kann der Körper seine Muskelspeicher entleeren. Erst dann kann auch neuer Zucker eingelagert werden.

Insulinresistenz
Wenn wir mehr essen, als wir benötigen, und uns dazu kaum bewegen, herrscht in unserem Körper ein Missverhältnis von Energiezufuhr und -verbrauch. Das verhindert, dass die Muskelzellen den Zucker aus dem Blut optimal aufnehmen. Es ist beinahe so, als hätte man die »Schlösser« der Muskeln ausgetauscht, sodass das Insulin die Pforten nicht mehr öffnen kann. Diese Störung im Zuckerstoffwechsel wird als Insulinresistenz bezeichnet.

Dickmacher Insulin
Um den Zucker mit aller Gewalt in die Zellen zu »pressen«, schüttet die Bauchspeicheldrüse vermehrt Insulin aus. Durch dieses Überangebot werden die Insulinrezeptoren mit der Zeit immer unempfindlicher und die Resistenz nimmt zu. Zugleich steigt die Gefahr, weiter zuzunehmen; schließlich gilt Insulin als »Dickmacherhormon«. Zum Glück lässt sich dieser Zustand wieder rückgängig machen. Das neue Kohlenhydrat-Prinzip hilft Ihnen dabei.

»Gute« und »schlechte« Kohlenhydrate

Sie haben es bestimmt schon oft gehört: Statt »schlechtem« Zucker und Weißmehl sollten wir besser Vollkornprodukte essen. Doch wissen Sie auch, warum das so ist?
Der Körper baut Kohlenhydrate aus der Nahrung in Zucker (Glukose) um, weil er nur diesen als Energiequelle nutzen kann. Bei Weißmehlprodukten, wie Toastbrot, Keksen oder Nudeln, vollzieht sich dieser Umbau sehr schnell, wodurch auch die Energie rasch verfügbar ist. Entsprechend schnellt der Zuckerspiegel im Blut in kürzester Zeit nach oben. Mithilfe des Hormons Insulin (siehe Seite 9) gelangt der Zucker aus dem Blut in die Zellen von Muskel und Leber. Weil das alles im Eiltempo abläuft, sackt der Blutzuckerspiegel ebenso schnell, wie er erst angestiegen ist, wieder in den Keller – ein Zustand, den der Körper als äußerst bedrohlich empfindet. Er sendet dem Gehirn daher das Signal »Hunger«. Daraufhin werden entsprechende Hormone ausgeschüttet und wir greifen flugs zum nächstbesten Essbaren.

INFO DINKEL

Produkte aus Dinkelmehl werden immer beliebter, weil sie als gesunde Alternative zu Weißmehl gelten. Tatsächlich hat die »Urform« des Weizens einen höheren Ballaststoffgehalt. Dinkelmehl kann weniger hoch ausgemahlen werden und wird von vielen Menschen besser vertragen. Trotzdem darf man nicht vergessen, dass Dinkel eine Form von Weizen ist, also ebenfalls schnelle Energie liefert. Fazit: Dinkel ist etwas besser als Weizen, doch am besten sind immer noch Vollkornprodukte.

Wir essen oft also nur, weil die Hormone Achterbahn fahren – obwohl der Körper eigentlich gar nichts braucht. Und dieser Überschuss an Kalorien landet direkt in den Fettdepots. Unser Körper kann nämlich kaum Kohlenhydrate speichern. Die wenigen Speicher in der Muskulatur und Leber sind meist gut gefüllt, weil wir uns zu wenig bewegen. Also werden alle nicht verbrannten Zuckerbausteine in Fette umgebaut und im Fettgewebe eingelagert, damit der Körper in schlechten Zeiten davon zehren kann. Nur leider sind eben diese Zeiten bei uns so gut wie vorbei. Kaum ein Mensch muss hierzulande Hunger leiden. Die Folge: Unsere »Rettungsringe« werden immer größer.

WERTVOLLES VOLLKORN

Im Gegensatz zu Weißmehl und den Produkten daraus sind Vollkornprodukte, egal ob Backwaren, Nudeln oder Reis, reich an komplexen Kohlenhydraten. Diese können – das Wort »komplex« verrät es schon – nicht so schnell in Zucker aufgespalten werden. Dadurch steht dem Körper nicht alle Energie auf einmal zur Verfügung; sie wird stattdessen nach und nach in kleinen Portionen freigesetzt. Entsprechend steigt und sinkt auch der Blutzucker- und infolgedessen zwangsläufig auch der Insulinspiegel nur langsam. Und das führt dazu, dass wir nicht so schnell wieder Hunger haben und folglich weniger essen. Das glauben Sie nicht? Dann machen Sie doch einmal dieses kleine Experiment: Nehmen Sie ein Blatt Papier und zünden Sie es an. Was passiert? Das Blatt verbrennt sehr schnell und die ganze Energie (Wärme) ist schnell wieder weg. Jetzt nehmen Sie noch einmal ein Blatt Papier. Diesmal knüllen Sie es aber ganz fest zusammen. Je dichter, desto besser. Also kräftig drücken und

quetschen. Wenn Sie das Papier jetzt anzünden, fängt es schlechter Feuer und brennt viel länger. Genauso müssen Sie sich auch den Unterschied zwischen einfachen und komplexen Kohlenhydraten vorstellen: Je komplexer, also dichter zusammen sie sind, desto langsamer wird die Energie frei. Wie beim Papier.
Auch das folgende Bild kann Ihnen helfen, den Unterschied zwischen einfachen und komplexen Kohlenhydraten besser zu verstehen: Stellen Sie sich die Kohlenhydrate als eine Perlenkette vor. Jede Perle symbolisiert einen Zuckerbaustein. Wird eine Perle nach der anderen auf ein Band gefädelt, kann sie sehr schnell wieder aus der Verbindung gelöst werden. Knautschen Sie die Kette dagegen zu einem Knäuel zusammen, lassen sich nur die äußeren Perlen schnell ablösen. Die im Inneren des Knäuels bleiben erst einmal unangetastet.

Ballaststoffe

Ein weiteres Plus der Vollkornmehle: Sie enthalten reichlich Ballaststoffe. Diese Mehrfachzucker, die neben Getreide vor allem in Obst und Gemüse vorkommen, können unsere Verdauungsenzyme nicht aufspalten, weshalb unser Körper sie nicht oder nur sehr eingeschränkt verwerten kann. Man unterscheidet zwei Arten von Ballaststoffen:

- Unlösliche Ballaststoffe: Sie werden im Verdauungsapparat kaum abgebaut, wodurch sich das Stuhlvolumen vergrößert. Der Vorteil: Der Weg des Essens durch den Verdauungstrakt wird beschleunigt, der Darm hat ordentlich was zu tun und bewegt sich mehr und besser. Das erleichtert nicht zuletzt den Stuhlgang. Ein Beispiel für einen unlöslichen Ballaststoff ist Zellulose, die Gerüstsubstanz pflanzlicher Lebensmittel. Alle Obst- und Gemüsearten, die viele Fasern enthalten, enthalten auch viel Zellulose. Besonders viel davon findet sich in den

INFO POSITIVE WIRKUNG

Kohlenhydrate machen glücklich ...
Wer Kohlenhydrate isst, fühlt sich weniger gestresst, ist ruhiger und glücklicher. Denn nach ihrem Verzehr werden im Gehirn »Glücksstoffe« ausgeschüttet. Wie das funktioniert? Wissenschaftler erklären es sich in etwa so: Wenn wir Kohlenhydrate essen, produziert die Bauchspeicheldrüse das Hormon Insulin, das wiederum eine erhöhte Ausschüttung von Tryptophan bewirkt. Diese Aminosäure ist ein Baustein des Glückshormons Serotonin.

... und schlau
Weil Serotonin im Gehirn außerdem für die Übertragung von Informationen zuständig ist, machen Kohlenhydrate nicht nur glücklich, sondern auch schlau. Je mehr Serotonin vorhanden ist, umso besser können Informationen von Zelle zu Zelle transportiert werden und wir können besser denken.

Natürliches Verlangen
Der Körper verlangt übrigens instinktiv nach Kohlenhydraten. Besonders stark macht sich das im Winter bemerkbar. Weil wir dann weniger Licht abbekommen als im Sommer, wird die natürliche Vitamin-D-Produktion behindert. Doch genau dieses Vitamin fördert den Bau von Serotonin. Um den Mangel durch eine vermehrte Tryptophan-Ausschüttung auszugleichen, steigt das Verlangen nach Süßem. Daher empfehlen Experten in der kalten Jahreszeit viele Spaziergänge bei Tageslicht.

Randschichten von Getreidekörnern und den dünnen Außenhäutchen von Hülsenfrüchten, wie Linsen oder Bohnen.

- Lösliche Ballaststoffe lösen sich in Flüssigkeiten auf und finden sich daher mehr im Fruchtfleisch von Obst; gerade Äpfel, Beeren und Aprikosen sind sehr reich daran. Ein bekannter Vertreter der löslichen Ballaststoffe ist Pektin. Es macht den Speisebrei voluminöser, quillt auf und verlängert die Verweildauer im Magen. Das bedeutet zugleich, dass die Ausschüttung von Verdauungsenzymen und Hormonen weniger schnell vonstattengeht. Dadurch gelangen die frei werdenden Nährstoffe verzögert ins Blut und Blutzuckerspitzen können vermieden werden. Konkret bedeutet das: Sie bleiben länger satt. Im Dickdarm dienen die löslichen Ballaststoffe als Nahrung für die »guten« Darmbakterien, die viel dazu beitragen, dass wir gesund bleiben (siehe Seite 14 f.).

Den Körper langsam umgewöhnen

Es ist immer wichtig, dass sich in der Nahrung beide Arten von Ballaststoffen finden. Wenn Sie bis jetzt wenig Ballaststoffe in Form von Obst und Gemüse gegessen haben, ist es daher wichtig, diese Menge zu erhöhen. Gehen Sie dabei langsam vor, denn Ihre Verdauung muss sich erst an die neue Ernährung gewöhnen. Anderenfalls kann es zu Beschwerden wie Blähungen oder Durchfall kommen. Nach einer Eingewöhnungszeit von etwa zwei Wochen freut sich Ihr Darm in der Regel dann an den gesunden kleinen »Helferlein«.

STÄRKE: ENERGIEQUELLE NUMMER 1

Das Polysaccharid Stärke ist die wichtigste Energiequelle für die menschliche Ernährung. Der Mehrfachzucker ist der körnige Energiespeicher von Pflanzen und steckt vor allem in Blättern, Samen und Wurzeln. In hohen Konzentrationen finden Sie ihn in Getreide und Getreideprodukten, wie Mais und Maismehl, Weizen und Weizenmehl, Nudeln und Brot, aber auch in gekochten Erbsen und Kartoffeln. Stärke an sich ist geruchlos und hat auch keinen Geschmack. Sie kann jedoch sehr gut Wasser aufnehmen und zwischen den Zuckerbausteinen (»Perlen«) speichern, wodurch sie sehr gut quillt. Das haben Sie selbst schon beobachtet: Wenn Sie eine Sauce mit zu viel Kartoffelstärke binden, wird sie im Handumdrehen dick und kleisterartig. Genauso wie Stärke Saucen andickt, quillt sie auch im Magen. Das füllt und macht satt. Stärkehaltige Lebensmittel werden im Darm trotzdem schnell aufgespalten, sodass viel und schnell Energie frei wird. Diese Energie muss direkt wieder verbrannt werden.

Drei Arten von Stärke

Stärke besteht aus den beiden Bestandteilen Amylose und Amylopektin. Sie kann in drei verschiedene Arten eingeteilt werden: schnell verdauliche Stärke, langsam verdauliche Stärke und resistente Stärke.

- Schnell verdauliche Stärke wird im Dünndarm aufgespalten und ins Blut abgegeben; der Blutzuckerspiegel steigt rasch an. Die Energie wird dem Körper also schnell zur Verfügung gestellt und muss auch genauso schnell verarbeitet werden. Schnell verdauliche Stärke findet sich vor allem in Weißmehlbrot und warmen, gekochten Kartoffeln.
- Langsam verdauliche Stärke wird ebenfalls im Dünndarm verstoffwechselt. Allerdings werden die Zuckerbausteine dabei nur nach und nach freigegeben, sodass die Energie für einen längeren Zeitraum ausreicht. Diese Stärkeart findet sich zum Beispiel in Getreide, am besten aus dem vollen Korn (Vollkorn).
- Resistente Stärke: Diese Stärkeart nehmen wir jetzt genauer unter die Lupe.

Die Diät-Entdeckung: resistente Stärke

Die absolute Geheimwaffe im Kampf gegen die Kilos heißt »resistente Stärke«. Sie macht satt, weil sie den Magen füllt, und schlank, weil sie kalorientechnisch kaum zu Buche schlägt. Da sie im Dünndarm nicht in Zucker umgewandelt wird, wandert sie weiter in den Dickdarm, wo sie von den dort ansässigen Bakterien abgebaut wird. Dabei wird fast kein Zucker freigesetzt, weshalb der Blutzuckerspiegel kaum ansteigt. Entsprechend muss nur wenig Zucker aus dem Blut in die Zellen transportiert werden. Die Insulinausschüttung (siehe Seite 9) ist gering, sodass Hormonschwankungen und der darauf folgende Heißhunger ausbleiben. Von einigen Wissenschaftlern wird resistente Stärke aus diesem Grund auch den Ballaststoffen zugeordnet, da sie diesen in Aufnahme und Wirkung ähnlicher ist als der verdaulichen Stärke. Ihr Aufbau jedoch gleicht verdaulicher Stärke. Resistente Stärke sieht also aus wie eine lange Perlenkette (wie bei dem Perlenkettenbeispiel von Seite 11), wirkt aber wie ein »Knäuel«.

VERSCHIEDENE FORMEN DER RESISTENTEN STÄRKE

Resistente Stärke liegt in verschiedenen Formen vor. Insgesamt können vier Typen unterschieden werden.

- Typ 1: Stärke der intakten Zelle. Kommt in Getreidekörnern, Samen und Wurzeln vor.
- Typ 2: Natürliche, unerhitzte Stärke. Kommt in rohen Kartoffeln und grünen Bananen vor.
- Typ 3: Retrograde Stärke (entsteht durch Kristallisation beim Abkühlen nach Erhitzen). Kommt in gekochten und abgekühlten Kartoffeln sowie in Cornflakes vor.
- Typ 4: Chemisch modifizierte Stärke. Wird von der Lebensmittelindustrie verarbeiteten Produkten zugesetzt.

Nicht jeder Typ ist für die menschliche Ernährung gleich wertvoll. Weil unterschiedlich hohe Mengen davon den Dickdarm erreichen, haben sie nicht alle den gleichen positiven Effekt auf den Organismus.
Im Kohlenhydrat-Prinzip kommen Typ 1, Typ 2 und Typ 3 zum Einsatz. Sie haben eine gute Wirkung und finden sich in alltäglichen Lebensmitteln. Das bedeutet für Sie, dass Sie sich beim Einkaufen kaum umstellen müssen.

Den Anteil resistenter Stärke erhöhen

Doch es kommt nicht nur auf den Stärketyp an, auch andere Faktoren spielen eine Rolle. Auf einfache Art und Weise können Sie so den Gehalt an resistenter Stärke in »normalen« Lebensmitteln erhöhen.

- Verschiedene Zubereitungsarten wie zum Beispiel Dämpfen erhöhen den Anteil an resistenter Stärke.
- Auch die Lagerung bei niedrigen Temperaturen fördert deren Bildung. Man hat beispielsweise beobachtet, dass der Resistente-Stärke-Gehalt bei Reis um vier Prozent steigt, wenn das Nahrungsmittel bei nur 4 °C gelagert wird.
- Langes Lagern und die dadurch fortschreitende Reifung dagegen lassen, zum Beispiel bei Bananen, den Gehalt sinken.
- Kartoffeln werden durch Kochen und anschließendes Abkühlen mit resistenter Stärke angereichert. Dies macht die gekochte, abgekühlte Kartoffel gegenüber einer herkömmlichen warmen Kartoffel ernährungsphysiologisch wertvoller.
- Gekochte und abgekühlte Nudeln, zum Beispiel im Nudelsalat, enthalten ebenfalls mehr resistente Stärke. Das gilt übrigens nicht nur für Vollkorn-, sondern auch für ganz normale »weiße« Nudeln.

Schlankgeheimnisse des Kohlenhydrat-Prinzips

Trotz ihrer positiven Eigenschaften ist der Gehalt an resistenter Stärke in unserer Nahrung heute sehr gering. Die Deutschen essen immer weniger Obst, Gemüse und Vollkornprodukte. Doch genau das sind die Lebensmittel, die natürlicherweise resistente Stärke aufweisen. In anderen Ländern machen dagegen gerade diese Lebensmittel einen Großteil der Ernährung aus, wodurch auch der Gehalt an resistenter Stärke höher ist. Asiaten beispielsweise nehmen jeden Tag bis zu 18 Gramm resistente Stärke auf. Sind sie vielleicht deshalb so schlank? Hierzulande spielt die resistente Stärke eine untergeordnete Rolle, viel häufiger und mehr kommt die natürliche Stärke vor. Dabei hätte resistente Stärke so viele Vorteile für Ihren Körper. Hier die wichtigsten im Überblick.

SIE NEHMEN LEICHTER AB

Resistente Stärke hat nur etwa zwei Kilokalorien (kcal) pro Gramm, das ist etwa die Hälfte von »normalen« Kohlenhydraten (4 kcal pro Gramm). Sie sparen also reichlich Kalorien, wenn Sie den Anteil an resistenter Stärke in Ihrer Nahrung erhöhen. Und damit purzeln automatisch auch die Pfunde.

So viel resistente Stärke sollte es sein

Um sich diese positiven Effekte zunutze zu machen, müssen Sie täglich etwa 15 Gramm resistente Stärke zu sich nehmen. In den meisten westlichen Ländern sind die Menschen davon jedoch weit entfernt. Im Gegensatz zu Indien und China, wo die Aufnahme bei rund 10–18 Gramm pro Tag liegt, schwankt der Wert in der EU gerade einmal zwischen 3 und 6 Gramm. Sie sehen: Resistente Stärke nimmt man nicht einfach mal nebenbei zu sich. Doch die Rezepte ab Seite 38 helfen Ihnen, den Anteil an diesen wertvollen Kohlenhydraten auf abwechslungsreiche und geschmackvolle Art in Ihren Speiseplan zu integrieren. Sie bieten viel Geschmack bei geringer Energieaufnahme. So wird Abnehmen zum Genuss.

GESUNDER DARM

Da resistente Stärke wasserunlöslich ist, wird sie im Dickdarm fermentiert. Das bedeutet, sie wird ohne die Zuhilfenahme von Sauerstoff (anaerob) von Bakterien abgebaut. Dabei entstehen Gase wie Wasserstoff, Kohlenstoffdioxid und Methan sowie kurzkettige Fettsäuren. Gerade Letztere sind für die Darmgesundheit lebenswichtig. Der Darm braucht die Fettsäuren zur Versorgung seiner Schleimhaut, denn ohne Energie kann auch sie ihre Arbeit nicht optimal leisten. Die wichtigste Fettsäure ist dabei Butyrat. Sie deckt circa 70 Prozent des Energiebedarfs der Dickdarmschleimhaut. Findet sich zu wenig Butyrat im Dickdarm, kann sich die Schleimhaut nicht gut erneuern. Sie verändert sich und im schlimmsten Fall können sich sogar bösartige Krebszellen entwickeln.
Je mehr resistente Stärke unsere Nahrung enthält, desto besser versorgen wir den Körper mit Butyrat und halten damit auch die Darmschleimhaut gesund, die als Schutzbarriere gegen Bakterien und giftige Substanzen wirkt. Es gibt zudem Hinweise, dass resistente Stärke prebiotisch wirkt. Sie arbeitet also mit den guten Darmbakterien (Darmflora) zusammen und schützt deren Bestand.

Die Darmflora stärken

Weil der Darm das größte Immunorgan des menschlichen Körpers ist, stärken Sie mit der richtigen Kohlenhydratwahl also automatisch auch Ihr Immunsystem. Umgekehrt scheint die geringe Aufnahme von resistenter Stärke und Ballaststoffen neben vermehrtem Stress ein Grund für Darmerkrankungen zu sein. Auch Übergewicht wird immer häufiger mit einem geschwächten Darm in Verbindung gebracht. In Studien konnte gezeigt werden, dass Übergewicht mit einer Veränderung der Mikroflora im Darm zusammenhängt. Dies hat vermutlich zur Folge, dass Übergewichtige vermehrt essen, weil die vorhandenen Bakterien scheinbar mehr Energie aus der Nahrung ziehen als die Bakterien bei Normalgewichtigen. Von heute auf morgen stellen sich die Erfolge jedoch nicht ein. Schließlich muss sich die Darmflora erst auf die erhöhte Zufuhr von resistenter Stärke einstellen. Aus diesem Grund sollten Sie die neue Ernährung auch beibehalten. Denn wird zu wenig resistente Stärke (nach-) geliefert, stellt sich die Mikroflora ganz schnell wieder um. Übrigens: Studien haben gezeigt, dass resistente Stärke noch besser wirkt, wenn sie zusammen mit Ballaststoffen aufgenommen wird. Zum Glück ist das meist kein Problem, da viele Lebensmittel, die natürlicherweise einen hohen Gehalt an resistenter Stärke aufweisen, auch einen hohen Ballaststoffanteil haben.

UMFASSENDE GESUNDHEITSVORSORGE

Das Kohlenhydrat-Prinzip mit seinem hohen Anteil an resistenter Stärke wirkt nachhaltig und bringt Ihnen auf Dauer mehr Gesundheit – nicht nur im Hinblick auf den Darm. Weil resistente Stärke unter anderem in Pumpernickel und Naturreis vorkommt, also in Lebensmitteln, die man sehr gut kauen muss, wird sich auch Ihr Zahnarzt freuen. Denn durch vermehrtes Kauen kräftigen Sie die Zähne und das Zahnfleisch. Auch Bakterien im Mundraum und Ablagerungen an den Zähnen können vermindert werden.

Genauso wie Mundraum und Zähne freut sich auch Ihre Bauchspeicheldrüse, die für die Insulinproduktion zuständig ist (siehe Seite 9). Wenn der Blutzuckerspiegel kaum Schwankungen unterliegt, muss auch die Bauchspeicheldrüse weniger arbeiten und kann sich etwas ausruhen. Das ist besonders in zunehmendem Alter wichtig, wenn sogenannter Alterszucker (Typ-2-Diabetes) immer häufiger auftritt.
Sogar aufs Herz soll sich das Kohlenhydrat-Prinzip positiv auswirken. Denn durch den wachsenden Anteil an resistenter Stärke sinkt das »schlechte« LDL-Cholesterin, während das »gute« HDL-Cholesterin ansteigt. Dadurch sinkt automatisch das Risiko für koronare Herzkrankheiten und Herzinfarkt.
Noch ist zwar nicht vollständig geklärt, wobei und wofür resistente Stärke noch hilfreich sein könnte. Erste Untersuchungen belegen jedoch, dass sie viele Erkrankungen positiv zu beeinflussen vermag. Doch trotz erster Erfolge müssen noch längerfristige Studien abgewartet werden, um die positiven Effekte dieser ganz besonderen Stärkeart auf Blutzucker und Co auch wissenschaftlich umfassend zu belegen.

INFO DIE BESTEN QUELLEN

Gute Resistente-Stärke-Lieferanten sind:

- grüne Bananen
- Kartoffelstärkemehl
- Haferflocken
- weiße Canellini-Bohnen, frisch gekocht oder aus der Konserve
- Pumpernickel
- Linsen, gekocht oder aus der Konserve
- gekochte und abgekühlte Kartoffeln
- Kichererbsen, gekocht oder Konserve
- gekochte Vollkornnudeln
- gekochte Gerstengraupe

LANGE SATT

Resistente Stärke, das magische Kohlenhydrat, hat die sympathische Angewohnheit, alles etwas langsamer anzugehen. Sie rast nicht durch den Magen-Darm-Trakt und wirbelt Unmengen an Insulin auf, nur um den Blutzuckerspiegel danach wieder in den Keller rauschen zu lassen und damit eins auszulösen: Hunger! Den Job übernehmen Weißmehl, Zucker und Co. Dagegen werden die Strukturen der resistenten Stärke nach und nach im Verdauungstrakt aufgebrochen und Glukose freigesetzt. Also wird auch nur peu à peu Insulin ausgeschüttet, sodass die Achterbahnfahrt des Blutzuckerspiegels keine Chance hat. Dadurch bleibt der nächste Hungerschub für eine längere Zeit aus; der Körper fühlt sich mit allem, was er braucht, gut versorgt. Einen Teil der resistenten Stärke kann der Körper sogar überhaupt nicht verwerten. Dennoch füllt sie den Magen. Ist das nicht toll?

Geschickt kombinieren

Einen ganz besonders guten Sättigungseffekt erhalten Sie, wenn Sie diese besonderen Kohlenhydrate mit ballaststoffreichem Obst oder Gemüse kombinieren und ausreichend Proteine dazu essen. Diese Kombination wird noch langsamer verdaut und der Blutzucker steigt sehr gleichmäßig an. So haben Heißhungerattacken keine Chance. Die Gerichte, die Sie ab Seite 38 finden, liegen schwer im Magen – aber im positiven Sinne. Sie fühlen sich satt und zufrieden und sparen dabei Kalorien.
Positiver Nebeneffekt: Wenn Sie hungrig zum Einkaufen gehen, landen fast automatisch viele ungesunde Produkte im Einkaufswagen. Je weniger Sie dagegen der Heißhunger plagt, desto leichter (und bewusster) können Sie sich für gesunde Lebensmittel entscheiden. Das macht das Abnehmen einfacher.

DIE MUSKELN ERHALTEN

Bei den meisten Diäten besteht die Gefahr, dass Muskelmasse abgebaut wird. Schließlich befinden sich genau dort die Kohlenhydratspeicher, an die der Körper irgendwann ranwill. Das Fatale daran: Mit der Muskelmasse sinkt auch der Grundumsatz, also die Energie, die Ihr Körper zum Überleben braucht, auch wenn Sie den ganzen Tag überhaupt nichts tun würden. Je niedriger dieser Grundumsatz ist, desto weniger Kalorien benötigen Sie. Das mag beim Abnehmen noch keine Rolle spielen. Wenn Sie aber irgendwann wieder mehr essen, nehmen Sie ganz schnell deutlich mehr Kalorien auf, als Sie bräuchten. Und nehmen daher rasch wieder zu – oft über das Ausgangsgewicht hinaus.

Schluss mit dem Jo-Jo-Effekt

Beim Kohlenhydrat-Prinzip ist das anders: Hier hilft die richtige Kombination von resistenter Stärke und Eiweiß, Obst sowie Gemüse die Muskeln zu erhalten. Auf diese Weise können Sie dem Jo-Jo-Effekt ein Schnippchen schlagen. Denn nur wenn die Muskeln erhalten bleiben, verbrennen sie immer mehr Kalorien und Fett – auch wenn Sie sich mal nicht so streng an das Kohlenhydrat-Prinzip halten. Die Übungen ab Seite 152 helfen Ihnen, noch mehr Muskelmasse aufzubauen. Positiver Nebeneffekt des Muskelaufbaus: Ihre Silhouette wird sichtlich straffer, sodass Sie schon innerhalb weniger Wochen schön und schlank aussehen. Kombiniert mit dem Kohlenhydrat-Prinzip ist das fast schon eine Garantie für sichtbaren Abnehmerfolg.
Ach ja: Wundern Sie sich nicht, wenn Ihre Waage trotz konsequenter Diät und regelmäßigem Bewegungsprogramm nach oben ausschlägt. Muskeln sind deutlich schwerer als Fett. Messen Sie daher Ihren Erfolg lieber mit dem Maßband – oder mit der Lieblingsjeans, in die Sie wieder reinpassen wollen.

Oft gefragt

»Ich esse doch schon so viele Kohlenhydrate und nehme nicht ab. Und jetzt sollen es noch mehr werden? Nehme ich dann nicht zu?«
Vielleicht essen Sie viele Kohlenhydrate, aber essen Sie auch die richtigen? Nur wenn Sie damit auch 15 Gramm resistente Stärke am Tag zu sich nehmen, helfen Kohlenhydrate beim Schlankwerden. Die stecken zum Beispiel in rund 400 Gramm gekochten, abgekühlten Kartoffeln. Wetten, dass Sie danach schon mal ziemlich satt sind und es auch eine Weile bleiben? Schließlich ist erst mal gar kein Platz mehr im Magen für viele weitere Kohlenhydrate. Seien Sie also ehrlich zu sich selbst und essen Sie das Richtige.

»Das Kohlenhydrat-Prinzip sieht vor, dass ich viel kochen muss. Die Zeit habe ich gar nicht. Lohnt sich der Aufwand überhaupt?«
Kochen können ist ein wichtiges Hilfsmittel auf dem Weg zu weniger Pfunden. Denn damit machen Sie sich unabhängig von Portionsgrößen (die meistens viel zu groß sind) und Inhaltsstoffen (die häufig ungesund sind) von Fertiggerichten und Fastfood. Kochen Sie selbst, bestimmen Sie, was auf Ihrem Teller landet. Am Anfang dauert es wahrscheinlich etwas länger, wie immer, wenn Sie etwas Neues lernen, das erst noch eingeübt werden muss. Doch bald werden Sie ohne ständiges Nachlesen leckere Gerichte zaubern und damit nicht nur sich selbst, sondern auch Familie und Freunde beeindrucken und verwöhnen können. Der Aufwand lohnt sich sogar doppelt: Sie kochen sich schlank und gesund und sparen Geld für teure Fertigprodukte.

»Hülsenfrüchte blähen so stark. Muss ich wirklich so viel davon essen?«
Hülsenfrüchte enthalten einen hohen Anteil an Ballaststoffen, die sehr gesund sind, aber im Dünndarm nicht abgebaut werden können. Also fermentieren Bakterien im Dickdarm die Ballaststoffe – und dabei entstehen Gase, die Sie als Blähungen oder Luft im Bauch wahrnehmen. Je nach Besiedelung der Darmflora verträgt man Hülsenfrüchte unterschiedlich gut oder schlecht. Wo es beim einen zwickt und zwackt, nimmt der andere keinen Unterschied war. In der Regel gewöhnt sich Ihr Körper innerhalb von etwa zwei Wochen an die erhöhte Ballaststoffzufuhr. Unterstützen Sie ihn bis dahin, indem Sie gründlich kauen. Würzen Sie Ihr Essen mit Fenchel oder Kümmel oder trinken Sie einen entsprechenden Tee. Wenn Sie es gar nicht ertragen und Sie das Programm aufgrund der Blähungen abbrechen wollen, holen Sie sich Rat bei Ihrem Arzt oder Apotheker. Es gibt durchaus Präparate, die helfen können, Ihre Beschwerden zu lindern.

»Warum dauert das Programm ausgerechnet drei Wochen?«
Streng genommen dauert das Kohlenhydrat-Prinzip Ihr Leben lang. Nur irgendwann brauchen Sie die einzelnen Module nicht mehr. Sie haben dann alle neuen Aspekte eingeübt, sodass sie Ihnen gar nicht mehr bewusst sind. Ganz automatisch machen Sie Ihre Übungen, kochen gut und gönnen sich zwei Snacks am Tag. Damit Sie anfangs genug Zeit haben, jede Neuerung einzuüben, gibt es das 3-Wochen-Programm. So erlernen Sie jede Woche ein neues Element.

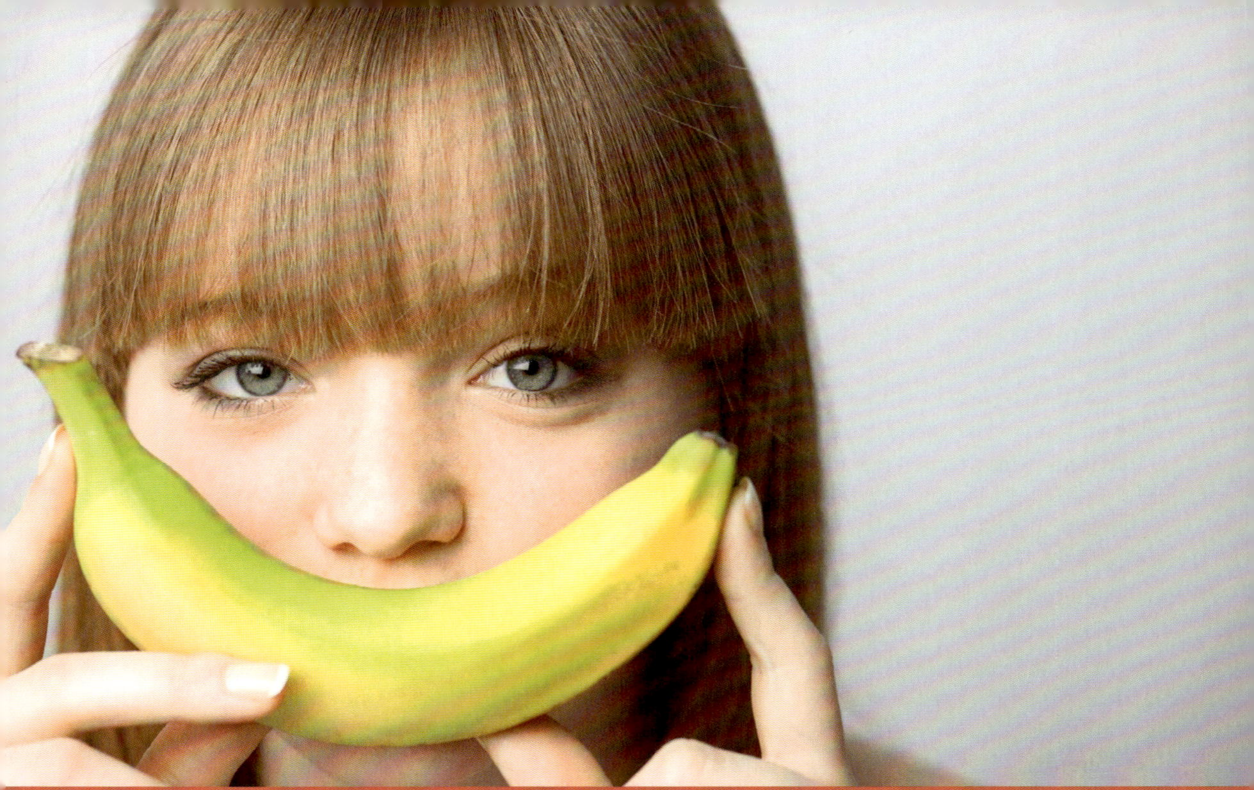

Abnehmen mit dem Kohlenhydrat-Prinzip

Klar, resistente Stärke (siehe Seite 13) spielt eine wichtige Rolle im neuen Kohlenhydrat-Prinzip. Doch sie hat starke Partner zur Seite, die Ihnen im Kampf gegen die Pfunde helfen. Die richtige Menge an Proteinen, Fetten, Vitaminen und Mineralstoffen sorgen dafür, dass Sie sich ausgewogen ernähren und Ihr Körper alle Nährstoffe erhält, damit Sie viel Energie haben und glücklich sind. Nicht zuletzt sind in den Rezepten ab Seite 38 viele Zutaten versteckt, die Ihren Stoffwechsel zusätzlich auf Touren und in den Abnehmmodus bringen.
Sie sind bereit und möchten in das neue Kohlenhydrat-Prinzip einsteigen? Prima! Verzichten Sie aber auf die weitverbreitete »Ich-esse-jetzt-noch-ein-letztes-Mal-alles-worauf-ich-Lust-habe«-Abschiedszeremonie am Vorabend der Diät. Die ist nämlich eher kontraproduktiv. Schließlich sollen Sie nicht das Gefühl haben, dass nun eine lange Zeit der Entbehrung auf Sie zukommt, in der Sie auf alles verzichten müssen, was Ihnen richtig schmeckt, und Sie sich Schokolade, Kekse und Co für immer verkneifen müssen. So ist es nämlich gar nicht – ganz abgesehen davon, dass kein Mensch so eine Diät ein Leben lang durchhalten könnte. Freuen Sie sich lieber darauf zu lernen, wie Sie durch einfache kleine Änderungen beim Essen mühelos schlank werden.
Sie wollen endlich die »Regeln« kennenlernen, die Sie von heute an befolgen sollten? Worauf warten Sie dann noch? Lesen Sie schnell weiter!

Bevor es losgeht: Küchen-»Tuning«

Sie haben sich entschieden, alte Essgewohnheiten über Bord zu werfen und den Weg aus dem Ernährungschaos einzuschlagen? Super! Dann starten Sie am besten mit einem »Frühjahrsputz« und misten den Küchenschrank aus.

- Alte Senf- oder Marmeladengläser eignen sich hervorragend als Behälter für Dressings, geröstete Nüsse und andere kulinarische Kleinigkeiten. Alte Eisschachteln, sollten Sie so was noch haben, können prima mit Eintopf, Nudelgericht und Co bestückt und in die Tiefkühltruhe befördert werden. Da kommen sie her, da fühlen sie sich wohl und Sie müssen kein Geld für viele neue Plastikbehälter ausgeben.
- Sortieren Sie Ihre Vorräte. Wahrscheinlich haben Sie einige Lebensmittel mit hohem Anteil an resistenter Stärke schon zu Hause. Diese steckt nämlich unter anderem in so alltäglichen Nahrungsmitteln wie zum Beispiel Haferflocken. Füllen Sie diese Lebensmittel in die dafür vorgesehenen Gläser und beschriften Sie diese mit Datum (wann haben Sie sie befüllt, wie lange ist der Inhalt haltbar?).
- Leeren Sie Ihre Süßigkeiten- und Knabbereiendepots. Verschenken Sie die Verführer an eine Freundin, die Nachbarin oder spenden Sie sie für die nächste Party im Kindergarten.
- Ach ja, haben Sie eigentlich schönes Geschirr? Falls Ihnen noch Ihr Lieblingsteller fehlt oder Sie letztens diese schöne Schüssel gesehen haben: Jetzt wäre der richtige Zeitpunkt, sich darum zu kümmern. Denn wie heißt es so schön: Das Auge isst mit. Und gleichzeitig zeigen Sie sich, dass Sie sich und Ihre Bedürfnisse wertschätzen und dass Ihnen gesundes Essen wichtig ist. Es fehlt nichts? Wie wäre es dann, wenn Sie sich ein richtig gutes Messer gönnen würden, das in Zukunft butterweich durch knackiges Gemüse gleitet?

INFO ABNEHMEN IN 4 MODULEN

Modul 1
In der Einstiegswoche machen Sie sich mit der resistenten Stärke vertraut und verlieren nebenbei gleich noch die ersten Pfunde. Mehr dazu ab Seite 30.

Modul 2
Sie lernen, wie Sie sich satt essen und dabei trotzdem abnehmen. Sie werden immer sicherer, was die neue Ernährungsweise betrifft, und bekommen Ihren persönlichen Trainingsplan, der für straffe Muskeln sorgt (siehe Seite 66 ff.).

Modul 3
In der dritten Woche festigen Sie alles bisher Gelernte. Das neue Küchenwissen können Sie vielleicht schon in Eigenregie weiterführen und zur Belohnung gibt es jetzt die »Schnuckelkiste«. Sie versüßt die letzte Übungswoche und begleitet Sie zum vierten Modul (siehe Seite 100 ff.).

Modul 4
Jetzt geht es ohne Buch weiter. Sie kennen das Kohlenhydrat-Prinzip und die richtigen Lebensmittel. Nun ist es Zeit, flügge zu werden und das Gelernte auch ohne Anleitung in den Alltag zu integrieren. Experimentieren Sie, erfinden Sie neue Rezepte, haben Sie Spaß und bleiben Sie dran! Noch mehr Tipps dazu erhalten Sie ab Seite 134.

Das füllt ab jetzt Ihren Teller

Ein großer Vorteil des Kohlenhydrat-Prinzips: Sie brauchen keine merkwürdigen Zutaten im Internet zu bestellen oder sich in den Feinkostabteilungen der Kaufhäuser die Füße wund zu laufen. Denn Lebensmittel mit resistenter Stärke finden Sie in jedem Supermarkt. Hier lernen Sie die besten Lieferanten kennen.

KARTOFFELN

Die Kartoffel ist der Deutschen liebste Beilage. Trifft es sich da nicht wunderbar, dass die unscheinbare Knolle reichlich resistente Stärke enthält – vorausgesetzt, Sie lassen sie nach dem Kochen vollständig abkühlen und verarbeiten sie erst dann weiter, zum Beispiel zu Kartoffelsalat, Bratkartoffeln oder Kartoffelgratin. Weiteres Plus: Kartoffeln enthalten viele Ballaststoffe. Die sind gesund und machen lange satt (siehe Seite 11 f.).

Süßkartoffel, Yam, Batate

Die Süßkartoffel stammt ursprünglich aus Mittel- und Südamerika, wird heute aber auch in Europa angebaut, selbst bei uns in Deutschland. Es gibt rot-, gelb- und weißfleischige Sorten, die geschmacklich alle an gekochte Möhren oder Kürbis erinnern: Das Aroma ist süßlich und leicht nussig. Man kann sie wie Kartoffeln zubereiten – braten, grillen, kochen, in Wokgerichten, Aufläufen, Suppen einsetzen – Ihrer Fantasie sind keine Grenzen gesetzt. Haben Sie Lust bekommen, die länglichen Knollen einmal auszuprobieren? Sie erhalten Süßkartoffeln in großen Supermärkten, im Bioladen, beim Gemüsehändler oder im gut sortierten Asialaden. Leider sind sie nicht lange haltbar. Bewahren Sie sie daher lichtgeschützt, trocken und kühl auf und verbrauchen Sie sie möglichst zügig.

HÜLSENFRÜCHTE

Bohnen, Linsen, Kichererbsen sind ab heute aus Ihrer Küche nicht mehr wegzudenken. Neben resistenter Stärke sind sie vollgepackt mit Ballaststoffen. Dadurch sättigen sie gut, was ebenfalls beim Abnehmen hilft. Hülsenfrüchte bekommen Sie entweder als Konserve oder getrocknet zum Einweichen und frischkochen. Die folgenden Sorten sind nach ihrem Gehalt an resistenter Stärke aufgeführt.

Canellini-Bohnen

Die italienische Variante der kleinen weißen Bohne besitzt besonders viel resistente Stärke. Ob als Suppe, Salat, Auflauf oder Dip: Canellini-Bohnen machen fast überall eine gute Figur – die toskanische Küche macht es vor. Lassen Sie sich inspirieren.
Getrocknete Canellini-Bohnen müssen Sie über Nacht in einer Schüssel kaltem Wasser einweichen und am nächsten Tag etwa eine Stunde kochen. Dann halten sie im Kühlschrank rund drei Tage. Sie können die gekochten, abgekühlten Bohnen aber auch portionsweise einfrieren und nach Bedarf auftauen. Als Konserve und in getrockneter Form finden Sie Canellini-Bohnen in großen Supermärkten, im Gourmetfachhandel, im Bioladen oder über das Internet. Natürlich können Sie sie auch von Ihrem nächsten Italienurlaub mitbringen.

Linsen

Rote, gelbe, braune, schwarze – was für eine Auswahl! Viele Linsenarten erhalten Sie im Supermarkt um die Ecke. Ein noch größeres Sortiment finden Sie im Bioladen oder Naturkostmarkt. Getrocknete Linsen zum Selbsteinweichen und Kochen (je nach Sorte, siehe Verpackungshinweis) haben den Vorteil, dass sie locker vier bis fünf Jahre gelagert werden können. Braune Linsen gibt es auch als Konserve; manchmal sind sie allerdings schon mit klein geschnittenen Möhren und Gewürzen (meist Salz und E-Nummern) »verfeinert«. Tipp: Im türkischen Supermarkt finden Sie Linsen im Glas auch ungewürzt.

- Braune Linsen sind wahrscheinlich die bekannteste Form. Sie schmecken feinmehlig, würzig und süßlich und eignen sich für jede Zubereitungsart: Eintöpfe, Bratlinge, Dips …
- Berglinsen sehen zwar aus wie braune Linsen, ihre Konsistenz ist jedoch fester. Sie haben einen milden, aromatischen Geschmack und eignen sich gut für Eintöpfe und Aufläufe.
- Grüne Linsen sind frische, ungelagerte Linsen. Nach längerer Lagerung werden sie braun. Grüne Linsen sind ideal für Suppen, Eintöpfe und vegetarische Gerichte.
- Gelbe Linsen sind geschälte grüne Linsen. Sie schmecken sehr mild und zerfallen beim Kochen schnell zu Mus. Daher eignen sie sich gut für sämige Suppen und Eintöpfe, Breie und Brotaufstriche.

INFO WAS SIND TELLERLINSEN?

Mit dem Begriff »Tellerlinsen« bezeichnet man mittelgroße »normale« Linsen von 6–7 mm Durchmesser. Neben ihnen gibt es noch die größeren »Riesenlinsen« (7 mm) und die kleineren »Mittellinsen« (5–6 mm). Als Faustregel gilt: Je kleiner die Linse ist, desto intensiver ist ihr Geschmack. Wer es lieber etwas milder mag, sollte auf die geschälten Varianten zurückgreifen (rote und gelbe Linsen), denn die linsentypischen Aromen sitzen vor allem in der Schale. Die »bunten« Linsen müssen außerdem nicht so lange kochen.

- Rote Linsen sind geschälte Berglinsen. Sie zerfallen ebenfalls rasch zu Mus und färben sich dabei gelblich. Das Gute: Sie müssen nicht eingeweicht werden und lassen sich daher superschnell zubereiten.
- Belugalinsen sind klein und schwarz. Sie schauen vor allem hübsch aus und zieren dekorativ den Teller. Sie haben ein edles, nussiges Aroma, das an Esskastanien erinnert. Da sie recht fest sind, beim Kochen nicht so leicht zerfallen und auch ihre Farbe behalten, eignen sie sich gut für Salate oder Beilagen. Sie werden aber auch gerne als farblicher Kontrast zu weißem Fisch eingesetzt.

Kichererbsen

Kichererbsen stammen aus Asien, Indien, aber auch dem Mittelmeerraum. Die bei uns verbreitete Variante ist meist hellbraun oder beige, es gibt aber auch rote, braune oder schwarze, zum Beispiel in Indien. Alle Varianten haben einen recht milden Geschmack und passen daher zu vielen Gerichten.

Sie können Kichererbsen getrocknet oder als Konserve kaufen– in den meisten Supermärkten, auf jeden Fall aber im Naturkost- oder Bioladen. Für Salate oder Wraps lohnt es sich, getrocknete Kichererbsen einzuweichen und zu kochen. Am besten Sie weichen die harten Kügelchen über Nacht, mindestens aber 12 Stunden ein und kochen sie anschließend ein bis zwei Stunden. Prüfen Sie dabei immer wieder, ob sie schon weich sind, und passen Sie auf, dass sie nicht zerkochen. Wenn Kichererbsen 24 Stunden eingeweicht werden, verkürzt sich die Kochdauer. Eingeweichte und gekochte Kichererbsen sind knackiger und schmecken noch etwas nussiger als die Verwandten aus der Konserve. Die Dosenware eignet sich jedoch hervorragend für orientalische Aufläufe, Suppen, Eintöpfe, Brotaufstriche und Burger.

Getrocknete Kichererbsen können kühl, trocken und luftdicht verwahrt bis zu zwei Jahre gelagert werden. Kontrollieren Sie ab und zu, ob sie noch in Ordnung sind, denn gelegentlich werden sie von Würmern befallen. Achten Sie auf kleine Wurmlöcher in den Erbsen. Wenn Sie die Gefäße jedoch gut verschließen und gelegentlich lüften, dürfte nichts passieren.
Tipp: Kochen Sie gleich eine größere Menge. Denn gegarte Kichererbsen halten sich im Kühlschrank bis zu einer Woche. Und Sie können sie auch portionsweise einfrieren.

Schwarze Bohnen

Schwarze Bohnen kommen aus der Karibik, Süd- und Mittelamerika und spielen vor allem in der brasilianischen Küche eine wichtige Rolle. Sie schmecken leicht süßlich und passen in Eintöpfe, Salate und Aufläufe. Auch in mexikanischen Gerichten – Tacos, Enchiladas, Burritos – sind schwarze Bohnen beliebt.
In der Dose bekommt man schwarze Bohnen meist nur als »Chili«-Variante, also bereits gewürzt. Getrocknet finden Sie sie in Bio- und Naturkostläden. Kühl und trocken gelagert halten sie sehr lange.

GETREIDE, NUDELN, REIS – NATÜRLICH VOLLKORN

Her mit den Nudeln! Kein Reisverbot mehr und auch Brot und Getreide sind erlaubt. Einzige Prämisse: Vollkorn muss es sein. Denn darin stecken Ballaststoffe und resistente Stärke. Sogar in abgekühlten Weißmehlnudeln steckt noch eine ordentliche Portion resistente Stärke.

Pumpernickel

Da Pumpernickel einen süßlich malzigen Geschmack hat, eignet er sich sowohl für Herzhaftes als auch für Süßspeisen. Das saftige, dunkle Brot stammt ursprünglich aus Westfalen und besteht traditionell nur aus Roggenvollkornschrot, Wasser und Salz. In manchen Zubereitungen kommen weitere Zutaten hinzu, wie Weizenvollkornmehl, Rübensirup oder Hefe (ein Blick auf die Verpackungsangaben lohnt sich also).
Im Supermarkt finden Sie Pumpernickel bei den abgepackten Brot- und Backwaren. Er wird eingeschweißt oder in Dosen angeboten und ist in dieser Form bis zu einem Jahr haltbar. Ist die Packung einmal angebrochen, sollten Sie zumindest die verschweißte Variante schnell aufbrauchen, sonst wird das Brot trocken.

Haferflocken

Haferflocken gibt es in zart oder kernig; für Babynahrung werden gerne lösliche Schmelzflocken (sogenannte Instantflocken) verwendet. Diese sind allerdings nicht aus dem Haferkern, sondern aus Hafermehl gewalzt. Greifen Sie also besser bei der kernigen Variante zu. Trocken und dunkel gelagert halten sie sich mindestens sechs Monate.
Haferflocken schmecken gut zum Frühstück im Birchermüsli oder als »Oat-Meal« – mit warmem Wasser oder warmer Milch und einem Schuss Ahornsirup. Auch in Shakes oder als Masse für Gemüsebratlinge machen sie eine gute Figur. Tipp: Wenn Sie die Flocken vor dem Verzehr in einer beschichteten Pfanne ohne Fett rösten, bekommen sie ein nussiges Aroma.

Gerstengraupe

Gerstengraupe ist das geschliffene und polierte Korn der Gerste – eine der ältesten Getreidearten, die heute aber vor allem als Malz zur Herstellung von Bier und Whisky genutzt wird. Graupe kann als Einlage für Eintöpfe und Suppen genutzt werden. Sie können aber auch Risotto oder Salate daraus machen oder sie als Beilage zu Frikadellen servieren.

Kühl und trocken gelagert sind Gerstengraupen lange haltbar (siehe Verpackung). Der Begriff »Perlgraupen« bezieht sich übrigens auf die Größe und bezeichnet besonders kleine, feine Graupen.

Naturreis

Naturreis unterscheidet sich vom weißen Reis dadurch, dass nur die Spelzen (unverdauliche Strohhülsen des Korns) entfernt werden. Die Körner selbst sind noch von Schichten umhüllt, die besonders nährstoffreich sind. Sie sorgen auch dafür, dass der Reis braun aussieht (daher auch »brauner« Reis).
Sie können Naturreis wie jeden anderen Reis zubereiten, zum Beispiel als Milchreis, Risotto oder als Beilage. Die Ballaststoffe, die in ihm stecken, machen länger satt. Allerdings muss der Reis dadurch auch länger garen und ist meist etwas härter als weißer Reis. Das kann am Anfang etwas ungewohnt sein.
Naturreis gibt es in großen Supermärkten, im Bio- oder Naturkostladen oder im Reformhaus. Wenn Sie angebrochene Packungen in verschließbare Behälter umfüllen und dunkel und trocken lagern, hält der Reis ein bis zwei Jahre.

Hirse

In weiten Teilen Nordafrikas und Asiens zählt Hirse als Grundnahrungsmittel. Hierzulande erhalten Sie die alte Getreideart als Flocken, Schrot und ganzes, geschältes Korn. Letzteres ist die Variante, die Sie am besten für das Kohlenhydrat-Prinzip nutzen können. Die Körner schmecken gut als süßer Brei am Morgen (mit frischem Obst oder Cranberrys), aber auch als Hirse-Couscous, Beilage zu herzhaften Gerichten oder als Zutat für Gemüsebratlinge.
Kühl, trocken und dunkel gelagert (wieder einmal am besten in einem beschrifteten Schraubglas) hält Hirse ein bis zwei Jahre.

Maisgrieß

Maisgrieß gibt es in drei verschiedenen Mahlgraden: grob, mittel oder fein. Das typische Arme-Leute-Essen aus Norditalien kann als süßlicher oder herzhafter Brei zubereitet und mit Wasser, Milch oder Käse gekocht werden. Wer will, streicht den Brei anschließend auf einem Brett aus, lässt ihn auskühlen, schneidet ihn in Stücke und brät die Stücke in der Pfanne goldgelb und knusprig aus. Tipp: Der mittlere Mahlgrad ist für die Zubereitung dieser sogenannten Polenta am besten geeignet.
Lagern Sie Maisgrieß kühl, trocken und dunkel, dann hält er sich bis zu sechs Monate.

GEMÜSE

Tja, was soll man dazu noch sagen? Sie wissen es vermutlich schon: Gemüse ist extrem reich an Vitaminen, Mineral- und Ballaststoffen und hat dabei kaum Kalorien – eine perfekte Kombination für Gesundheit und Figur. Sie können daher so viel davon essen, wie Sie wollen. Maßhalten heißt es nur bei Avocado und Oliven. Und natürlich sollten Sie sich nicht gerade für eine Zubereitungsart entscheiden, bei der viel Butter oder Öl zum Einsatz kommt.

Kochbanane

Sie ist zwar genauso grün, sollte aber nicht mit der unreifen Variante der »normalen« gelben Banane verwechselt werden. Kochbananen heißen auch Gemüsebananen oder Platanen, kommen aus Afrika und Südamerika und sind nur in gekochter Form genießbar; roh schmecken sie unangenehm mehlig. Sie erhalten die Früchte im Asialaden und Gourmetfachgeschäft, manchmal auch im türkischen Lebensmittelhandel oder auf dem Markt.
Kochbananen kann man gut dämpfen, backen, braten oder kochen. Wie wäre es also mal mit Bratbanane statt Bratkartoffeln?

INFO WASSER GEGEN DEN DURST

Wussten Sie, dass Ihr Körper größtenteils aus Wasser besteht? Daher braucht er täglich mindestens 1,5–2 Liter Flüssigkeit. Ohne die läuft kaum etwas. Wenn wir zu wenig trinken, kriegen wir zum Beispiel Kopfschmerzen, sind müde und schlapp. Dabei sendet der Körper eigentlich ganz klare Signale, wenn er Flüssigkeitsnachschub braucht. Leider aber missinterpretieren wir den Durst oft als Hunger und essen etwas, anstatt zu trinken – und nehmen dabei auch noch unnötige Kalorien zu uns. Gerade wenn Sie vermehrt resistente Stärke essen, die ja ähnliche Funktionen wie Ballaststoffe hat (siehe Seite 11 f.), müssen Sie genug trinken, damit die Verdauung weiter rund läuft. Wenn Sie also bisher noch nicht genug trinken, sollten Sie das schleunigst ändern. Ihrer Gesundheit und Ihrer Figur zuliebe.

Wasser ist das beste Getränk für unseren Körper. Und bis vor Kurzem war es auch das meistverbreitete. Doch Softdrinks und Co haben ihm den Rang abgelaufen. Dabei gibt es mittlerweile sogar Wassersommeliers, die viele verschiedene Wassersorten am Geschmack erkennen und auseinanderhalten können. Still oder sprudelig, viele Mineralien oder wenige – da gibt es so manchen Unterschied. Für mehr Aroma: 2–3 Zweige frische Minze waschen und in ein hohes Gefäß geben. 1 unbehandelte Zitrone oder Limette auspressen und Saft und Fleisch dazugeben. Mit 1 l Wasser auffüllen.

OBST

Viele Diäten verbieten Obst, weil es einen hohen Anteil an Zucker, also schnell verfügbaren Kohlenhydraten, hat. Das lässt den Insulinspiegel in die Höhe schießen und setzt den Ständig-Hunger-haben-Mechanismus in Gang. Dieser Effekt wird durch Ballaststoffe abgeschwächt, wie es zum Beispiel bei Birnen und Beeren der Fall ist. Vor allem Letztere sind von Natur aus zuckerarm, dafür aber vollgepackt mit sekundären Pflanzenstoffen, Vitaminen und eben Ballaststoffen. Auch Quitte, Guave, Kumquat, Kaki, Granatapfel und Kiwi sind recht ballaststoffreich. Scheuen Sie sich also nicht, zwei Stücke Obst am Tag zu essen.

Grüne Bananen

Unreife, grüne Bananen sind eine der besten Lieferanten für resistente Stärke. Versuchen Sie, möglichst grüne Bananen zu verwenden. Das sollten Sie beachten, damit Ihre Bananen möglichst lange grün bleiben:

- Montags haben die meisten Supermärkte frische Ware. Daher ist die Chance, grüne Bananen zu ergattern, recht hoch.
- Kaufen Sie Bananen möglichst zielgenau ein und überlassen Sie das Lagern den Supermärkten. Notfalls müssen Sie jeden Tag losziehen.
- Bananen am besten bei 13 °C, dunkel und isoliert lagern. So halten sie am längsten.
- Weit weg von reifem Obst und Tomaten aufbewahren, weil diese das Reifegas Ethylen produzieren, das Bananen gelb und braun macht.

Wichtig: Weil Bananen schnell reifen, wurde ihr Anteil an resistenter Stärke in den Rezepten in diesem Buch auf sechs Gramm festgelegt.

NÜSSE UND ÖLE

Keine Angst vor Fett! Beim Kohlenhydrat-Prinzip geht es überhaupt nicht darum, nur Kohlenhydrate zu essen und Fett vom Speiseplan zu verbannen. Im Gegenteil: Unser Körper braucht gesundheitsfördernde ungesättigte Fettsäuren, damit wir energiegeladen durch den Tag kommen. Sie halten den Blutzuckerspiegel konstant, sorgen dafür, dass wir länger satt sind, und verstärken ganz nebenbei auch noch die Aromen im Essen. Also her mit Nüssen und Pflanzenölen, vor allem Oliven- und Rapsöl. Allerdings gilt wie bei allem anderen auch: Die Menge macht's.

- Bei Nüssen genügt eine kleine Handvoll am Tag; das sind etwa 20 Gramm. Wenn Sie die Nüsse in einer Pfanne ohne Fett anrösten, schmecken sie noch intensiver.
- Bei Ölen sollten Sie mit zwei Esslöffeln am Tag auskommen, das entspricht 20–30 Gramm.
- Insgesamt kommen Sie so mit den anderen fetthaltigen Lebensmitteln, die Sie über den Tag verteilt zu sich nehmen, etwa Fleisch, Avocado, Oliven und Milch, auf circa 60 Gramm Fett. Das ist ein guter Wert, um auf gesunde Art Gewicht zu verlieren.

FLEISCH, FISCH, SOJA- UND MILCHPRODUKTE

Tierische Produkte und Nahrungsmittel aus Sojabohnen sind wichtige Eiweißquellen. Sie sättigen gut, machen glücklich (weil Proteine ebenso wie Kohlenhydrate das »Glückshormon« Serotonin auf Trab bringen) und lassen Sie auch noch schön aussehen. Schließlich sorgen die in ihnen enthaltenen Aminosäuren als Muskelbaustein für feste Körperkonturen und straffe Haut.

Voraussetzung: Sie trainieren Ihre Muskeln auch regelmäßig und helfen ihnen beim Wachsen (zum Beispiel mit dem Übungsprogramm ab Seite 152). Wissenschaftliche Studien haben übrigens gezeigt, dass der regelmäßige Konsum von Milchprodukten den Gewichtsverlust fördert, weil sie die Fettverbrennung ankurbeln.

INFO DIE SCHLANKMACHER

Um erfolgreich abzunehmen, sollten Sie jeden Tag insgesamt 15 Gramm resistente Stärke zu sich nehmen. Das schaffen Sie mithilfe dieser Lebensmittel:

- 1 grüne (unreife) Banane (18–20 cm): 10–12 g
- 50 g Haferflocken: 4,6 g
- 54 g Canellini-Bohnen (roh) oder 125 g Konserve oder gekocht: 3,8 g
- 1 Scheibe Pumpernickel (72 g): 3,7 g
- 42 g Linsen (roh) oder 100 g Konserve oder gekocht: 3,4 g
- 1 kleine Kartoffel (ca. 100 g), gekocht und abgekühlt: 3,2 g
- 50 g Kartoffelstärkemehl: 2,8 g
- 75 g Kochbanane: 2,7 g
- 51 g Kichererbsen (roh) oder 125 g Konserve oder gekocht: 2,1 g
- 150 g Vollkornnudeln (65 g roh): 2 g
- 75 g Gerstengraupe (32 g roh): 1,9 g
- 150 g Weißmehlnudeln (65 g roh), gekocht und abgekühlt: 1,9 g
- 125 g Kidneybohnen (Konserve): 1,8 g
- 1 kleine warme Kartoffel (ca. 100 g), mit Schale gekocht: 1,8 g
- 100 g Naturreis, gekocht (50 g roh): 1,7 g
- 75 g Tiefkühlerbsen: 1,6 g
- 150 g Weißmehlnudeln (65 g roh), gekocht: 1,5 g
- 55 g schwarze Bohnen (roh) oder 125 g Konserve oder gekocht: 1,5 g
- 75 g Hirse, gekocht (32 g roh): 1,5 g
- 1 warme Ofenkartoffel mit Schale (ca. 100 g): 1,4 g
- 300 g Maisgrieß, gekocht (76 g roh): 1 g
- 100 g Süßkartoffel, gekocht: 1 g

Sechs goldene Regeln

1 EINE PORTION RESISTENTE STÄRKE PRO MAHLZEIT

Kohlenhydrate mit reichlich resistenter Stärke sind das Herzstück auf dem Weg in Ihre schlanke Zukunft. Sie sind Ihr Schlankheitsgeheimnis und gehören deswegen ab sofort zu jeder Mahlzeit. Und weil sie nun einmal nur in Kohlenhydraten steckt, gehören auch diese ab sofort wieder regelmäßig auf Ihren Teller. Auf Seite 25 finden Sie eine Liste mit allen wichtigen Lebensmitteln.

2 TAUSCHEN IST ERLAUBT

Mal ehrlich: Nicht immer schafft man es, bei jeder Mahlzeit so viel resistente Stärke zu essen, wie man eigentlich sollte. Aber das müssen Sie auch gar nicht. Wichtig ist nur, dass Sie jeden Tag die insgesamt vorgesehene Menge an resistenter Stärke zu sich nehmen. Nur dann entfaltet sich ihr Gesundheitsnutzen. Genauso wichtig ist, dass Sie bei den anderen Mahlzeiten die »leere« Stelle auf dem Teller dann nicht einfach mit anderen Dingen füllen. Lassen Sie dort, wo eigentlich die Portion resistente Stärke liegen sollte, eine Lücke oder füllen Sie sie mit gedünstetem, gekochtem, gegrilltem oder rohem Gemüse auf.

3 WIE VIEL IST EINE PORTION RESISTENTE STÄRKE?

Wenn Sie sich die Liste auf Seite 25 angucken, können Sie ungefähr von der folgenden Faustformel ausgehen. Für die Lebensmittel im ersten Drittel der Liste gilt: Etwa eine Handvoll ist eine Portion. Für die Lebensmittel im zweiten Drittel gilt: Ungefähr zwei Handvoll sind eine Portion. Für die Lebensmittel im letzten Drittel gilt: drei Handvoll und mehr sind eine Portion. Aber denken Sie daran, das bezieht sich nur auf die resistente Stärke, doch auch die Menge ist beim Abnehmen entscheidend! Da Sie aber geschickt kombinieren (siehe Seite 135 f.) merken Sie sich einfach: Ein bis zwei Handvoll Lebensmittel mit resistenter Stärke sollte sich immer in Ihrem Gericht befinden. Den Rest füllen Sie mit viel Gemüse, Obst, magerem Eiweiß und kleinen Mengen an wertvollen Ölen und Fetten auf. Denken Sie auch bei Müslis und Smoothies immer daran, eine Portion resistente Stärke zu verwerten. Das ist wichtig für Ihren Abnehmerfolg. Am besten gelingt das, wenn Sie in den ersten drei Wochen einfach die Rezepte aus diesem Buch nachkochen. Dadurch schaffen Sie die Basis für die Zeit danach. Denn im vierten Modul kreieren Sie Ihre eigenen (Lieblings-)Rezepte. Mehr dazu erfahren Sie ab Seite 134.

4

NASCHEN NACH BEDARF

Auch wenn Sie abnehmen wollen, müssen Sie sich Leckereien nicht verkneifen. Betrachten Sie sie lieber als Teil einer ausgewogenen Ernährung und gönnen Sie sich ab Modul 3 ein Teil von der Liste mit Naschereien auf Seite 102. Wenn Sie keine Lust haben, verzichten Sie ganz einfach darauf – und nehmen noch schneller ab. Oder Sie essen am nächsten Tag zwei Süßigkeiten oder ein größeres Naschwerk. Indem Sie die Menge beschränken, machen Sie aus dem süßen Extra wieder das, was es sein sollte: etwas Besonderes, auf das wir uns freuen und das wir mit allen Sinnen genießen können.

5

FREIE FAHRT FÜR FRISCHKOST

Frisches Obst und Gemüse (je nach Saison) sollten Sie immer vorrätig haben, um damit Ihren Teller zu füllen: Kopfsalat, Spargel, Radieschen, Mangold, Kürbis ... Es gibt so viel und Sie dürfen davon essen, so viel Sie wollen. Greifen Sie zu dem, auf das Sie Lust haben und was gerade Saison hat.
Bei Obst sollten Sie sich etwas zurückhalten, wenn Sie schnelle Erfolge sehen wollen. Zwei Portionen am Tag sollten in diesem Fall reichen. Eine grüne Banane als Snack versorgt Sie dabei gleich noch mit einer Portion resistenter Stärke.

6

KÜCHE UND KÜHLSCHRANK PERFEKT ORGANISIERT

Das sollten Sie immer parat haben:

- Im Vorratsschrank: grüne Bananen, ungesalzene Nüsse und Samen, Naturreis, Haferflocken, Canellini- und Kidneybohnen, Kartoffeln, Kartoffelstärke, Kichererbsen, Vollkornnudeln, Hirse, Pumpernickel, Maisgrieß, Oliven- oder Rapsöl, Essig, Zwiebeln, Knoblauch, Gemüsebrühe, Sojasauce, Kräuter und Gewürze nach Belieben.
- Im Kühlschrank: Milch, Quark, Naturjoghurt, körniger Frischkäse, Hartkäse, mageres Fleisch und Fisch, Tofu, Eier, Senf, Halbfettbutter, Sahne und saure Sahne.
- Im Gefrierfach: tiefgekühlte Beeren (ungezuckert), Tiefkühlgemüse (ohne Sauce).
- Im Büro: grüne Bananen, Möhren, Gurke, kleine Gürkchen aus dem Glas, hart gekochte Eier, ungesalzene Nüsse, Cocktailtomaten, Pumpernickel.

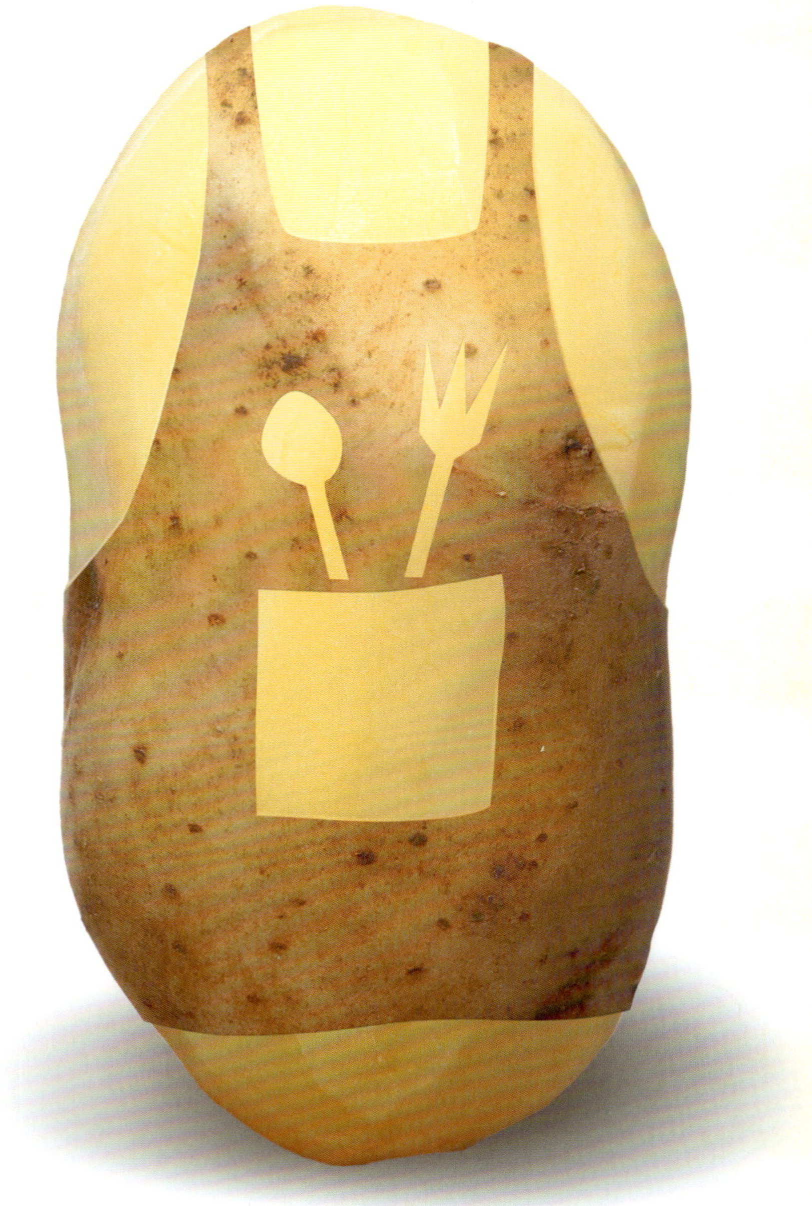

Module für Ihre neue Ernährung

In den nächsten drei Wochen legen Sie den Grundstein für Ihr ***schlanken Leben****. Leckere Rezepte mit viel resistenter Stärke lassen die* ***Pfunde schmelzen*** *und machen dadurch die Ernährungsumstellung auf das neue* ***Kohlenhydrat-Prinzip*** *zum Kinderspiel.*

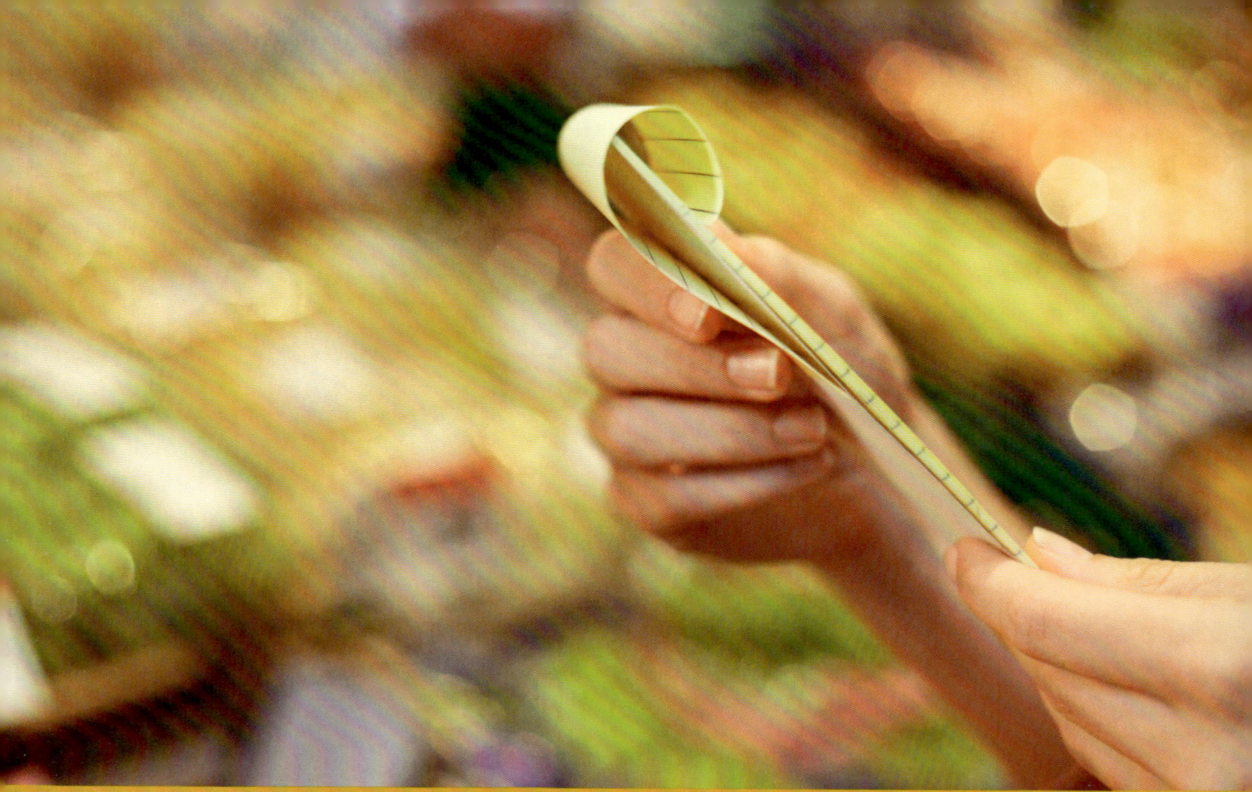

Modul 1: Einstieg

Diese Woche wird sicher aufregend für Sie. In diesem Einstiegsmodul lernen Sie leckere Rezepte mit resistenter Stärke kennen und können sich mit voller Kraft auf das Kochen mit den »neuen« Lebensmitteln konzentrieren. Vielleicht zweifeln Sie noch, ob es diesmal mit dem Abnehmen klappt. Aber wir versprechen Ihnen: Es lohnt sich, am Ball zu bleiben. Die ersten verlorenen Pfunde am Ende dieser Woche bestätigen Ihnen das sicher auch noch mal. Natürlich ist gerade zu Beginn einer neuen Ernährungsweise noch vieles ungewohnt und neu. Sie müssen wahrscheinlich oft noch einmal etwas nachlesen, gut planen, organisieren, kochen … Und auch Ihr Körper wird die Umstellung bemerken und hin und wieder auf sich aufmerksam machen. Vielleicht knurrt der Magen, obwohl Sie doch zu Beginn des Buches gelesen haben, dass Sie dank resistenter Stärke keinen Hunger haben werden. Doch keine Sorge, das ist ganz normal. Ihr Körper braucht eine gewisse Zeit, um sich an die neue Situation anzupassen. Schmeißen Sie daher nicht gleich alles hin. Bleiben Sie am Ball, halten Sie durch. Erinnern Sie sich daran, wie es war, als Sie das letzte Mal etwas Neues angefangen haben. Eine neue Sportart, einen Malkurs? Hatten Sie Herzklopfen? Waren Sie aufgeregt? Fühlten Sie sich vielleicht sogar etwas unwohl? Trotzdem sind Sie wieder hingegangen und jedes Mal wurde es ein wenig besser. Bis das Neue schließlich ganz normal war.

Die Grundlagen der neuen Ernährungsweise

Klar, wer seine Ernährung dauerhaft umstellen will, muss natürlich erst einmal seine alten Einkaufsgewohnheiten ändern und im Supermarkt zu den richtigen Lebensmitteln greifen – Sie wissen schon: Vollkornbrot statt Toast, brauner Reis statt Parboiled, weißer Naturjoghurt statt Sahnepudding und, und, und. Mindestens genauso wichtig ist es jedoch, seine eigene Einstellung zum Essen unter die Lupe zu nehmen.

DIE »ERNÄHRUNGSERKLÄRUNG«

Bevor Sie mit dem Kohlenhydrat-Prinzip loslegen, empfiehlt es sich, eine Art Ernährungserklärung zu »unterzeichnen«. Sie hilft Ihnen, sich darüber klar zu werden, wann Sie was und warum essen und weshalb es im Hinblick auf eine gute Figur wichtig ist, neue Wege zu gehen. Weil diese Ernährungserklärung wichtige Informationen zum grundlegenden Essverhalten enthält, hat sie auch weit über die nächsten drei (Diät-)Wochen hinaus Bestand. Am besten wäre es, sie würde Sie von nun an Ihr ganzes Leben lang begleiten. Und auf diese Punkte kommt es wirklich an:

Essen Sie nur, wenn Sie hungrig sind …

… und hören Sie auf, wenn Sie satt sind. Klingt (und ist) ganz einfach und ist doch äußerst effektiv. Unser Körper weiß, wann Schluss ist. Wenn Sie auf den Löffel extra (»weil's so lecker ist«) verzichten, sparen Sie viele überflüssige Kalorien, die anderenfalls direkt in Ihre Fettspeicher wandern.

Es gibt Energieessen und Spaßessen

Energieessen versorgt Sie mit wichtigen Nährstoffen und Vitaminen und sorgt dafür, dass Ihr Körper »rund« läuft. Spaßessen dagegen versorgt Ihre Seele. Auch die will manchmal schließlich gestreichelt werden, und zwar nicht immer nur mithilfe eines heißen Vollbads oder einer schönen CD, sondern eben manchmal auch mit Schokolade oder Eis. Das ist auch völlig in Ordnung. Beides ist wichtig. Aber: Das Verhältnis muss stimmen.

Essen ist kein Hobby

Kochen ist ein Hobby. Kochbücher lesen, einkaufen, die Vorfreude darauf, sich etwas Gutes zu tun, lecker kochen und anschließend genießen – alles super, machen Sie weiter damit, das ist das Beste, was Ihnen passieren kann. Aber lassen Sie sich nicht verleiten, sich ständig unbewusst etwas in den Mund zu schieben. Essen aus Langeweile ist nämlich keine Freizeitbeschäftigung, sondern ein Garant fürs Dickwerden. Wenn Sie sich dessen bewusst werden, haben Sie schon wieder Kalorien gespart.

TIPP KLEINE MOTIVATIONSHILFE

Bestimmt haben Sie eine Zahl im Kopf, wie viel die Waage am Ende anzeigen soll, stimmt's? Dann legen Sie doch für jedes Pfund, das Sie abnehmen wollen, einen Kieselstein, eine Muschel oder Murmel in ein hübsches Glas. Jedes Mal, wenn der Zeiger der Waage wieder ein bisschen weiter nach links gerutscht ist oder das Maßband einen Zentimeter weniger anzeigt, nehmen Sie einen Stein (oder eine Muschel oder eine Murmel) heraus. Sie können ihn/sie auch in ein zweites Glas »umschichten« und die Gefäße beschriften (»Hab ich schon«, »Muss ich noch«). So haben Sie immer vor Augen, wie viel Sie schon geschafft haben. Toll!

Seien Sie flexibel

Sie haben am Geburtstag Ihrer besten Freundin zu viel gegessen? Haben es bei der Weihnachtsfeier richtig krachen lassen? Im Biergarten nicht widerstehen können? Kein Problem. Das gehört zum schönen Leben dazu. Sie sollten jedoch lernen, es danach etwas ruhiger angehen zu lassen, um das Plus wieder auszugleichen. Denn das gehört leider genauso dazu.

Es ist aber auch gar nicht schwer, wieder für die Balance zu sorgen: Ein paar Extraeinheiten Sport, das Mittag- oder Abendessen durch einen energiearmen Salat oder eine Gemüsesuppe ersetzen – und schon sind Sie wieder im Plan. Nur ganz aufs Essen verzichten sollten Sie nicht. Das rächt sich mit Heißhungerattacken.

Essen ist keine Belohnung

Wenn Sie gewisse »Esssünden«, wie Pralinen, Eiscreme oder auch Pommes und Chips, als Belohnung für einen harten Tag, eine bestandene Prüfung oder ein schwieriges Telefonat einsetzen, werden diese »Goodies« für Sie noch attraktiver, als sie es ohnehin schon sind. Belohnen Sie sich daher lieber nicht mit essen, sondern mit »anständigen« Sachen wie frischen Blumen, einem Kinobesuch, einer neuen CD, Ohrringen, einem Paar Schuhe … Überlegen Sie einmal: Wann haben Sie sich das letzte Mal etwas gegönnt? Jetzt ist der richtige Zeitpunkt für ein Geschenk von sich selbst an sich selbst. Weil Sie es verdient haben.

ALLER ANFANG IST SCHWER

Auch auf die Gefahr hin, dass wir uns wiederholen: Bleiben Sie gelassen, wenn nicht alles auf Anhieb klappt. Zu allem Neuen gehört eben auch viel, viel Übung und viele Wiederholungen, bis es schließlich ganz selbstverständlich ist. Geben Sie sich diese Zeit. Seien Sie geduldig mit sich und nicht zu streng. Es ist bereits toll, dass Sie was ändern *wollen.*

TIPP GEMEINSAM SIND SIE NOCH STÄRKER

Haben Sie eine Nachbarin oder Arbeitskollegin, die das Programm mit Ihnen gemeinsam machen will? Herzlichen Glückwunsch, denn zusammen ist man meist noch erfolgreicher. Sie können sich gegenseitig motivieren und aufbauen, haben mehr Spaß und halten auch Durststrecken besser durch. Weiteres Plus: Sie können sich zum Kochen und Essen verabreden. Sie können entweder jeweils die doppelte Menge kochen und dann tauschen. Oder Sie wechseln sich zum Beispiel mit dem Mittagessen ab. Vielleicht machen Sie sogar einen »Gewichtsvertrag«: Hiermit erkläre ich ______________________ (Name), dass ich das hier beschriebene Programm so lange durchhalte, bis ich mein Zielgewicht von ________ Kilos erreicht habe. Ich halte mich an alle Regeln und absolviere die erforderlichen Sporteinheiten.

______________________ ______________________________

Ort, Datum Unterschrift

Notieren Sie sich dazu die Telefonnummer Ihrer Freundin oder Bekannten, damit Sie sie anrufen können, wenn die Motivation einmal dem Tiefpunkt entgegenzurutschen droht.
Gewichtsvertrag zum Runterladen unter www.bratkartoffeln-machen-schlank.de

Spartipps für Zeitfüchse

Neue Regeln, neue Rezepte, kochen, kochen, kochen … Was zunächst so aufregend und abwechslungsreich klingt, kann im hektischen (Berufs-)Alltag schnell lästig werden. Mancheiner hat daher schon nach wenigen Tagen keine Lust mehr aufs Weitermachen.
Was, Ihnen geht es genauso? Bleiben Sie trotzdem am Ball! Die erste Zeit ist immer die schwerste, bald haben Sie es drauf und dann gelingt Ihnen alles so schnell wie bisher auch. Geben Sie sich ein bisschen Zeit. Und weil die meisten von uns davon nur so wenig haben, gibt es an dieser Stelle ein paar kleine, aber wirkungsvolle Zeitspartricks.

- Schauen Sie sich die Menüs für die nächste Woche genau an und markieren Sie alle Dinge, die für die nächsten Tage vorbereitet werden müssen. So gibt es keine bösen »Zeitfresser-Überraschungen«. Um es Ihnen noch leichter zu machen, finden Sie bei jedem Abendessen den Hinweis, was Sie schon für den nächsten Tag erledigen können.
- Überlegen Sie, welche Dinge Sie generell in größeren Mengen vorbereiten können. Nüsse und Samen können Sie zum Beispiel schon für die nächsten drei Wochen rösten. In einem sauberen Schraubglas verpackt (Datum nicht vergessen) halten sie sich dort über die Zeit. Eine trockene Müslimischung lässt sich ebenfalls gut aufbewahren.
- Manche Gerichte können Sie gut schon am Vorabend zubereiten, zum Beispiel Suppen, Eintöpfe, Aufläufe oder verschiedene Salate.
- Wenn Sie gleich die doppelte Menge eines Gerichts kochen und die Hälfte einfrieren, haben Sie doppelt Zeit gespart.
- Da Kartoffeln, wenn sie gekocht und abgekühlt sind, einen hohen Anteil an resistenter Stärke enthalten, sollten Sie sie immer vorkochen und dann in aller Ruhe abkühlen lassen. Sobald die Knollen kühl sind, stellen Sie sie sofort in den Kühlschrank. Dort halten sie sich bis zu fünf Tage. Und schon wieder haben Sie ganz viel Zeit gespart!
- Weichen Sie Hülsenfrüchte über Nacht ein, dadurch verkürzt sich die Garzeit. Noch besser: Kochen Sie am Wochenende gleich die Menge für die gesamte Woche und lagern Sie dann alles im Kühlschrank. So haben Sie exzellente »Rohware« für Ihre Rezepte.
- Bringen Sie das Wasser für Pasta, Reis oder Gemüse in einem Wasserkocher zum Kochen und füllen Sie es erst dann in den Topf um. Das geht viel schneller und Sie sparen gleichzeitig noch Energie.
- Wenn Sie Kartoffeln kochen, reicht es, wenn diese zur Hälfte oder zu ⅔ mit Wasser bedeckt sind. Zum einen gehen so weniger Nährstoffe im Kochwasser verloren. Zum anderen werden die Kartoffeln auch schneller gar, weil das Wasser schneller heiß ist. Wichtig: Deckel drauf, dann hilft der Wasserdampf beim Garen.

Was Ihnen den Einstieg in das Kohlenhydrat-Prinzip darüber hinaus noch erleichtert, erfahren Sie auf den beiden nächsten Seiten.

INFO REZEPTANGABEN

Alle Rezepte in diesem Buch sind für jeweils eine Person berechnet. Wenn Sie für mehrere kochen wollen, zum Beispiel weil Sie gemeinsam mit einer Freundin abnehmen, vervielfachen Sie die Zutaten ganz einfach entsprechend. Dasselbe gilt, wenn Sie gleich für andere Tage vorkochen wollen. Überhaupt kein Problem!

Sieben Tage, sieben Regeln

1

FOOD-LOGBUCH

Wissenschaftliche Studien haben gezeigt, dass es mit dem Abnehmen besser klappt und sich der Plan leichter durchhalten lässt, wenn Sie aufschreiben, was Sie den Tag über so essen. Kaufen Sie sich ein schönes kleines Büchlein und schreiben Sie alles auf. Oder machen Sie Fotos von dem, was Sie essen, zum Beispiel mit Ihrem Mobiltelefon. Oder Sie nutzen dessen Notizfunktion, dann brauchen Sie nicht mal Stift und Zettel. Notieren Sie möglichst viele Details: Farben, Gewürze, Kräuter, Ölsorte. Und schreiben Sie dazu, wie Sie sich nach dem Essen gefühlt haben: Wie fühlt sich Ihr Körper an? In was für einer Stimmung sind Sie? Sind Sie angenehm gesättigt, richtig voll, leicht hungrig? Stolz auf sich? Überrascht, wie gut es schmeckt? Verärgert und unzufrieden, weil es gar nicht schmeckt? Schreiben Sie sich zumindest in den nächsten drei Wochen Lust und Frust von der Seele. Es lohnt sich. Unter www.bratkartoffeln-machen-schlank.de finden Sie einen Vorschlag für ein Food-Logbuch zum Downloaden.

2

BITTE AUFESSEN

Vielleicht essen Sie momentan sehr wenig und finden es komisch, plötzlich so große Portionen verdrücken zu müssen. Sie denken vielleicht: Das kann gar nicht sein, dass ich durch Mehressen abnehme. Doch es ist tatsächlich so: Wenn Sie sehr wenig essen, denkt Ihr Körper, er befände sich im Notstand. Krampfhaft hält er dann alle Nahrungsenergie fest, die er kriegen kann, und fährt den Stoffwechsel herunter. Die Folge: Trotz Miniportionen nehmen Sie nicht ab. Versorgen Sie Ihren Körper dagegen mit dem, was er braucht, normalisiert sich der Stoffwechsel wieder, Ihr Körper verbrennt mehr Energie und Sie nehmen ab! Also schön aufessen ...

3

EIN SNACK AM TAG

Snacking ist wichtig, wenn der kleine Hunger kommt und Sie ansonsten Gefahr laufen würden, den nächstbesten Kühlschrank auszurauben. Denn das muss unbedingt vermieden werden.
Es ist Ihnen freigestellt, wann Sie Ihren Snack essen: Die einen nehmen ihn gerne am Vormittag zu sich, weil die Zeit zwischen Frühstück und Mittag so lang ist. Die anderen gönnen sich einen kleinen Nachtisch und wieder andere brauchen etwas gegen das Nachmittagstief. Süß oder salzig? Auch hier haben Sie freie Wahl. Es ist Ihr Snack, den ganz allein Sie aussuchen dürfen. Ein paar Vorschläge finden Sie auf Seite 37.

4

ACHTUNG, SPÄTESSER!

Sicher haben Sie schon von dem Gerücht gehört, dass Essen nach 18 Uhr dick macht. Das ist Quatsch. Wenn Sie erst nach 20 Uhr zum Essen kommen, sollten Sie dies trotzdem tun. Sonst besteht die Gefahr, dass Sie nachts völlig ausgehungert aufwachen und den Kühlschrank plündern. Suchen Sie sich bei einer späten Mahlzeit aber etwas aus, das Ihnen gut bekommt und leicht verdaulich ist, wie ein Müsli, ein Shake oder eine warme Suppe. Rohkost dagegen wird abends manchmal schlecht vertragen, und auch sehr Fettiges ist für Spättesser nicht zu empfehlen. Denn der Magen schafft es vor dem Schlafengehen nicht mehr, diese Speisen zu verdauen, und das lässt Sie schlecht schlafen.

5

WEG MIT DEN »VERFÜHRERN«

Wenn Sie sich erst kurz nach dem Kohlenhydrat-Prinzip ernähren, muss sich Ihr Körper erst umstellen und mit der neuen Situation arrangieren. Das dauert, und das Letzte, was Sie jetzt brauchen, ist eine verführerische Tafel Schokolade, die Sie ständig anmacht, oder das köstliche Karamelleis, das Ihnen aus der Tiefkühltruhe entgegenfällt. Also weg damit, zumindest für die erste Zeit. Es ist ja nicht so, dass Sie die süßen Dinge nie wieder essen dürfen. Das wäre doch schlimm. Aber in der ersten Zeit der Umgewöhnung sollten Sie es sich nicht unnötig schwer machen. Daher: zeitweise ausquartieren.

6

SCHLAFEN SIE AUSREICHEND

Spät schlafen zu gehen hat gleich mehrere Nachteile für eine schlanke Figur. Erstens ist die Gefahr hoch, dass Sie auf der Couch der Heißhunger überkommt. Zweitens arbeitet Ihr Körper im Schlaf auf Hochtouren, erneuert Zellen, repariert, heilt ... Dafür braucht er Energie und die holt er aus den Fettreserven. Gehen Sie spät ins Bett, verkürzt sich die Fettverbrauchsdauer. Zu guter Letzt produziert Ihr Körper, während Sie schlafen, das Hormon Leptin. Und das hemmt Appetit. Wenn Sie wenig schlafen, gibt es weniger von diesem kostenlosen »Appetitzügler«, dafür aber mehr vom Hungerhormon Ghrelin. Fazit: Weniger Schlaf macht dick und hungrig. Gönnen Sie sich also sechs bis neun Stunden Nachtruhe.

7

NEHMEN SIE PLATZ

Sie haben es sicher schon oft gehört: Zum Essen sollten Sie sich an einen Tisch setzen, PC, TV und weitere »Störer« ausstellen und sich in Ruhe auf Ihre Mahlzeit konzentrieren. Sonst ist die Gefahr zu groß, dass SIe das Essen nur halb zerkaut herunterschlingen und das Gehirn meldet: »Bin noch nicht satt«, weil es mit anderen Dingen beschäftigt ist. Zudem kommt durch die Schlingerei viel Luft in den Bauch, die Sie aufbläht. Wenn Sie gerade keine Zeit zum Essen. haben, knabbern Sie lieber Rohkost oder ein hart gekochtes Ei und verschieben SIe die »richtige« Mahlzeit auf später.

☑ Einkaufsliste Modul 1

All diese Dinge brauchen Sie, um mit dem Kohlenhydrat-Prinzip loslegen zu können. Wahrscheinlich haben Sie einiges davon schon im Vorratsschrank. Auch ein Blick in den Kühlschrank lohnt sich: Findet sich dort noch das ein oder andere verderbliche Lebensmittel wie Joghurt, Erdbeeren oder Käse? Vielleicht können Sie es in einem der Menüs für die erste Woche unterbringen? In dem Müsli-Shake von Seite 38 schmecken zum Beispiel anstelle der Ananas auch Erdbeeren. Und für die Obstspieße mit Zitronendip (siehe Seite 42) können Sie statt Quark auch Joghurt nehmen. So wird nichts schlecht und Sie müssen nichts wegwerfen. Zur Not verschenken Sie die Leckereien an eine Freundin oder an den Nachbarn.

Das brauchen Sie für diese Woche:

TROCKENPRODUKTE

- ☐ 1 kleine Packung getrocknete Aprikosen
- ☐ 1 kleine Packung getrocknete Datteln
- ☐ 1 Packung Haferflocken
- ☐ 1 Packung Kartoffelstärke
- ☐ 1 kleine Packung Naturreis (brauner Reis)
- ☐ 1 kleine Packung Pumpernickel
- ☐ 1 Packung Weizenmehl

FRISCHE PRODUKTE

- ☐ 40 g Bresaola
- ☐ 100 g Cabanossi
- ☐ 30 g Crème fraîche
- ☐ 3 Eier (Größe M)
- ☐ 1 kleine Packung geriebener Emmentaler, 45 % Fett
- ☐ 150 g Feta
- ☐ 140 g Garnelen, verzehrfertig
- ☐ 1 Packung Halbfettbutter
- ☐ 50 g Halloumi
- ☐ 60 g italienische Salami
- ☐ 70 g Kalbsgulasch
- ☐ 50 g Limburger, 40 % Fett oder ähnlicher, kräftiger Käse
- ☐ 500 ml Milch, 1,5 % Fett
- ☐ 150 g Naturjoghurt, 1,5 % Fett
- ☐ 200 g Quark, 20 % Fett

OBST/GEMÜSE

- ☐ 100 g Apfel
- ☐ 1 Avocado (100 g)
- ☐ 3 grüne Bananen
- ☐ 400 g Blumenkohl
- ☐ 350 g Brokkoli
- ☐ 100 g Chicorée
- ☐ 100 g Cocktailtomaten
- ☐ 100 g Erdbeeren
- ☐ 1–2 Bund Frühlingszwiebeln (7 Stück)
- ☐ 1 kleine Gurke
- ☐ 100 g Hokkaidokürbis
- ☐ 2,4 kg Kartoffeln
- ☐ 1 Knolle Knoblauch
- ☐ 80 g Mango
- ☐ 1 Orange
- ☐ 200 g Paprikaschote
- ☐ 100 g Pfirsich
- ☐ 1 kleine Packung Pflücksalat, gewaschen und verzehrfertig
- ☐ 100 g Radieschen
- ☐ 200 g Süßkartoffeln
- ☐ 100 g Weintrauben
- ☐ 2 Zitronen
- ☐ 200 g Zucchini
- ☐ 3 kleine Zwiebeln (ca. 30 g)

KONSERVEN

- ☐ 100 g Ananasstücke (frisch oder Konserve)
- ☐ 1 Konserve eingelegte Artischocke, ohne Öl (ca. 240 g Abtropfgewicht)
- ☐ 350 g braune Linsen, gekocht oder Konserve (entspricht 147 g roh)
- ☐ 306 g gekochte Canellini-Bohnen oder Konserve (entspricht 132 g roh)
- ☐ 200 ml Kokosmilch
- ☐ 1 Konserve eingelegte, geröstete Paprika, ohne Öl (ca. 320 g Abtropfgewicht)
- ☐ 1 kleines Glas Pesto (ca. 130 g)
- ☐ 1 kleines Glas Rote Bete, in Essig eingelegt
- ☐ 100 g Tomaten aus der Dose

GEWÜRZE UND ÖLE

- ☐ 1 kleine Flasche Ahornsirup
- ☐ 1 Packung gekörnte Brühe
- ☐ 8 getrocknete, entkernte Chilischoten (oder 1 kleine Packung Chiliflocken)
- ☐ 1 kleine Packung Cayennepfeffer
- ☐ 1 kleine Packung Currygewürz
- ☐ 1 kleines Bund Dillspitzen (frisch oder TK)
- ☐ 1 kleine Packung geröstete, gesalzene Erdnüsse
- ☐ 1 Packung ganze Haselnüsse (ca. 200 g)
- ☐ Himbeeressig oder anderer, fruchtiger Essig
- ☐ 1 kleines Glas Honig
- ☐ 1 kleine Packung gemahlener Ingwer (ersatzweise 1 kleine frische Ingwerknolle)
- ☐ 1 kleine Packung Kardamom
- ☐ 1 kleine Packung Kokosflocken
- ☐ 1 Koriander im Topf (oder 1 Bund)
- ☐ 1 Schale Kresse
- ☐ Kurkuma
- ☐ 1 Muskatnuss
- ☐ Olivenöl
- ☐ Pfeffer
- ☐ 1 Bund Petersilie (oder TK)
- ☐ Rapsöl
- ☐ 1 Rosmarin im Topf
- ☐ Salz
- ☐ 1 Schnittlauch im Topf (oder TK)
- ☐ 1 kleine Packung Sesamsamen
- ☐ 1 kleines Glas mittelscharfer Senf
- ☐ 1 kleine Flasche Sojasauce
- ☐ Weißweinessig oder Aceto Bianco
- ☐ 1 kleine Packung Zimt
- ☐ 1 Packung Zucker

- ☐ Holzspieße

INFO SNACKS FÜR DIE 1. WOCHE

Wenn Sie zwischendurch Hunger haben, dürfen Sie einen dieser Snacks essen. Der Zusatz »RS« zeigt, womit Sie gleich noch resistente Stärke aufnehmen:

- 1 grüne Banane (RS)
- 1 Heidelbeerpfannkuchen (RS, Rezept Seite 92)
- 1 Handvoll Obst oder 3 Trockenfrüchte
- 150 g Naturjoghurt mit 1 EL Beerenobst
- 1 Stück Vollkorntoast mit 1 TL (körnigem) Frischkäse und 1 Tomate/Paprika/Gurke
- Shake aus 200 ml Buttermilch und 50 g Beerenobst
- 2 Handvoll Rohkost (außer Avocado und Oliven) mit 50 g Kräuterquark
- 3 Reiswaffeln natur
- 1 hart gekochtes Ei
- 5 Walnüsse oder 10 Mandeln
- 100 g Hüttenkäse
- ½ Scheibe Gouda und 1 Scheibe Knäckebrot oder 1 Reiswaffel

Müsli-Shake »Hawaii«

FRÜHSTÜCK
Zubereitung: ca. 5 Minuten
ca. 410 kcal, 8 g RS

- 20 g Haferflocken
- 200 ml Milch, 1,5 % Fett
- 1 grüne Banane (100 g)
- 50 ml Kokosmilch
- 100 g Ananasstücke (frisch oder Konserve)

1 Die Haferflocken in der Milch etwa 5 Minuten einweichen. Banane schälen und in grobe Scheiben schneiden.

2 Banane mit der Kokosmilch und der Ananas in einen Mixer geben. Milch und Haferflocken zugeben und zu einer geschmeidigen Masse pürieren. In ein Glas füllen.

TIPP VORBEREITEN

Das können Sie schon am Abend zuvor vorbereiten, um Zeit zu sparen:

- Den Kartoffelsalat fürs Mittagessen marinierfertig machen und über Nacht im Kühlschrank ziehen lassen.
- Das Ei hart kochen (Mittagessen).
- Sesam rösten (MIttagessen).
- Kartoffeln fürs Abendessen vorkochen.
- Linsen morgens einweichen und abends kochen (Abendessen).

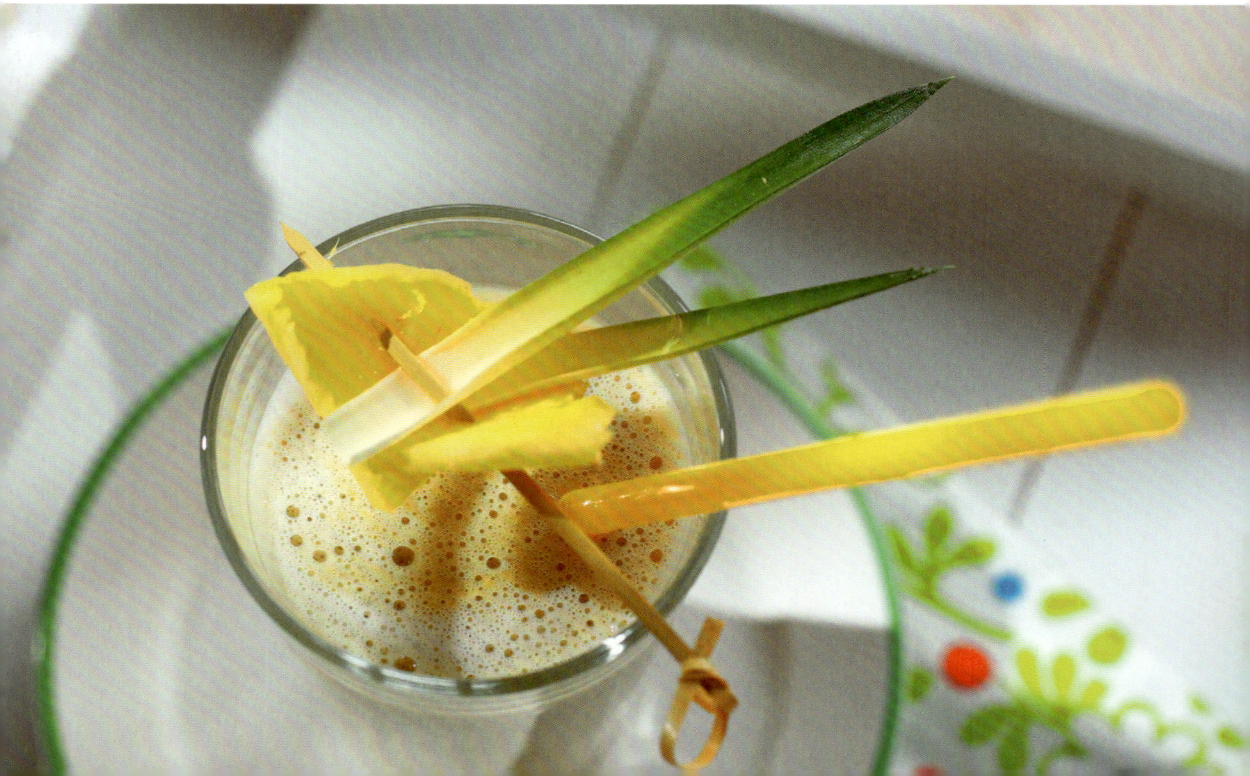

Frühlingsfrischer Kartoffelsalat

MITTAGESSEN – vegetarisch
Zubereitung: ca. 15 Minuten + 1 Stunde Marinierzeit
ca. 390 kcal, 6,5 g RS

- 200 g gekochte, abgekühlte Kartoffeln
- 100 g Radieschen
- 100 ml Brühe
- 1 EL Weißweinessig
- 1 EL Rapsöl
- je 1 EL gehackte Kresse, Petersilie und Schnittlauch
- 1 hart gekochtes Ei
- 1 Frühlingszwiebel
- 10 g gerösteter Sesam
- Salz, Pfeffer

1 Die Kartoffeln pellen und in Scheiben schneiden. Radieschen waschen, putzen und ebenfalls in dünne Scheiben schneiden.

2 Kartoffeln und Radieschen in eine Schüssel geben. Mit Brühe, Essig, Öl und Kräutern vermischen. Beiseitestellen und mindestens eine Stunde (oder über Nacht) ziehen lassen. Die Kartoffeln saugen dabei die Flüssigkeit auf.

3 Das Ei pellen und in kleine Stücke schneiden. Frühlingszwiebel waschen, putzen und in feine Ringe schneiden.

4 Nach der Marinierzeit Ei, Frühlingszwiebel und Sesam über den Salat geben. Mit Salz und Pfeffer abschmecken und gut durchmischen.

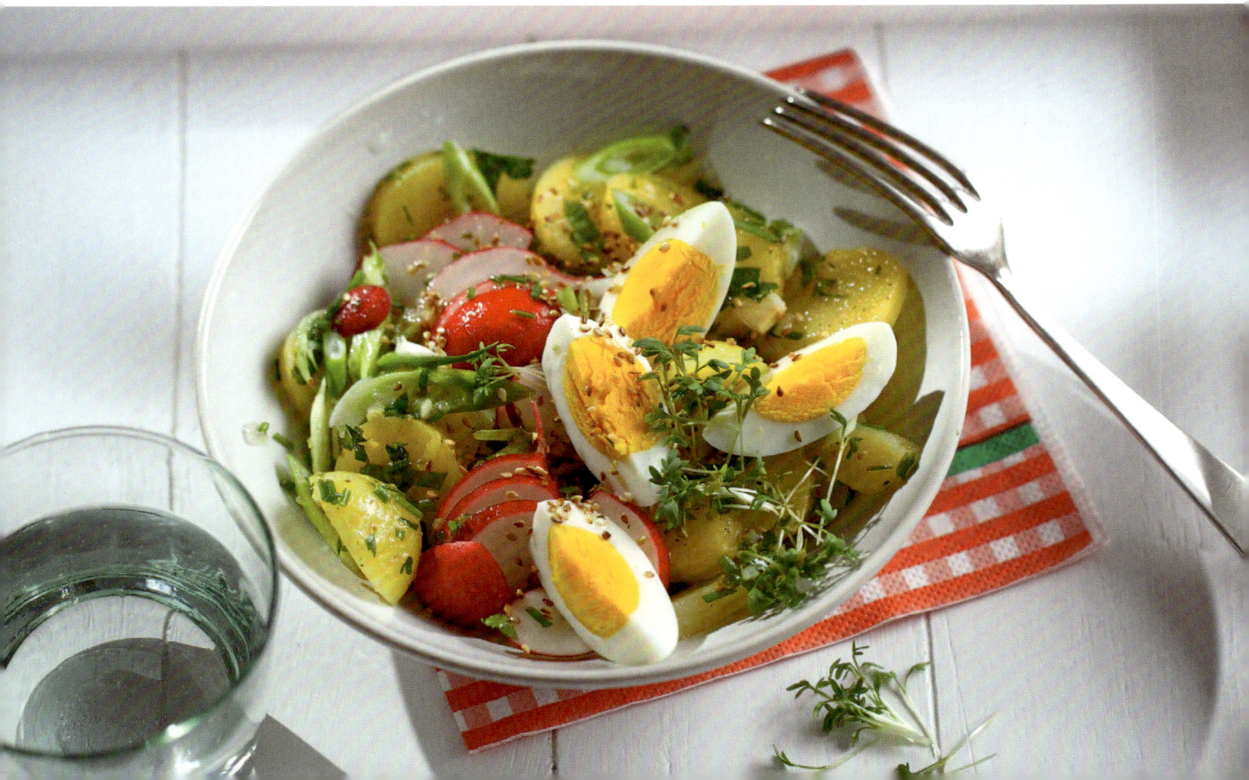

Morgenländische Kartoffelsuppe

ABENDESSEN – vegetarisch
Zubereitung: ca. 25 Minuten
ca. 440 kcal, 6,5 g RS

- 1 kleine Zwiebel (ca. 30 g)
- 100 g gekochte, abgekühlte Kartoffeln
- 200 g Blumenkohl
- 1 EL Sojasauce
- 200 ml Brühe
- 100 g braune Linsen, gekocht oder Konserve (entspricht 42 g roh)
- 100 ml Kokosmilch
- Saft von 1 Zitrone
- Pfeffer, Salz
- 1 TL Kurkuma
- 10 g geröstete, gesalzene Erdnüsse
- 2 EL gehackter Koriander

1 Zwiebel schälen und fein würfeln. Kartoffeln schälen und in Würfel schneiden. Blumenkohl waschen, putzen und klein schneiden.

2 In einem Topf die Sojasauce erhitzen. Die Zwiebel- und Kartoffelwürfel darin unter ständigem Rühren kurz scharf anbraten. Mit Brühe ablöschen.

3 Blumenkohl, Linsen, Kokosmilch und Zitronensaft zu den Kartoffeln geben. Mit Salz und Pfeffer würzen. Kurkuma hinzugeben, das gibt eine schöne gelbe Farbe. 15 Minuten auf kleiner Flamme köcheln lassen, bei Bedarf noch etwas Wasser hinzugeben.

4 Die Suppe mit einem Pürierstab oder im Mixer sämig pürieren. Erdnüsse und gehackten Koriander darübergeben. Sofort servieren.

→ FÜR MORGEN VORBEREITEN

Haselnüsse rösten. Kartoffeln und über Nacht eingeweichte Canellini-Bohnen und Linsen kochen. Zitrone und Orangen auspressen und Säfte in den Kühlschrank stellen.

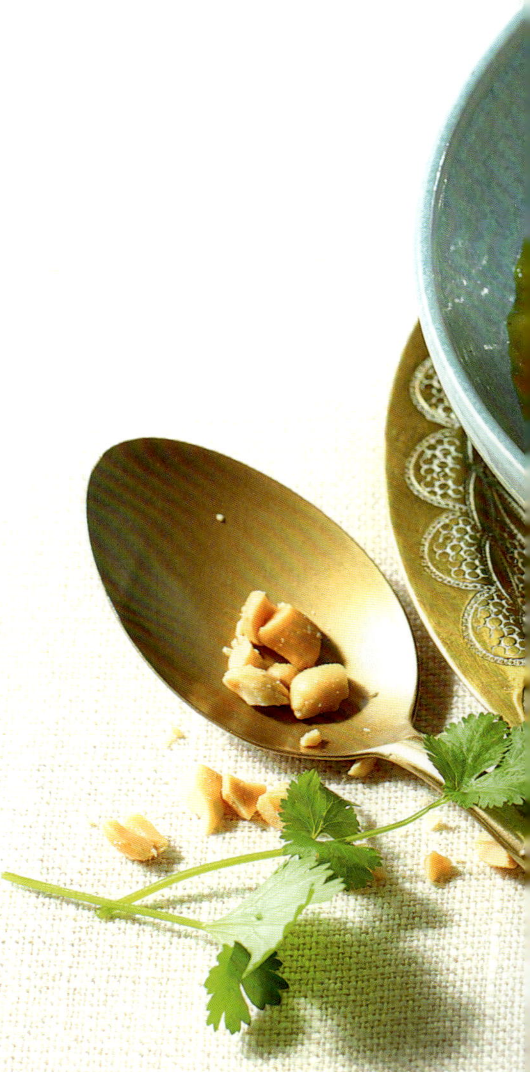

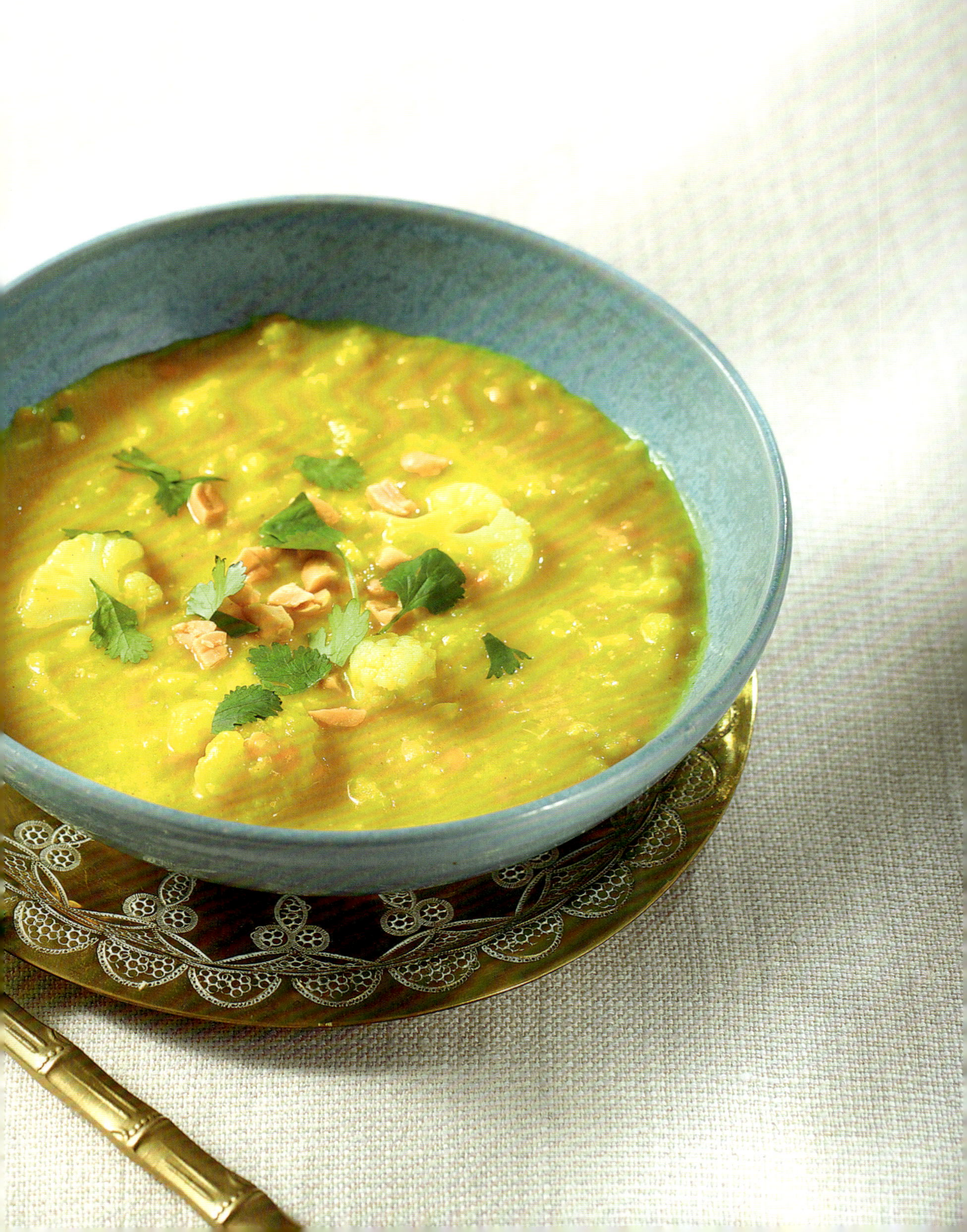

Obstspieße mit Zitronendip

FRÜHSTÜCK
Zubereitung: ca. 15 Minuten
ca. 430 kcal, 6 g RS

- 1 grüne Banane (ca. 100 g)
- je 100 g Erdbeeren, Apfel und Weintrauben
- 100 g Quark, 20 % Fett
- Saft von ½ Zitrone
- 1 TL Zucker
- 10 g geröstete Haselnüsse
- Holzspieße

1 Obst waschen, putzen, gegebenenfalls schälen und klein schneiden. Abwechselnd auf Holzspieße stecken.

2 Quark mit Zitronensaft und Zucker mischen, Haselnüsse darüber streuen. Zu den Fruchtspießchen servieren.

TIPP RESTE SNACKEN

Sie können je nach Saison anderes Obst wählen, zum Beispiel Mango. Wenn Sie sich für Erdbeeren entscheiden und nur eine 500-Gramm-Packung kaufen können, planen Sie die restlichen 400 Gramm heute und morgen als Snack ein. Achtung: Beerenobst ist sehr empfindlich und verdirbt rasch. Bewahren Sie es daher immer gewaschen und geputzt im Kühlschrank auf und verbrauchen Sie es schnell.

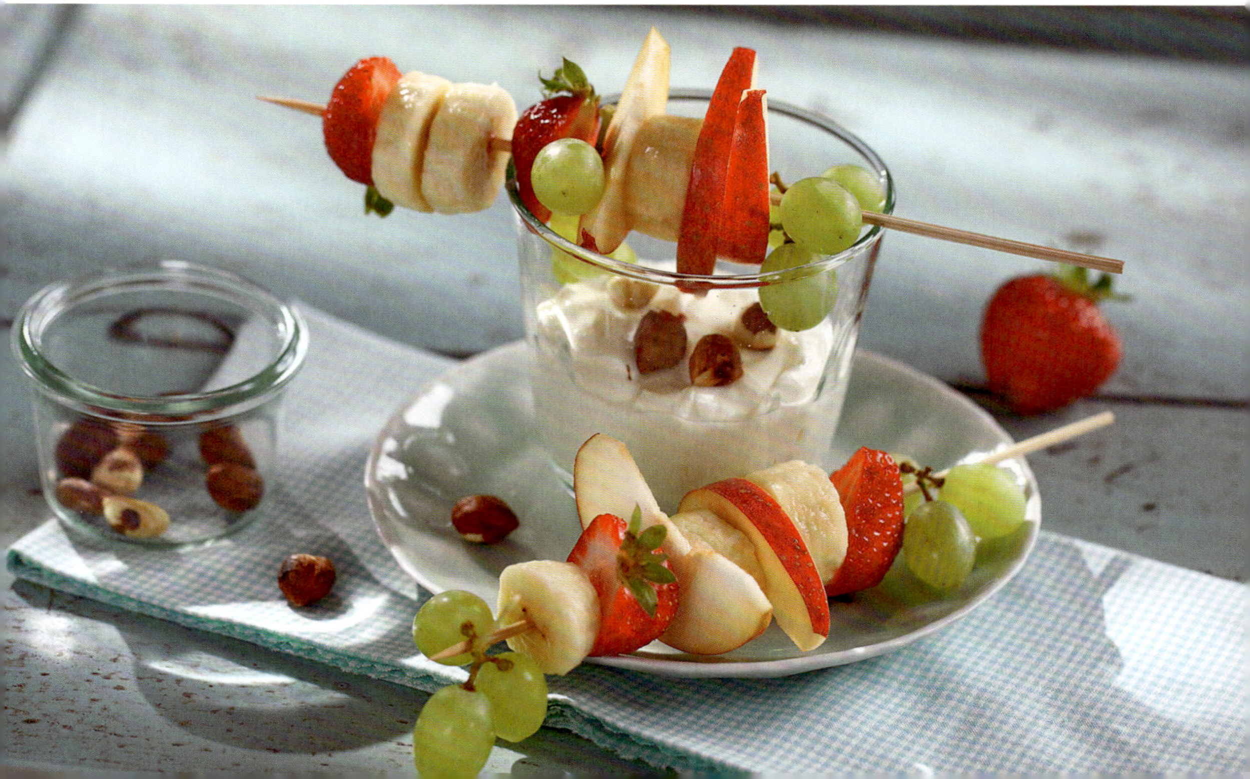

Kartoffelsalat mit Garnelen

MITTAGESSEN – bürotauglich
Zubereitung: ca. 10 Minuten
ca. 350 kcal, 5 g RS

- 150 g gekochte, abgekühlte Kartoffeln
- 2 Frühlingszwiebeln
- 140 g Garnelen, verzehrfertig
- 60 g Canellini-Bohnen, gekocht oder Konserve (entspricht 26 g roh)
- Saft von 1 Orange (ersatzweise Orangen-Direktsaft)
- 50 g Naturjoghurt, 1,5 % Fett
- Salz, Pfeffer, Curry
- 1 TL Kokosflocken

1 Kartoffeln schälen und klein würfeln. Frühlingszwiebeln waschen, putzen und in feine Ringe schneiden.

2 Kartoffeln und Frühlingszwiebeln in einer Schüssel vorsichtig mit Garnelen, Canellini-Bohnen und Orangensaft vermischen.

3 Joghurt unter den Salat heben. Mit Salz, Pfeffer und Curry herzhaft abschmecken. Zum Schluss die Kokosflocken darüberstreuen.

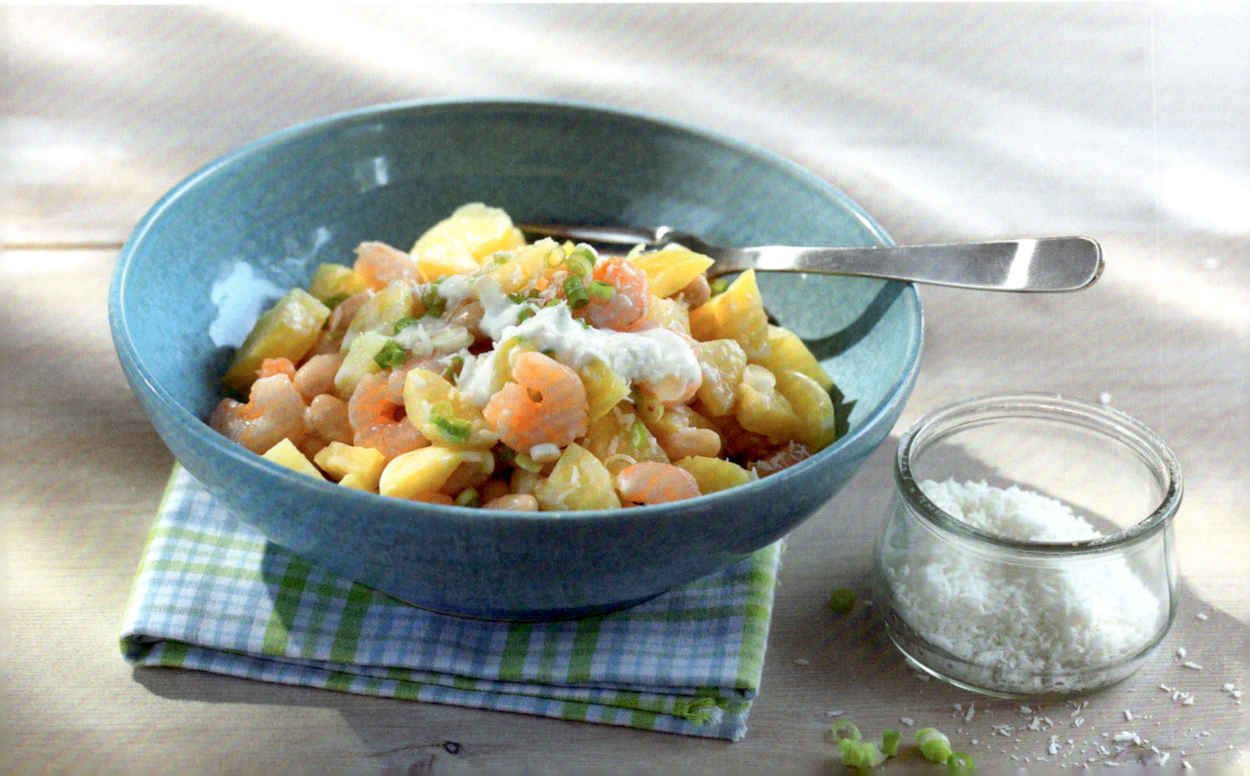

Orientalische Bratkartoffeln mit Honiglinsen

ABENDESSEN – vegetarisch
Zubereitung: ca. 35 Minuten
ca. 430 kcal, 10 g RS

- ⅓ getrocknete, entkernte Chilischote
- 2–3 getrocknete Aprikosen
- 100 g braune Linsen, gekocht oder Konserve (entspricht 42 g roh)
- 10 g Honig
- Saft von ½ Zitrone
- Salz
- 200 g gekochte, abgekühlte Kartoffeln
- 1 kleine Zwiebel (ca. 30 g)
- 10 g Halbfettbutter
- je 1 Prise Kurkuma, Cayennepfeffer und Kardamom (ersatzweise fertige Currygewürzmischung)
- 1 Knoblauchzehe
- 70 g Gurke
- 100 g Naturjoghurt, 1,5 % Fett
- 1 EL frischer gehackter Koriander

1 Chili fein hacken und Aprikosen klein würfeln. Mit Linsen, Honig, Zitronensaft und 4–5 Esslöffel Wasser in einen Topf geben. Mit Salz würzen und alles auf kleiner Flamme unter gelegentlichem Rühren 15 Minuten köcheln lassen. Eventuell noch etwas Wasser zugeben.

2 Kartoffeln in Scheiben schneiden. Zwiebel schälen und fein hacken. Butter in einer Pfanne zerlassen, Zwiebeln glasig braten, Kartoffeln hinzugeben und 15 Minuten bei großer Flamme unter regelmäßigem Wenden goldbraun anbraten. Mit Kurkuma, Cayennepfeffer und Kardamom würzen. Haben Sie diese Gewürze nicht zur Hand, schmecken Sie mit einer fertigen Currygewürzmischung ab.

3 In der Zwischenzeit Knoblauch schälen und fein hacken. Gurke waschen, klein schneiden und mit dem Joghurt verrühren.

4 Kartoffeln mit Salz abschmecken und mit gehacktem Koriander bestreuen. Mit Honiglinsen und Knoblauchjoghurt servieren.

TIPP FATBURNER CHILI

Statt der getrockneten ganzen Chili können Sie auch mit getrockneten Chiliflocken würzen. Die Menge dosieren Sie nach Ihrer persönlichen Vorliebe. Eine Prise mehr bringt Ihren Stoffwechsel jedoch gut auf Trab. Vielleicht tasten Sie sich nach und nach vor. Chili ist ein natürlicher Fatburner und kommt daher in den Rezepten häufiger vor.

→ FÜR MORGEN VORBEREITEN

Pfirsichkompott kochen. Linsen (vorher einweichen) und Kartoffeln kochen. Sesam rösten.

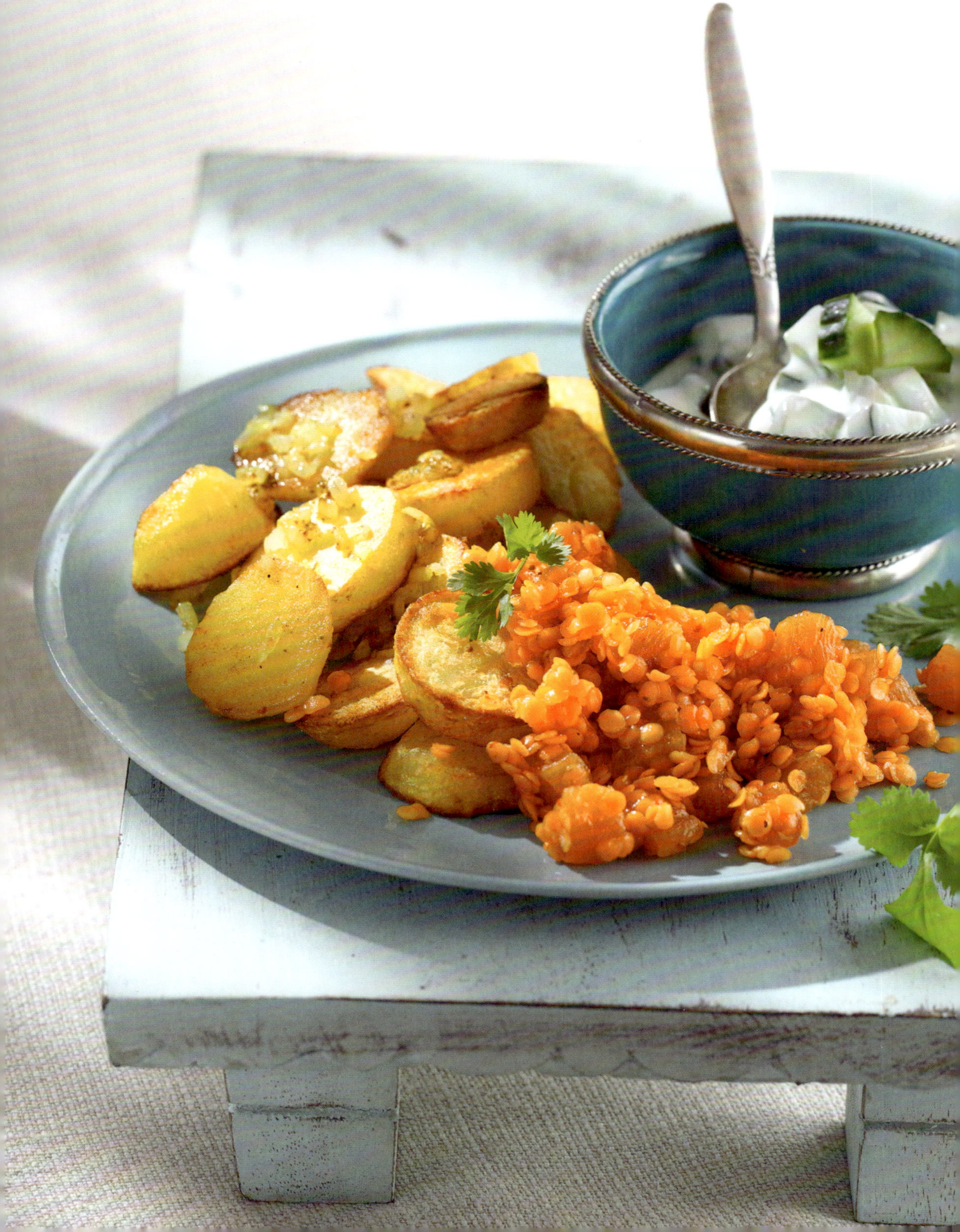

Gebackene Banane mit Kompott und Zimtquark

FRÜHSTÜCK
Zubereitung: ca. 15 Minuten
ca. 360 kcal, 6 g RS

- 100 g Pfirsich
- 20 g Zucker
- 1 Zimtstange
- 1 grüne Banane (ca. 100 g)
- 1 TL Halbfettbutter (5 g)
- 2 EL Ahornsirup
- 100 g Quark, 20 % Fett
- etwas Zimtpulver

1 Pfirsich waschen, entkernen, eventuell schälen und in Spalten schneiden. Mit 20 Gramm Zucker, der Zimtstange und 100 Milliliter Wasser in einen Topf geben und circa 10 Minuten auf kleiner Flamme köcheln lassen.

2 Banane schälen und quer durchteilen. Butter schmelzen und beide Bananenhälften darin anbraten. Mit 1 Esslöffel Ahornsirup beträufeln.

3 Währenddessen Quark mit dem restlichen Ahornsirup und etwas Zimtpulver verrühren.

4 Gebratene Banane mit Pfirsichkompott und Zimtquark servieren.

TIPP FRUCHTIGE VARIANTEN

Sie können statt Pfirsich auch Erdbeeren, Himbeeren, Rhabarber oder Feigen verwenden. Die Einkochzeit kann sich je nach Obstsorte etwas verkürzen oder verlängern. Probieren Sie daher zwischendurch.

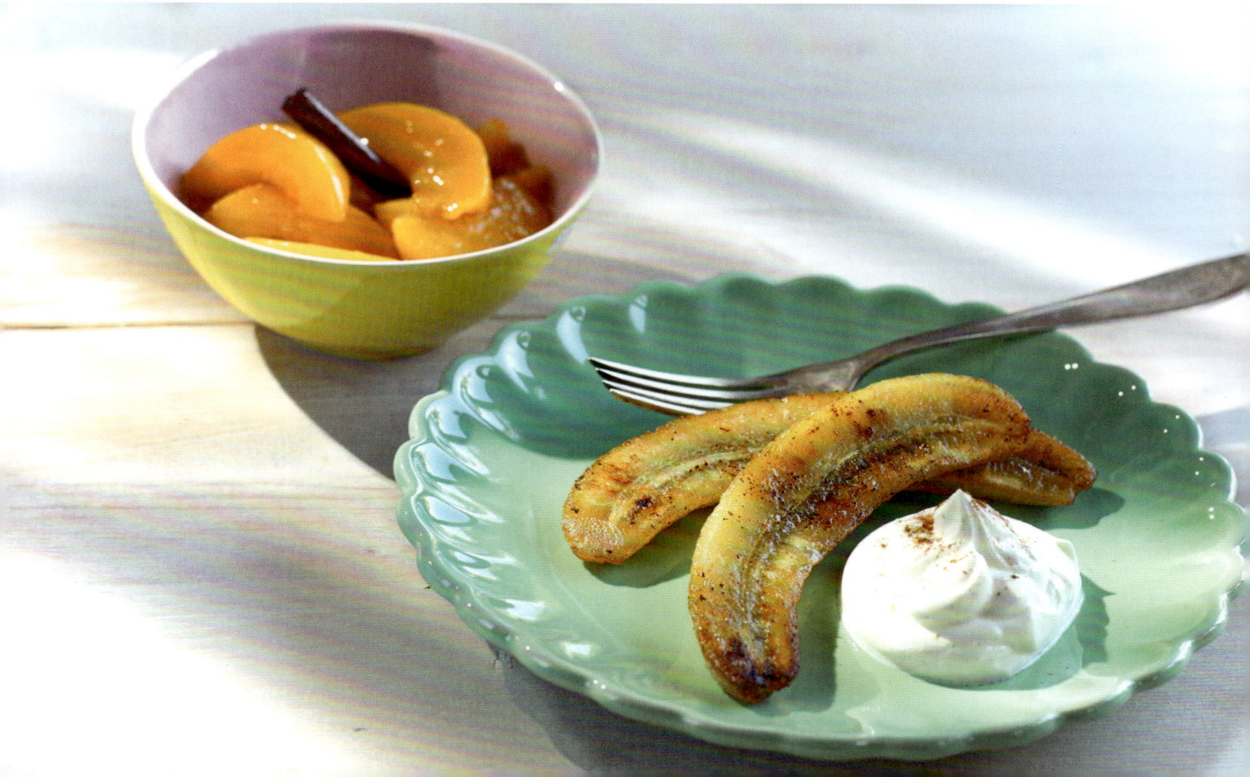

Linsen-Rote-Bete-Salat für Eilige

MITTAGESSEN – bürotauglich
Zubereitung: ca. 5 Minuten
ca. 410 kcal, 5 g RS

- 150 g braune Linsen, gekocht oder Konserve (entspricht 63 g roh)
- 1 Handvoll Pflücksalat
- 50 g Fetawürfel
- 100 g Rote-Bete-Scheiben, in Essig eingelegt (Glas)
- 1 EL Rapsöl
- 2 EL Himbeeressig oder anderer, fruchtiger Essig
- Salz, Pfeffer
- 5 g gerösteter Sesam

1 In einer Schüssel Linsen, Salat, Fetawürfel, Rote-Bete-Scheiben vermengen. Öl und Essig darübergeben und unterheben.

2 Den Salat nach Belieben mit Salz und Pfeffer abschmecken und zum Schluss mit geröstetem Sesam bestreuen.

TIPP SALAT »TO GO«

Wenn Sie den Salat im Büro oder unterwegs essen wollen, füllen Sie die festen Zutaten in ein großes, Essig und Öl in ein ganz kleines Schraubglas. Das Dressing vor dem Mischen noch einmal schütteln.

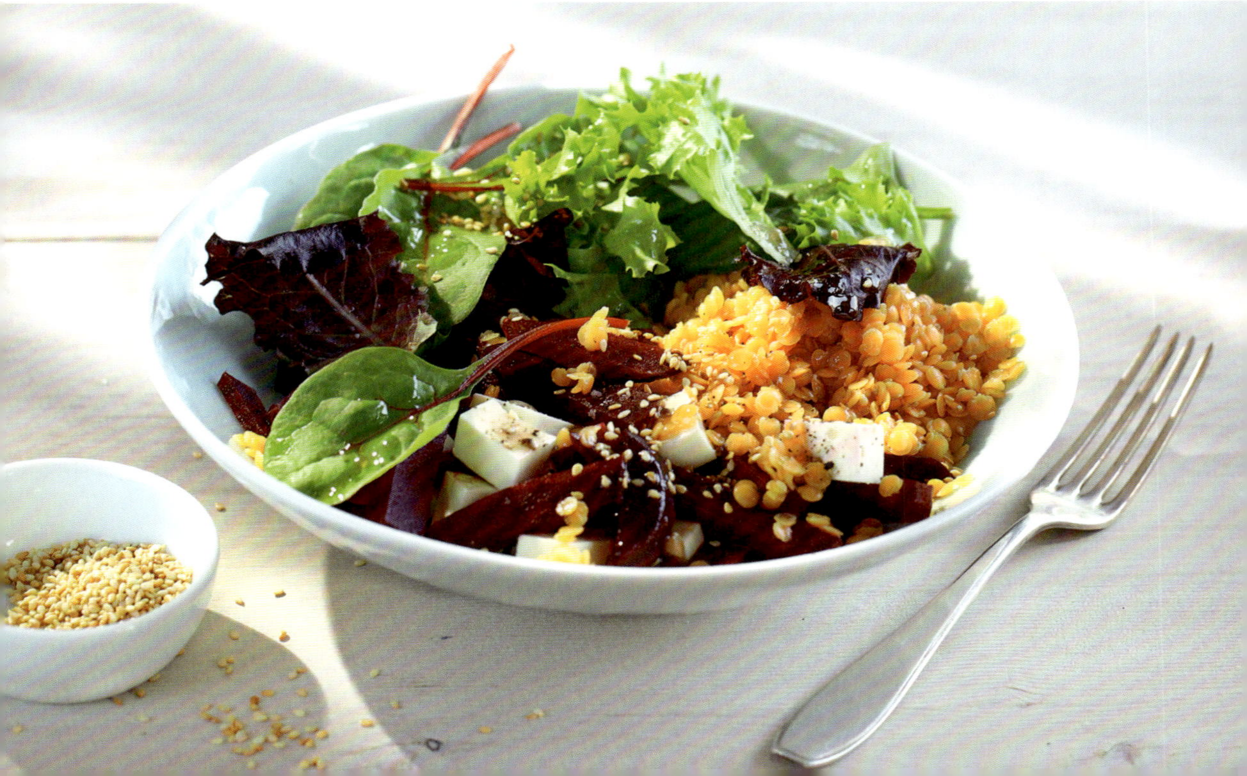

Blumenkohl-Curry

ABENDESSEN – vegetarisch
Zubereitung: ca. 40 Minuten
ca. 430 kcal, 5 g RS

- 50 g Naturreis (brauner Reis)
- 1 kleine Zwiebel (30 g)
- 1 Knoblauchzehe
- 200 g Blumenkohl
- 100 g gekochte, abgekühlte Kartoffeln
- 200 ml Brühe
- 2 getrocknete Datteln (10 g)
- 1 EL Sojasauce
- 50 ml Kokosmilch
- ½ getrocknete Chilischote
- Salz
- 3 TL Currygewürz
- 1 TL Kartoffelstärke (5 g)
- etwas abgeriebene Zitronenschale
- etwas frisch gehackter Koriander

1 Naturreis nach Packungsangabe in kochendem Wasser garen.

2 Zwiebel und Knoblauch schälen und fein hacken. Blumenkohl waschen und klein schneiden, Kartoffeln würfeln, Datteln in feine Streifen schneiden.

3 Knoblauch und Zwiebel in einer Pfanne in Sojasauce unter ständigem Rühren kurz scharf anbraten. Blumenkohl hinzugeben und mit Brühe ablöschen. Datteln, Kokosmilch und gehackte Chili dazugeben, mit Salz und Currygewürz abschmecken. 10 Minuten bei mittlerer Hitze leise köcheln lassen.

4 Kartoffeln zufügen und weitere 5 Minuten köcheln lassen. Kartoffelstärke in einer Tasse in 1 Esslöffel Wasser auflösen, damit sie nicht klumpt, und anschließend unter die Flüssigkeit rühren, bis diese andickt.

5 Kurz vor dem Servieren die abgeriebene Zitronenschale unter das Curry mischen und alles mit gehacktem Koriander bestreuen. Mit dem Reis anrichten.

→ FÜR MORGEN VORBEREITEN

Canellini-Bohnen am besten morgens einweichen und abends kochen. Süßkartoffel und Kartoffeln kochen.

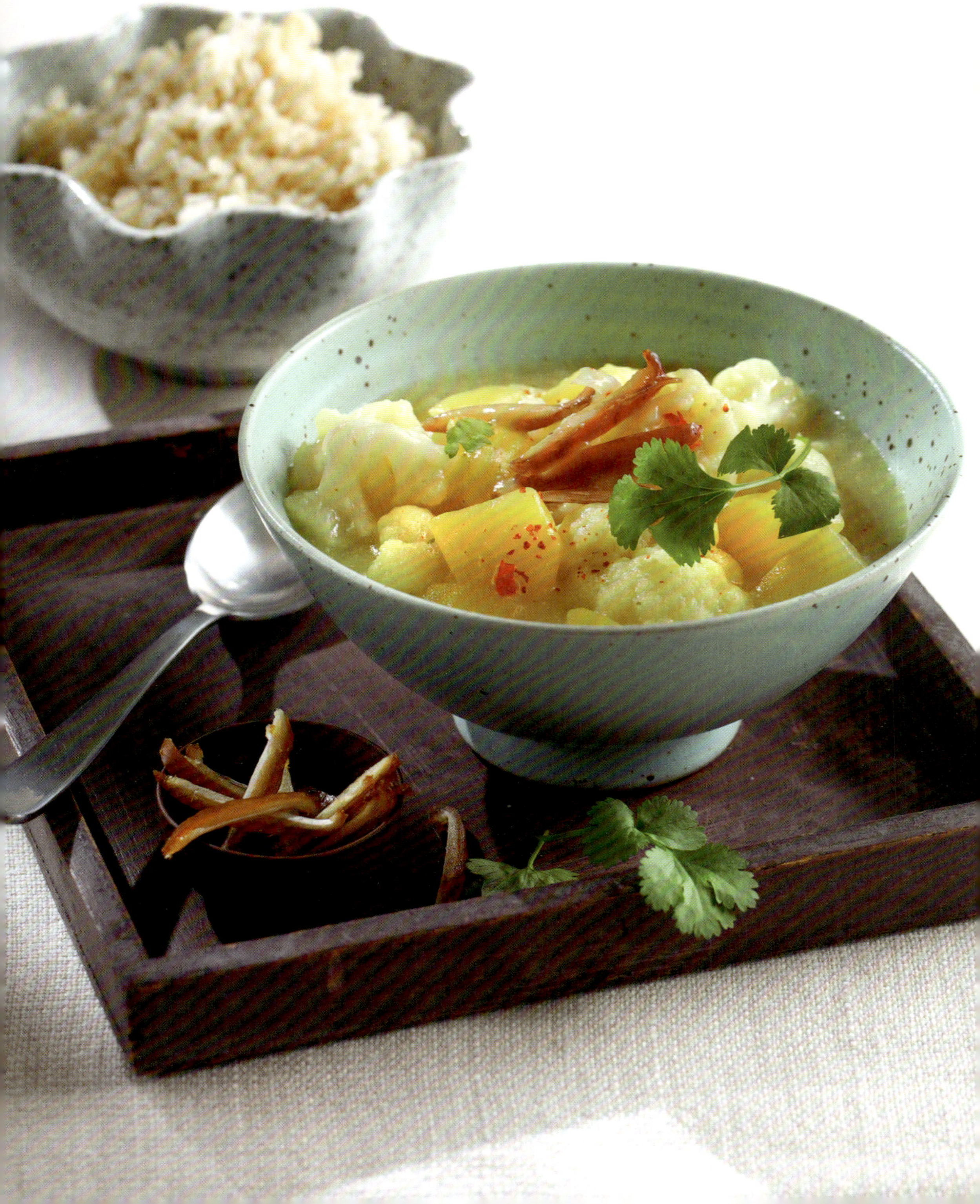

Canellini-Ommelette

FRÜHSTÜCK
Zubereitung: ca. 25 Minuten
ca. 400 kcal, 5 g RS

- 180 g Canellini-Bohnen, gekocht oder Konserve (entspricht 78 g roh)
- 1 EL Sojasauce
- 1 Msp. gehackte Chilischote
- Salz, Pfeffer
- 1 Ei
- 100 ml Milch
- 10 g Halbfettbutter

1 Canellini-Bohnen in eine Schüssel geben und mit Sojasauce, Chili, Salz und Pfeffer kräftig würzen (Konservenware vorher abspülen und abtropfen lassen). Ei mit Milch verquirlen.

2 Butter in einer Pfanne zerlassen. Die Bohnen gleichmäßig in der Pfanne verteilen und die Eimasse darübergeben. Bei mittlerer Hitze circa 20 Minuten stocken lassen. Nach 10 Minuten einmal wenden. Das Ommelett auf einen Teller gleiten lassen und servieren.

TIPP RÜHREN STATT STOCKEN

Wenn die Bohnen noch zu feucht waren, kann es sein, dass die Masse recht flüssig bleibt. Dann machen Sie einfach Rührei daraus, indem Sie alles mit der Gabel zerpflücken und bei kräftiger Hitze bis zur gewünschten Konsistenz weiterbraten.

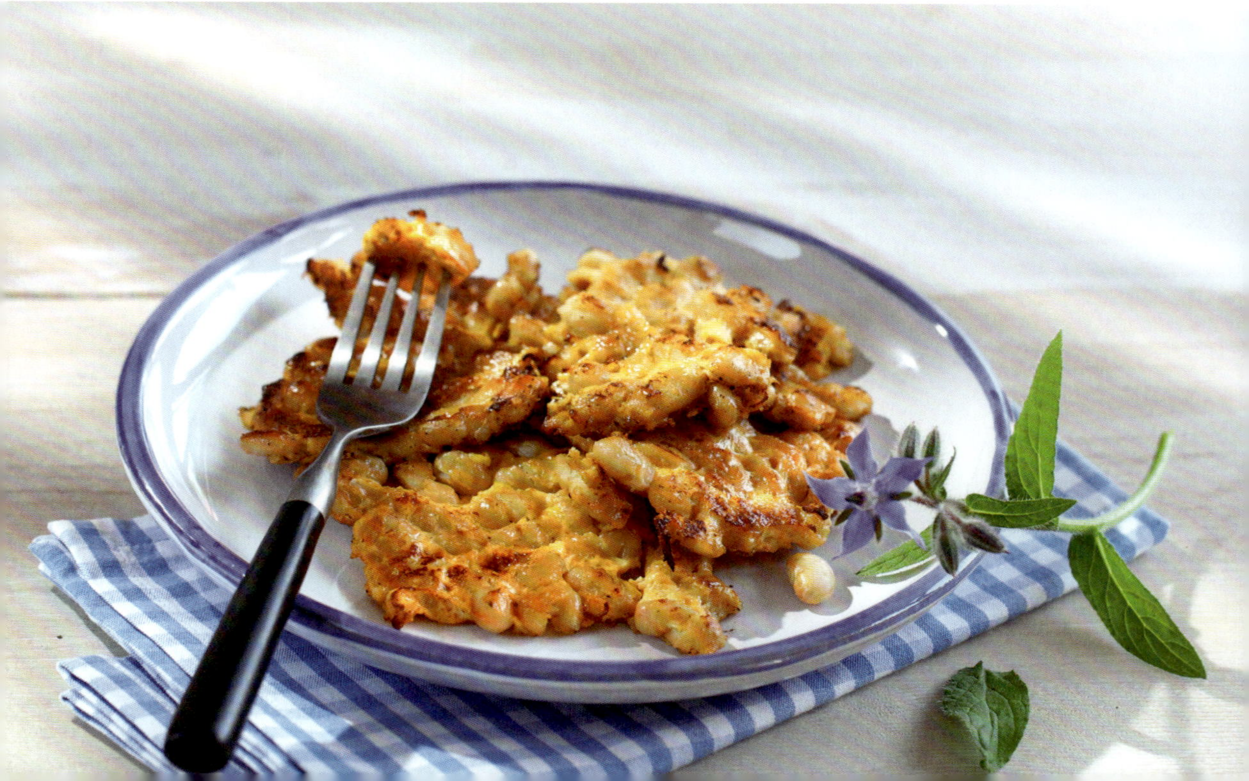

Bratkartoffeln mit karamellisiertem Chicorée

MITTAGESSEN – vegetarisch
Zubereitung: ca. 25 Minuten
ca. 400 kcal, 6,5 g RS

- 200 g gekochte, abgekühlte Kartoffeln
- 1 Knoblauchzehe
- 100 g Paprikaschote
- 100 g Chicorée
- 2 Frühlingszwiebeln
- 10 g Halbfettbutter
- 10 g Zucker
- 50 g Feta
- Salz, Pfeffer

1 Kartoffeln nach Bedarf schälen und in Scheiben schneiden. Knoblauch schälen und fein hacken. Paprika waschen, entkernen und in Streifen schneiden. Chicorée waschen und ebenfalls in Streifen schneiden. Frühlingszwiebeln waschen, putzen und in schmale Ringe schneiden.

2 Die Hälfte der Butter in einer Pfanne erhitzen. Die Kartoffeln auf höchster Stufe und unter gelegentlichem Wenden darin kross braun anbraten. Aus der Pfanne nehmen.

3 Die restliche Butter in die Pfanne geben. Knoblauch und Paprika zufügen und auf mittlerer Stufe circa 2 Minuten anbraten. Chicorée hinzugeben und weitere 2 Minuten mitbraten. Zucker über den Chicorée geben und karamellisieren lassen.

4 Kartoffelscheiben wieder zurück in die Pfanne geben und nochmals kurz erhitzen. Den Feta darüberreiben. Salzen, pfeffern und mit Frühlingszwiebeln bestreut servieren.

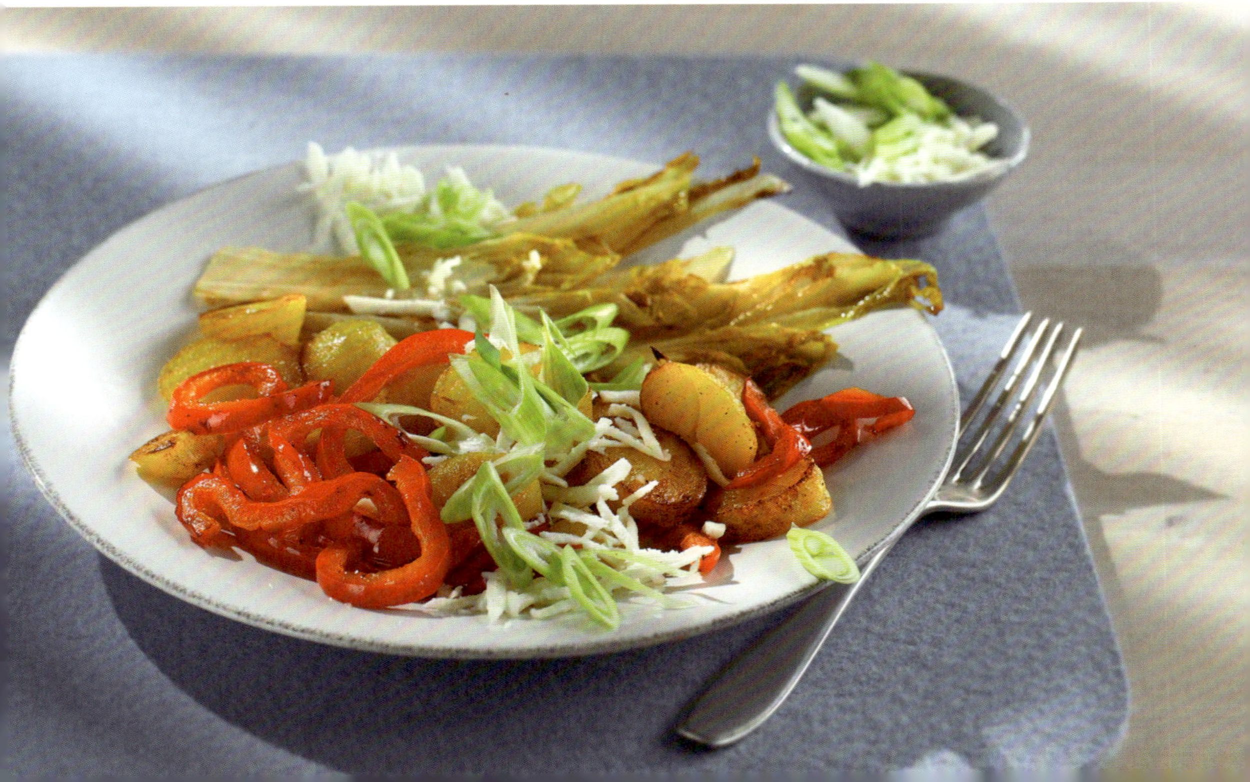

Süßkartoffel-Mango-Spieße

ABENDESSEN – vegetarisch
Zubereitung: ca. 20 Minuten
ca. 430 kcal, 5 g RS

- 100 g gekochte Süßkartoffel
- 120 g gekochte, abgekühlte Kartoffeln
- 80 g Mango
- 50 g Halloumi
- 5 g Halbfettbutter
- Salz, Pfeffer
- Holzspieße

1 Süßkartoffel und Kartoffeln schälen und in mundgerechte Würfel schneiden. Mango schälen, vom Kern lösen und würfeln. Halloumi ebenfalls in Würfel schneiden.

2 Alles abwechselnd auf Holzspieße stecken. Das ergibt 3–4 Spieße.

3 Butter in einer Pfanne schmelzen und die Spieße 10 Minuten scharf anbraten, bis sie schön braun sind. Dabei regelmäßig wenden. Zum Schluss salzen und pfeffern.

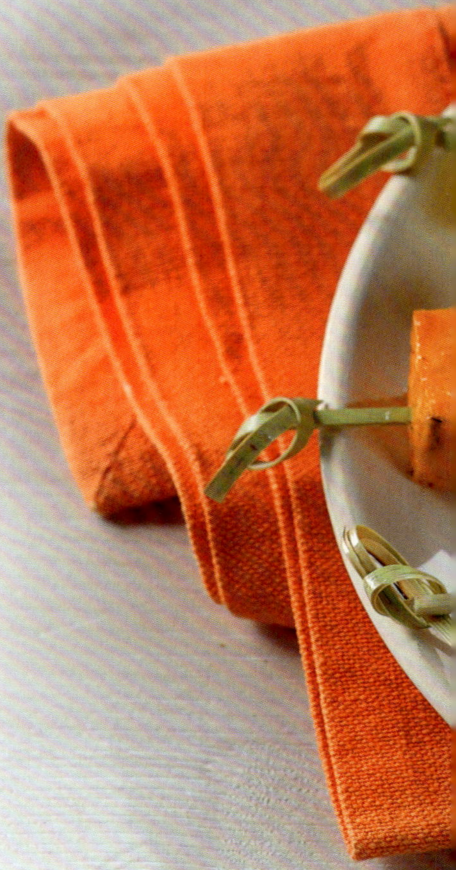

→ FÜR MORGEN VORBEREITEN

Canellini-Bohnen am besten morgens einweichen und abends kochen. Kartoffeln kochen. Salat fürs MIttagessen komplett zubereiten und im Kühlschrank aufbewahren.

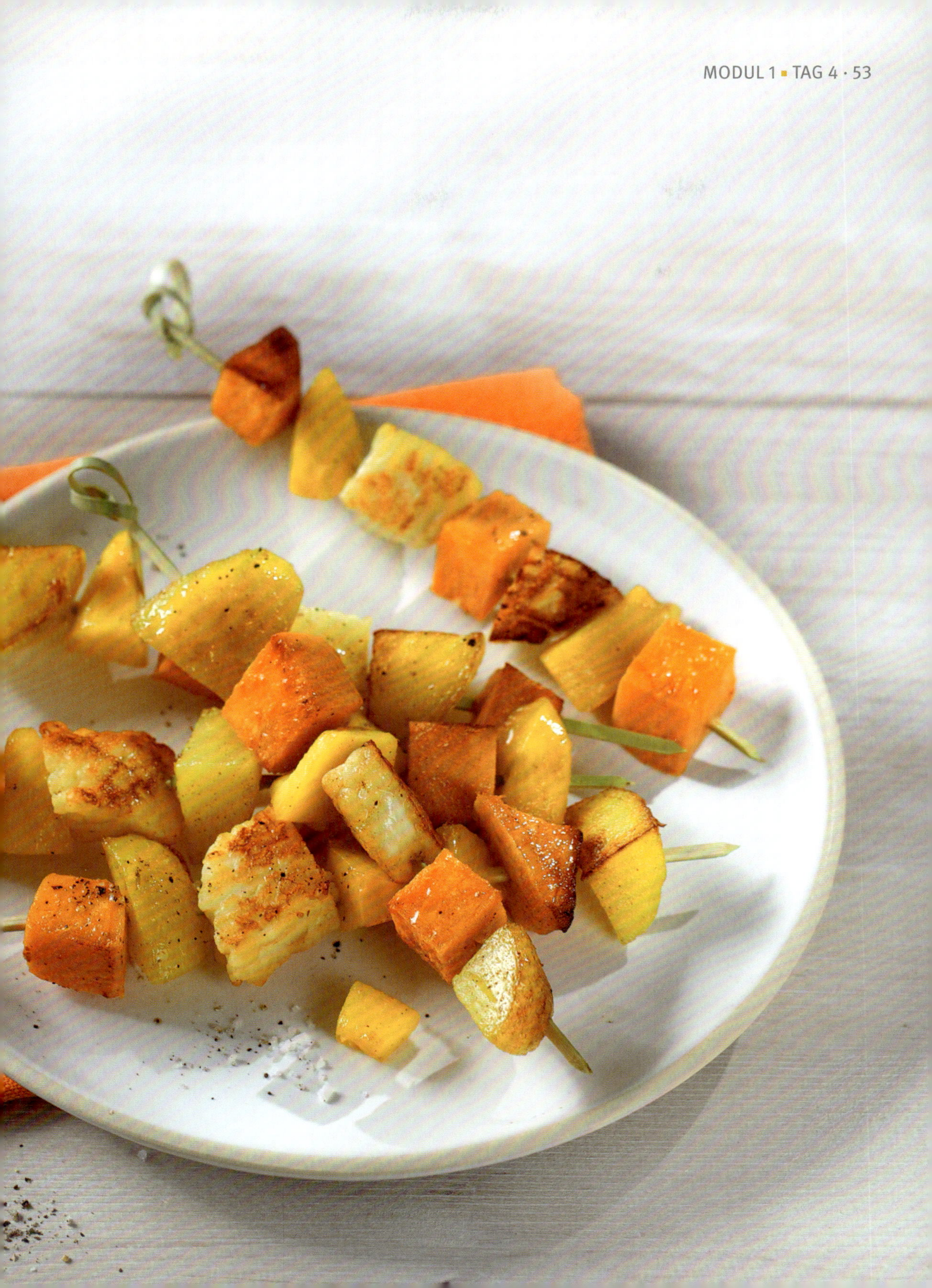

Landfrühstück mit Feta

FRÜHSTÜCK
Zubereitung: ca. 10 Minuten
ca. 410 kcal, 4,5 g RS

- ½ Avocado (50 g)
- 33 g Canellini-Bohnen, gekocht oder Konserve (entspricht 14 g roh)
- 1 TL Olivenöl
- Salz, Pfeffer
- 1 Scheibe Pumpernickel (72 g)
- 50 g Feta

1 Avocado halbieren und die Hälfte ohne Kern schälen und würfeln. Die andere Hälfte mit Zitronensaft beträufeln, in Klarsichtfolie wickeln und im Kühlschrank aufheben (zum Beispiel für das Frühstück morgen).

2 Avocadowürfel mit Bohnen und Olivenöl mischen und mit dem Pürierstab in einem hohen Gefäß zu einer glatten Masse pürieren. Mit Salz und Pfeffer abschmecken.

3 Pumpernickel knusprig toasten und dick mit Avocadocreme bestreichen. Feta darüberreiben. Eventuell nochmals pfeffern.

TIPP AVOCADORESTE AUFHEBEN

Wollen Sie eine Avocadohälfte aufheben, lassen Sie unbedingt den Kern darin und beträufeln Sie das Fruchtfleisch mit Zitronensaft, ehe Sie alles in Klarsichtfolie wickeln. So wird die Frucht nicht grau. Auch Reste von Avocadomus mit etwas Zitronensaft beträufeln und den Kern hineinlegen.

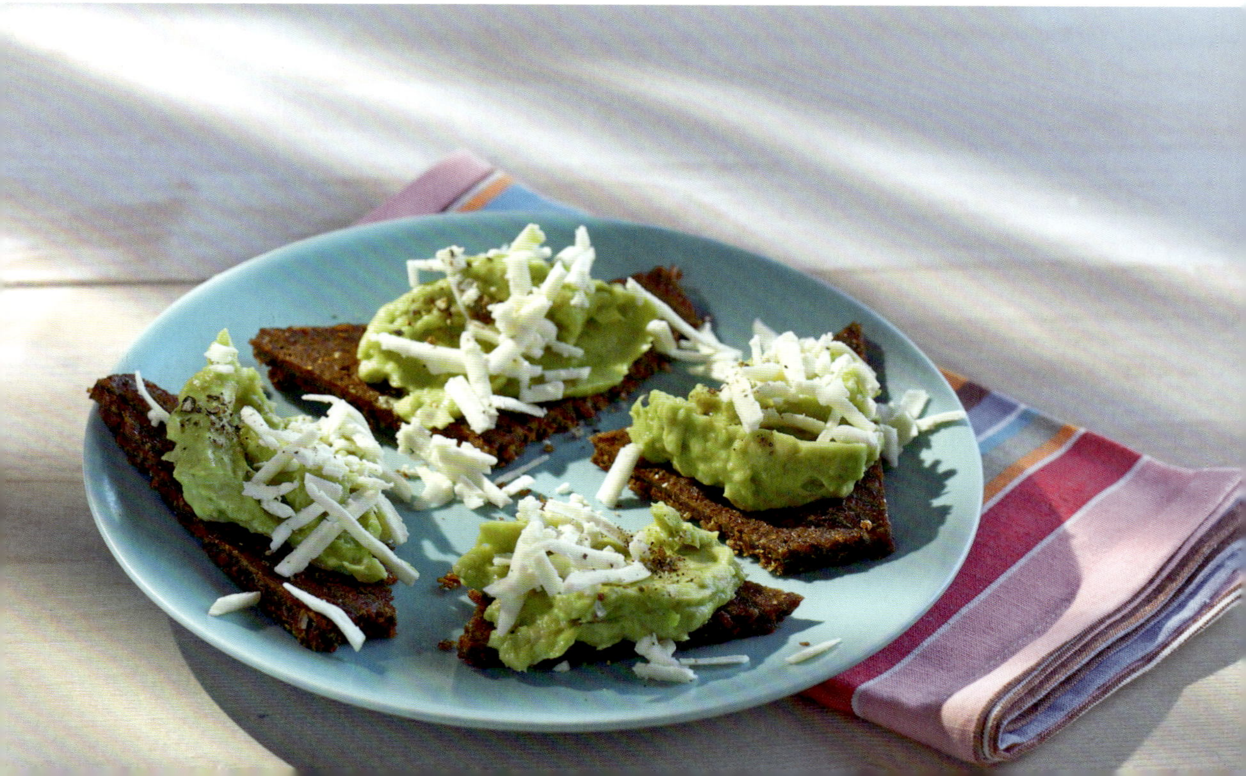

Italienischer Salat für Eilige

MITTAGESSEN – bürotauglich
Zubereitung: ca. 10 Minuten
ca. 400 kcal, 5 g RS

- 160 g gekochte, abgekühlte Kartoffeln
- 100 g eingelegte Artischocke (Glas, ohne Öl)
- 100 g Cocktailtomaten
- 100 g eingelegte Paprika (Glas, ohne Öl)
- 100 g Cabanossi
- 10 g Pesto (z. B. Pesto verde)
- 2 EL Weißweinessig
- Salz, Pfeffer

1 Kartoffeln pellen und würfeln. Artischocke abtropfen lassen und fein würfeln. Tomaten waschen und halbieren. Paprika abtropfen lassen und in feine Streifen schneiden. Cabanossi gegebenenfalls halbieren oder nach Belieben in Scheiben schneiden.

2 Alle vorbereiteten Zutaten in einer Schüssel vermengen oder auf einem großen Teller anrichten.

3 Pesto und Weißweinessig vermischen. Nach Geschmack mit Salz und Pfeffer nachwürzen. Das Dressing über den Salat träufeln.

TIPP GUT ZUM MITNEHMEN

Weil dieser Salat ruhig länger ziehen kann, eignet er sich hervorragend als Lunch im Büro. Für noch mehr italienische Würze geben Sie zum Schluss noch einige frische Basilikumblätter über den Salat.

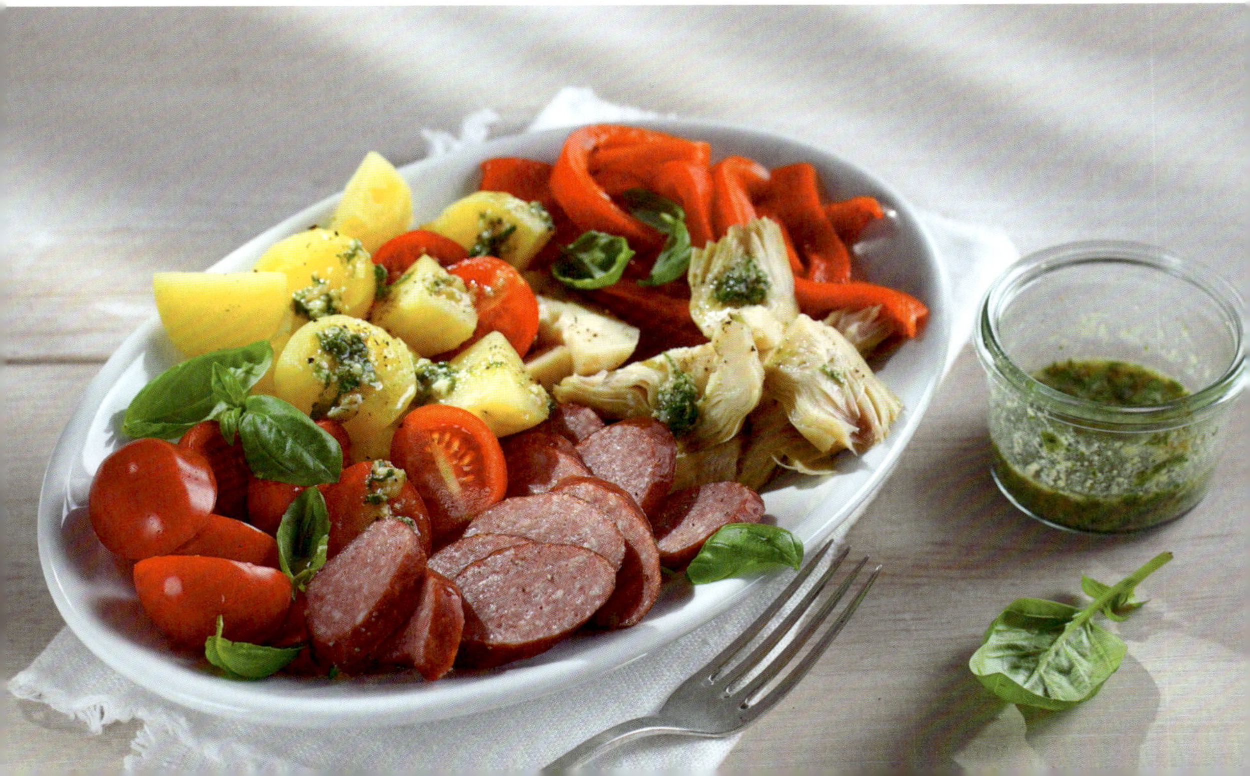

Toskanisches Kartoffelgratin

ABENDESSEN
Zubereitung: ca. 60 Minuten
ca. 400 kcal, 6 g RS

- 200 g gekochte, abgekühlte Kartoffeln
- 35 g italienische Salami
- 100 g Zucchini
- 100 g Hokkaidokürbis
- 1 Frühlingszwiebel
- 1 Knoblauchzehe
- 1 Zweig Rosmarin
- 100 g Tomaten aus der Dose
- Salz, Pfeffer
- 20 g geriebener Emmentaler

1 Den Backofen auf 180 Grad Ober-/Unterhitze vorheizen.

2 Kartoffeln fein würfeln. Salami in Würfel schneiden. Zucchini und Kürbis waschen, putzen und ebenfalls klein würfeln. Frühlingszwiebel waschen, putzen und in Ringe schneiden. Knoblauch schälen. Rosmarin waschen und abzupfen. Beides fein hacken.

3 Alle vorbereiteten Zutaten gut miteinander vermischen. Tomaten zugeben, salzen und pfeffern. In eine Auflaufform füllen. Auf der zweiten Schiene von unten abgedeckt (Deckel oder Alufolie) 40 Minuten backen.

4 Den Emmentaler 5 Minuten vor Ende der Garzeit darübergeben und das Gratin ohne Deckel beziehungsweise Folie fertig backen.

→ FÜR MORGEN VORBEREITEN

Canellini-Bohnen morgens einweichen und abends kochen. Kartoffeln, Süßkartoffel und Ei kochen. Fleisch marinieren.

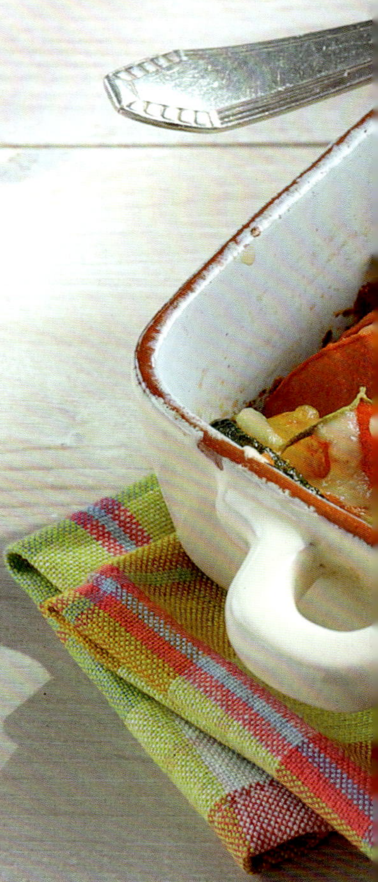

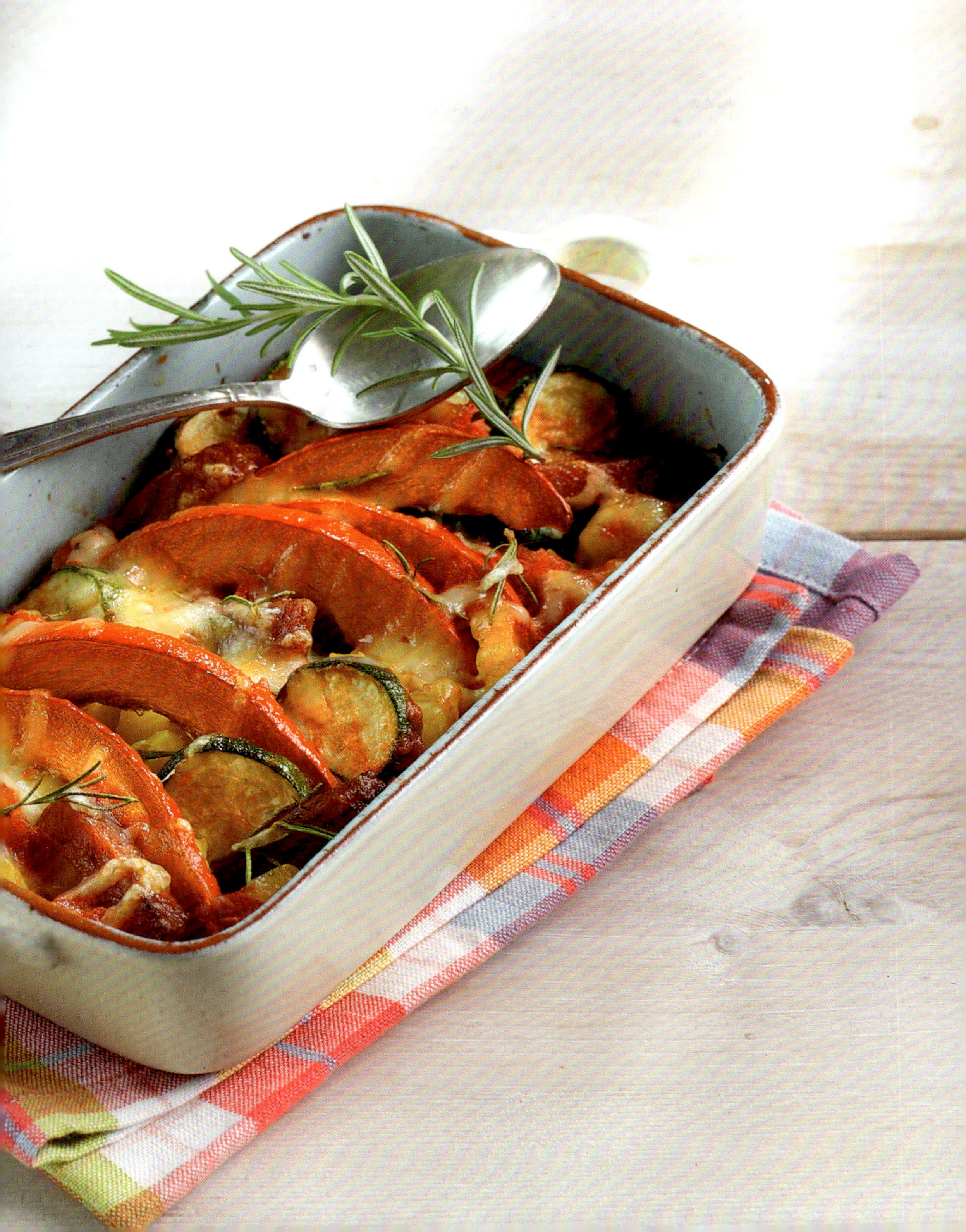

Landfrühstück mit Salami

FRÜHSTÜCK
Zubereitung: ca. 5–10 Minuten
ca. 380 kcal, 4,5 g RS

- ½ Avocado (50 g)
- 33 g Canellini-Bohnen, gekocht oder Konserve (entspricht 14 g roh)
- 1 TL Olivenöl
- Salz, Pfeffer
- 1 Scheibe Pumpernickel (72 g)
- 3 dünne Scheiben italienische Salami (21 g)

1 Falls Sie nicht die Avocadohälfte von gestern verwenden, Avocado halbieren und die Hälfte ohne Kern schälen und würfeln. Die andere Hälfte mit Zitronensaft beträufeln, in Klarsichtfolie wickeln und im Kühlschrank aufheben.

2 Avocadowürfel mit Canellini-Bohnen und Olivenöl mischen und mit dem Stabmixer in einem hohen Gefäß zu einer glatten Masse pürieren. Mit Salz und Pfeffer abschmecken.

3 Pumpernickel nach Geschmack toasten und mit Avocadocreme bestreichen. Mit italienischer Salami belegen.

TIPP SCHINKEN STATT SALAMI

Anstelle von italienischer Salami können Sie Ihr Frühstück auch mit feinen Schinkenscheiben (21 Gramm) abrunden.

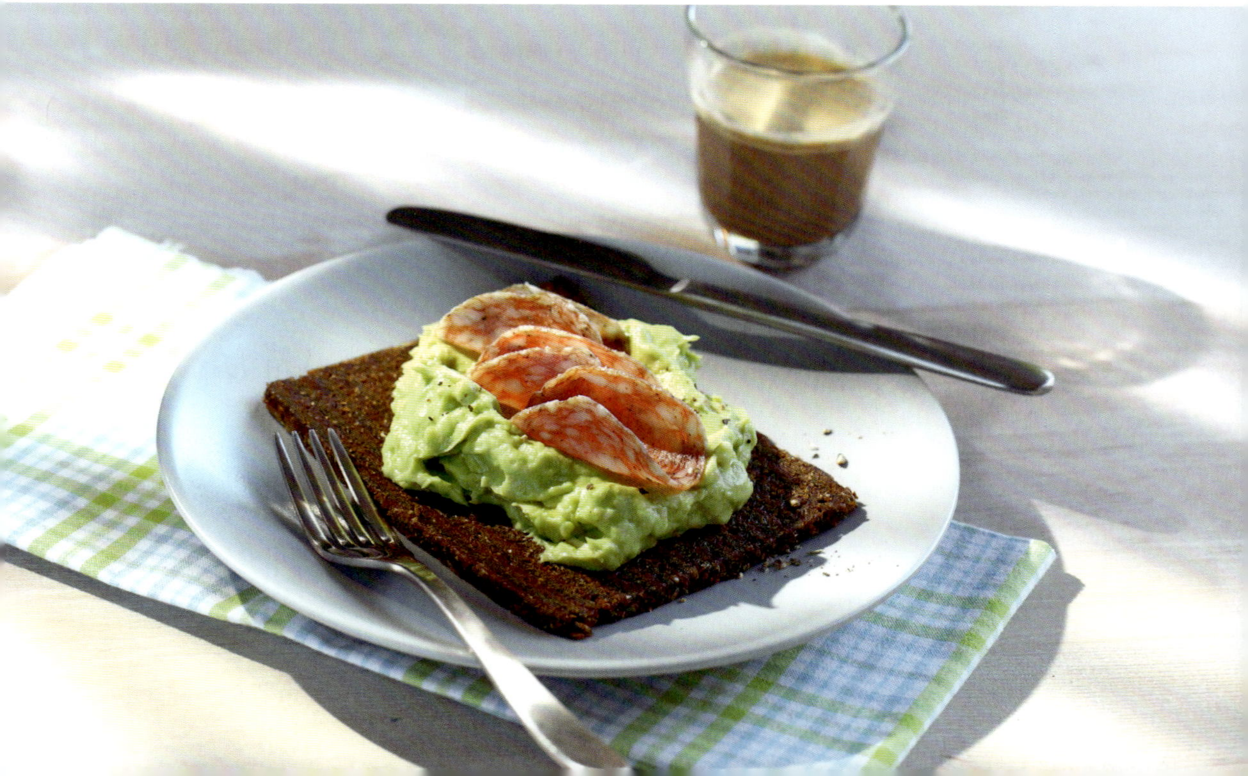

Senfeier

MITTAGESSEN – vegetarisch
Zubereitung: ca. 5–10 Minuten
ca. 380 kcal, 5,5 g RS

- 150 g gekochte, abgekühlte (Früh-)Kartoffeln
- 25 g Halbfettbutter
- 15 g Weizenmehl
- 100 ml Milch, 1,5 % Fett
- 10 ml Brühe
- 10 g mittelscharfer oder scharfer Senf
- Salz, Pfeffer
- 1 hart gekochtes Ei
- 3 TL frische Dillspitzen

1 Butter in einem Topf schmelzen. Unter ständigem Rühren erst Mehl, dann Milch und Brühe zugeben. Nicht aufhören zu rühren, sonst klumpt es. Zum Schluss Senf einrühren und mit Salz und Pfeffer abschmecken.

2 Die Sauce aufkochen und circa 5 Minuten köcheln lassen. Währenddessen das Ei pellen.

3 Das Ei halbieren. Die Dillspitzen in die Sauce einrühren und die Eihälften mit den Kartoffeln hineinlegen. Bei kleiner Hitze etwa 5 Minuten erwärmen.

***TIPP* MIT ODER OHNE SCHALE**

Da bei diesem Rezept die Schale der Kartoffeln mitgegessen wird, bieten sich die zarten Frühkartoffeln an. Sie können die Kartoffeln aber auch pellen, wenn Ihnen das lieber ist.

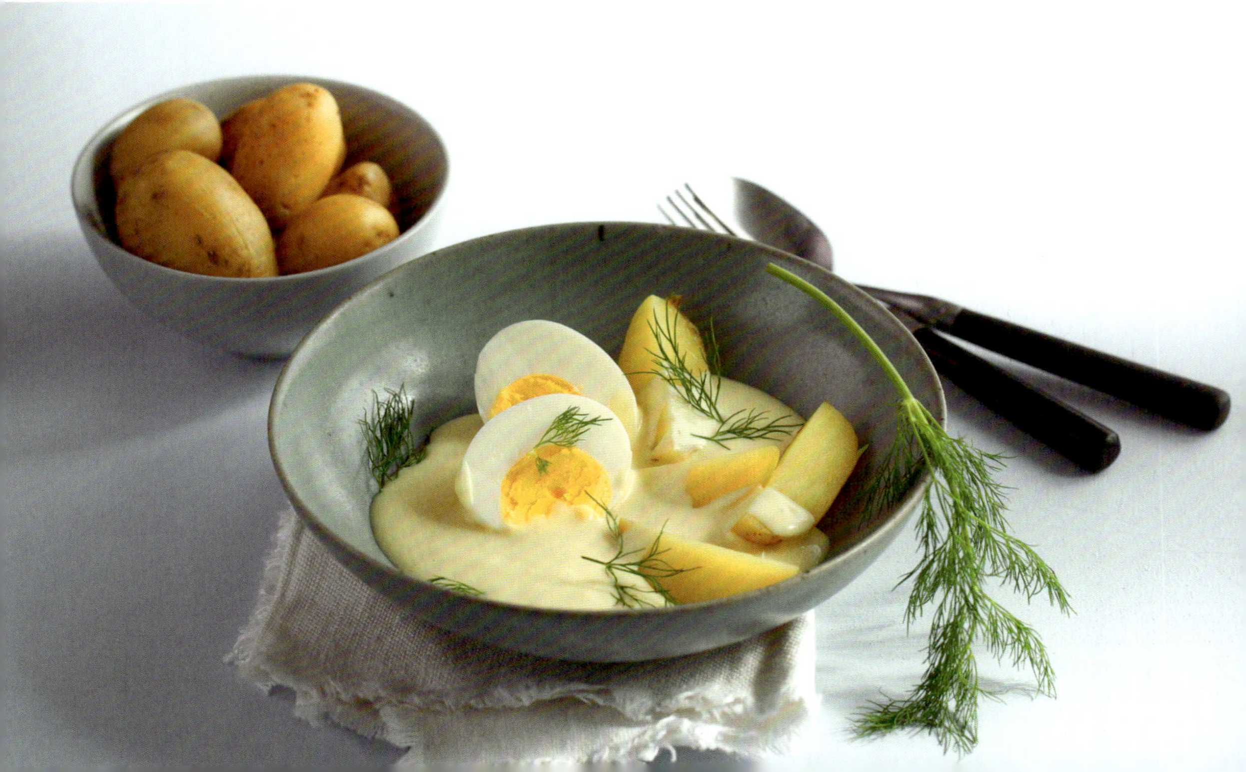

Marinierte Fleischspieße

ABENDESSEN – bürotauglich
Zubereitung: ca. 30 Minuten + Marinierzeit
ca. 390 kcal, 5 g RS

- 1 Knoblauchzehe
- 1 getrocknete Chilischote
- 70 g Kalbsgulasch
- 2 EL Sojasauce
- ½ TL gehackter Ingwer oder 1 Prise Ingwerpulver
- 150 g gekochte, abgekühlte Kartoffeln
- 100 g gekochte Süßkartoffel
- 100 g Paprikaschote
- 100 g Zucchini
- 5 g Halbfettbutter
- Salz
- Holzspieße

1 Knoblauch schälen und fein hacken. Chili entkernen und fein hacken. Mit Gulasch, Sojasauce und Ingwer vermischen und einige Stunden, am besten über Nacht, im Kühlschrank marinieren lassen.

2 Kartoffeln und Süßkartoffel schälen. Paprika waschen und entkernen. Zucchini waschen und putzen. Kartoffeln, Süßkartoffel und Zucchini in Scheiben, Paprika in Stücke schneiden. Gemüse mit dem marinierten Fleisch abwechselnd auf Holzspieße stecken (ergibt 6–7 Spieße).

3 Butter in einer Pfanne schmelzen und die Spieße darin bei mittlerer Hitze 20 Minuten kross anbraten. Dabei gelegentlich wenden. Zum Schluss mit Salz bestreuen.

TIPP GROBES MEERSALZ

Als Salz zum Darüberstreuen eignet sich am besten grobes Meersalz. Es lässt sich gut mit den Fingern verteilen und sieht auch noch schön aus.

→ FÜR MORGEN VORBEREITEN

Kartoffeln kochen. Haselnüsse rösten.

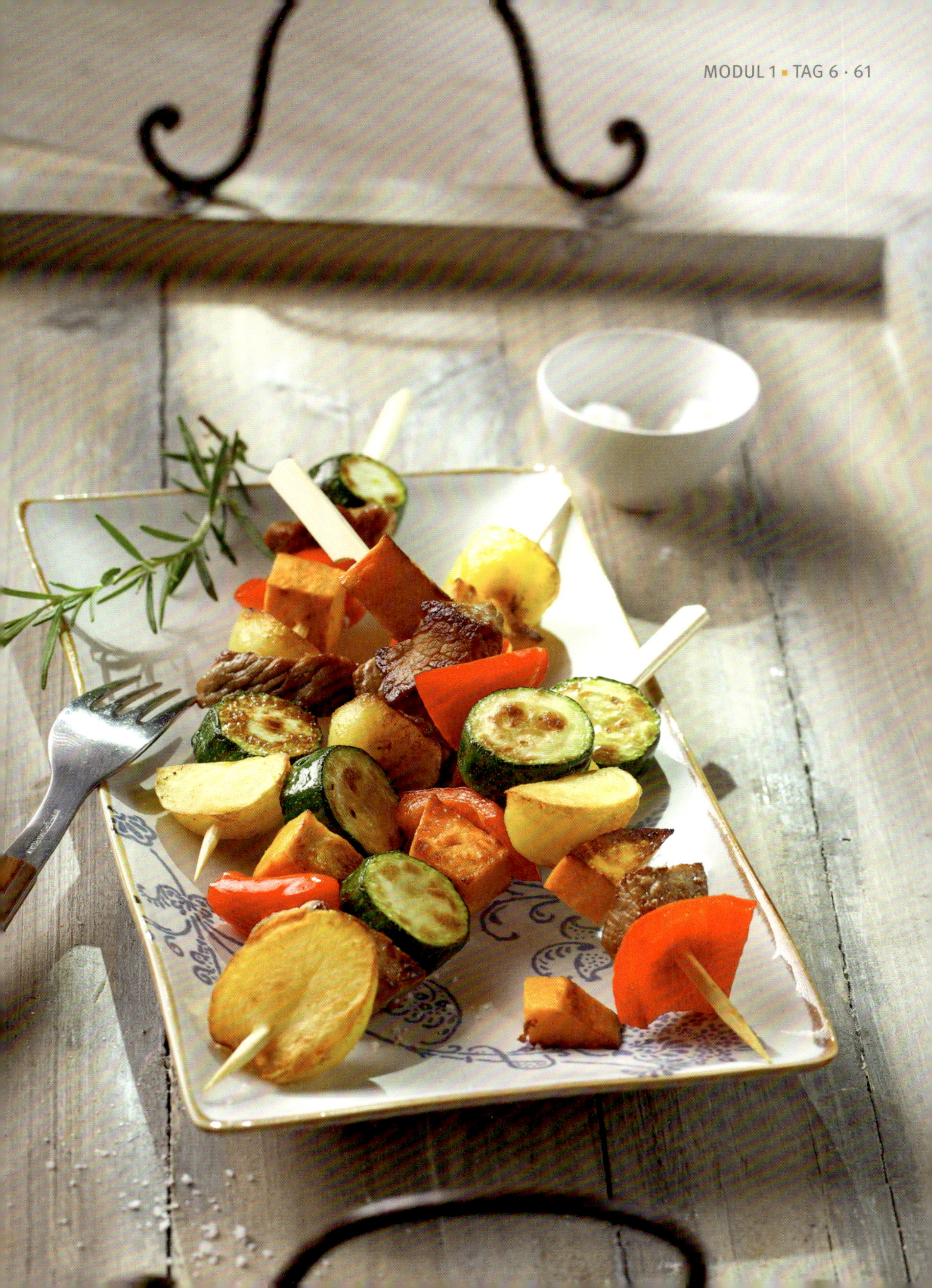

Käse-Rösti

FRÜHSTÜCK
Zubereitung: ca. 15 Minuten
ca. 280 kcal, 5 g RS

- 160 g gekochte, abgekühlte Kartoffeln
- 10 g Halbfettbutter
- 50 g Limburger Käse, 40 % Fett (oder ähnlicher, kräftiger Käse)
- Salz, Pfeffer
- etwas gehackte Petersilie (frisch oder TK)

1 Kartoffeln auf der Gemüsereibe grob reiben.

2 Butter in einer Pfanne schmelzen. Kartoffelspäne hinzugeben und auf höchster Flamme 10 Minuten kross braun anbraten. Dabei von Zeit zu Zeit wenden. Inzwischen den Limburger reiben.

3 Wenn die Rösti schön knusprig sind, mit etwas Salz und reichlich Pfeffer würzen. Den Limburger darüber verteilen und schmelzen lassen (dabei können Sie den Herd schon ausschalten). Vor dem Servieren nach Belieben mit gehackter Petersilie bestreuen.

TIPP ETWAS MILDER

Wenn Ihnen der Limburger Käse zu kräftig schmeckt, können Sie ihn durch Emmentaler, Gouda oder Ihren Lieblingskäse ersetzen. Sehr raffiniert schmeckt zum Beispiel Ziegengouda.

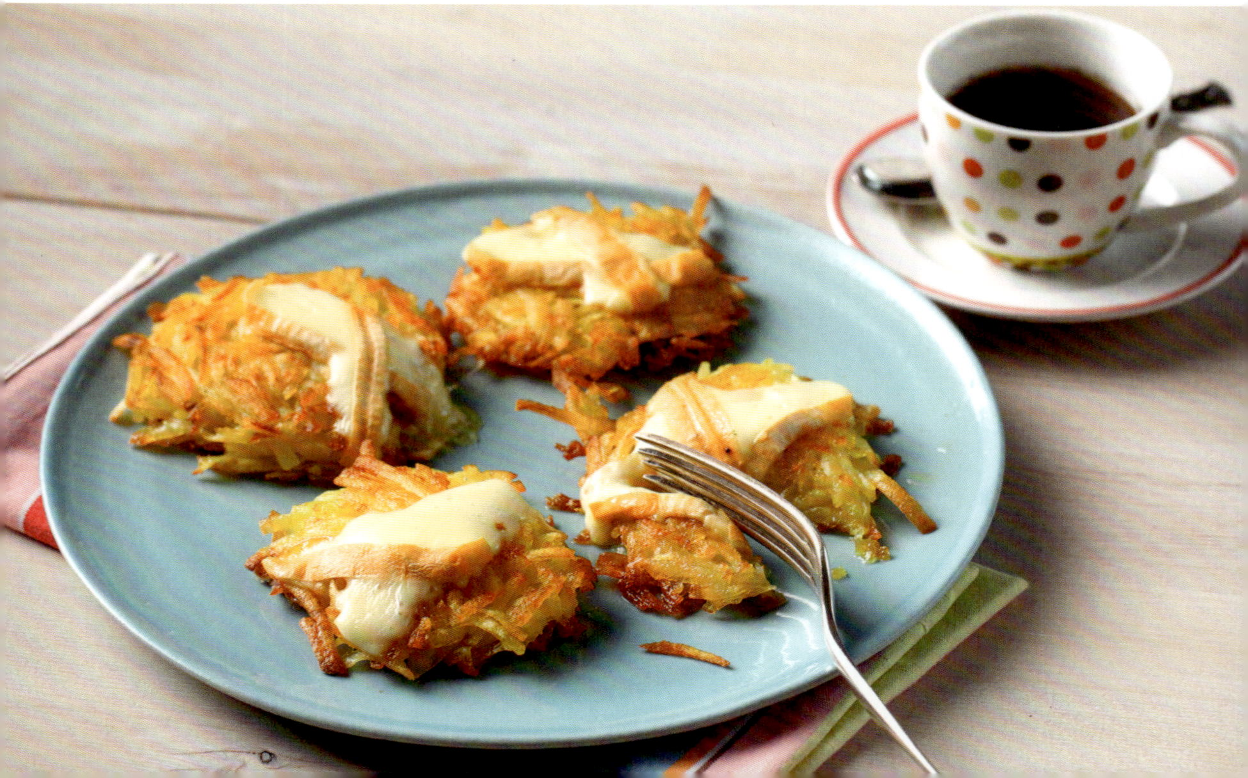

Kartoffeltaler mit Bresaola

MITTAGESSEN
Zubereitung: ca. 30 Minuten
ca. 390 kcal, 6,5 g RS

- 200 g gekochte, abgekühlte Kartoffeln
- 1 Frühlingszwiebel
- 20 g Weizenmehl
- Salz, Pfeffer
- 1 TL Halbfettbutter
- 30 g Crème fraîche
- 40 g Bresaola

1 Kartoffeln pellen und auf einer Gemüsereibe fein reiben. Frühlingszwiebel waschen, putzen und sehr fein hacken.

2 Frühlingszwiebel mit fein geriebenen Kartoffeln und Mehl zu einem glatten Teig mischen, salzen und pfeffern.

3 Aus dem Kartoffelteig eine faustdicke Rolle formen. Davon mit einem scharfen Messer fingerdicke Scheiben abschneiden.

4 In einer Pfanne Butter erhitzen und die Kartoffeltaler darin auf höchster Stufe pro Seite circa 3 Minuten kross braun anbraten.

5 Jeweils einen kleinen Klecks Crème fraîche auf die heißen Kartoffeltaler geben und mit je einer aufgerollten Scheibe Bresaola garnieren.

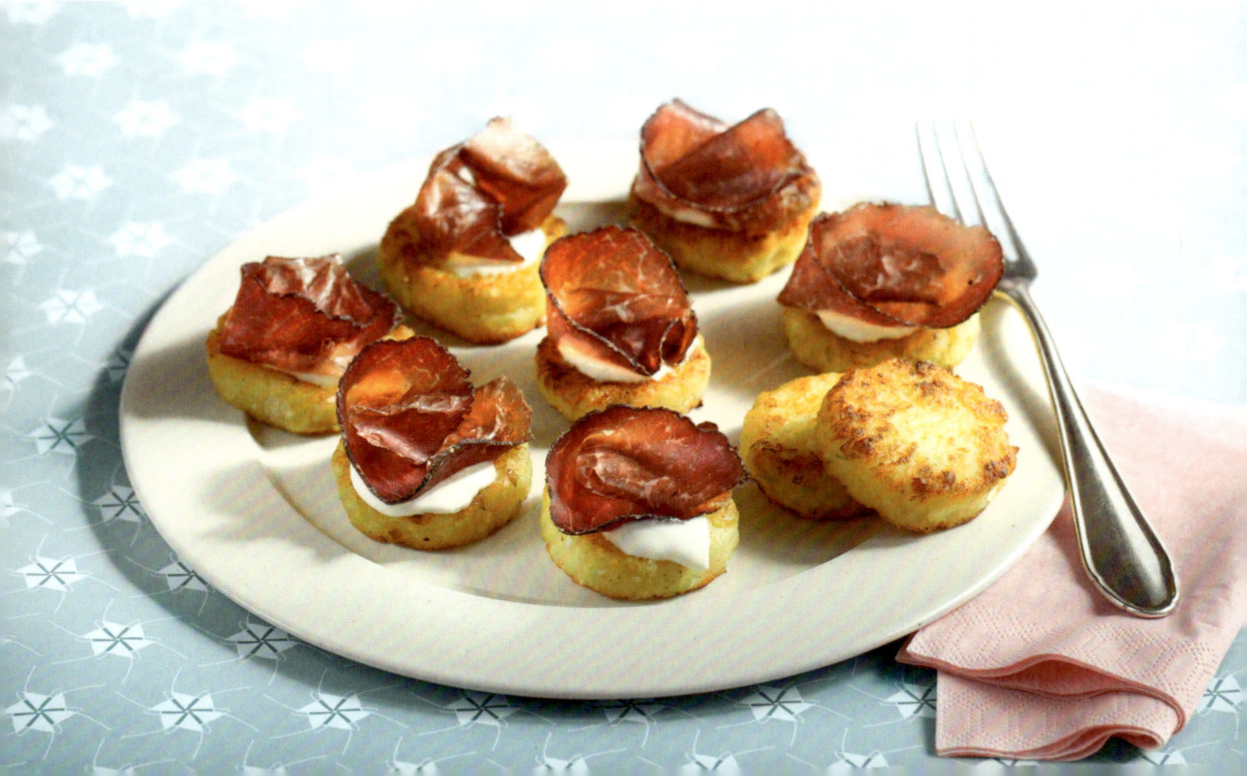

Gnocchi mit Brokkolisauce

ABENDESSEN – vegetarisch
Zubereitung: ca. 40 Minuten
ca. 410 kcal, 6,5 g RS

- 150 g gekochte, abgekühlte Kartoffeln
- 30 g Kartoffelstärke
- Salz
- 350 g Brokkoli
- 100 ml Milch, 1,5 % Fett
- Salz, Pfeffer, Muskatnuss
- Saft von ½ Zitrone
- 10 g geröstete, gehackte Haselnüsse

1 Kartoffeln pellen und durch eine Kartoffelpresse geben oder auf der Gemüsereibe fein reiben. Mit der Kartoffelstärke zu einem lockeren Teig verkneten.

2 Aus dem Kartoffelteig auf der bemehlten Arbeitsfläche eine Rolle formen und fingerdicke Stücke davon abschneiden. Alternativ einfach 3 cm lange, daumendicke Teigstücke vom Teig abtrennen.

3 Wasser mit etwas Salz in einem Topf zum Sieden bringen. Die Teigstücke portionsweise hineingeben. Wenn die Gnocchi aufsteigen, mit dem Schöpflöffel herausheben und auf einen Teller geben. Eventuell im vorgeheizten Backofen (80 Grad) warm halten.

4 Inzwischen den Brokkoli waschen, Röschen abtrennen und in der Milch weich garen. Dabei gelegentlich umrühren, damit die Milch nicht anbrennt. Brokkoli pürieren und mit Salz, Pfeffer und Muskatnuss abschmecken. Zitronensaft hinzufügen und alles gut vermischen.

5 Brokkolisauce über die Gnocchi geben und alles mit gerösteten Haselnüssen bestreuen.

TIPP NACHSCHLAG

Sie lieben dieses Rezept und möchten es gerne öfter essen? Kein Problem. Ab der zweiten Woche können Sie die Gnocchi nach dem Kochen sogar in einer beschichteten Pfanne in 1 Esslöffel Olivenöl anbraten.

→ FÜR MORGEN VORBEREITEN

(Tag 1 der 2. Woche/Modul 2, siehe Seite 72) Haferflocken einweichen. Fleisch marinieren. Kartoffeln und Hirse kochen. Canellini-Bohnen und Linsen morgens einweichen und abends kochen.

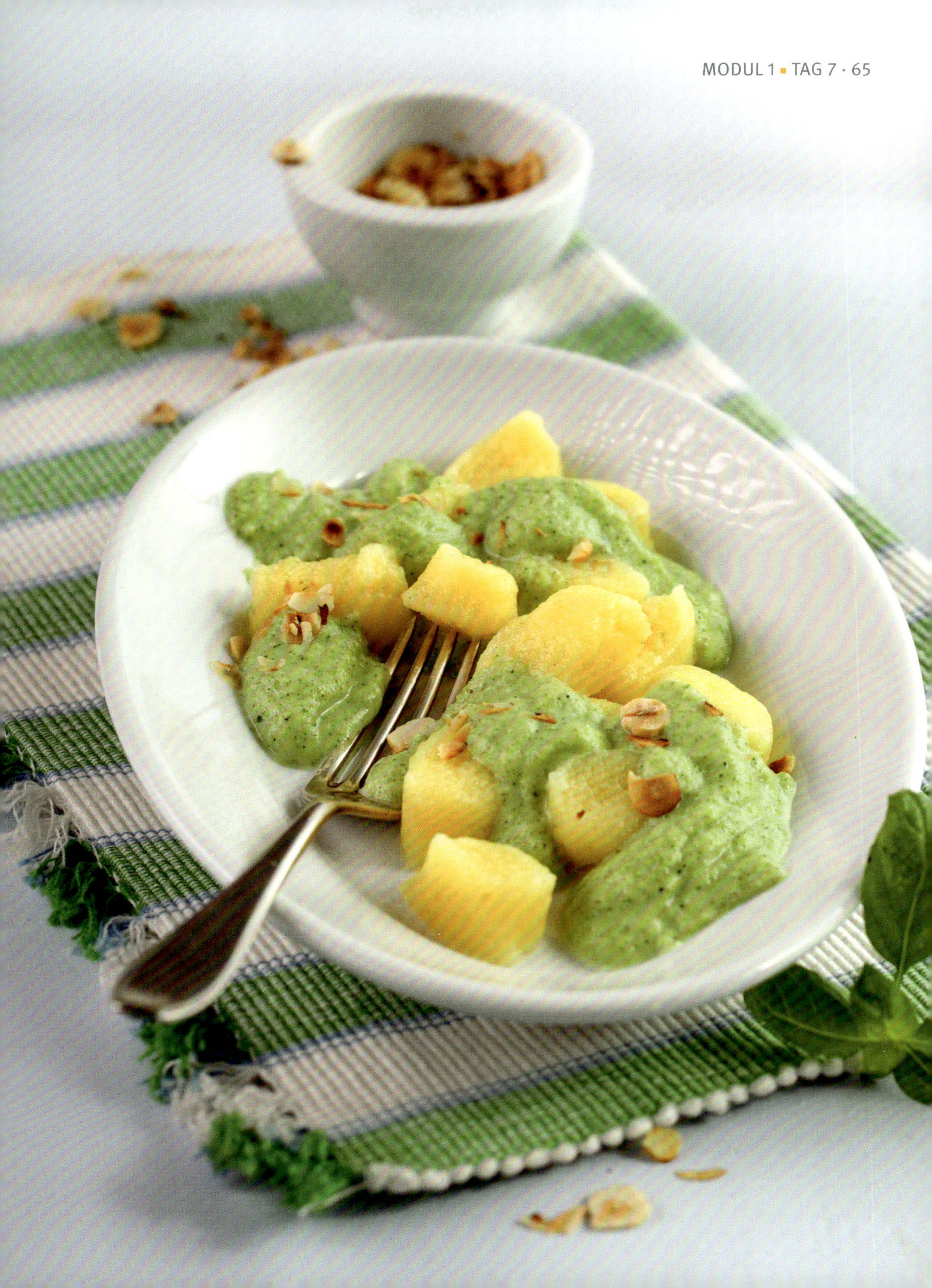

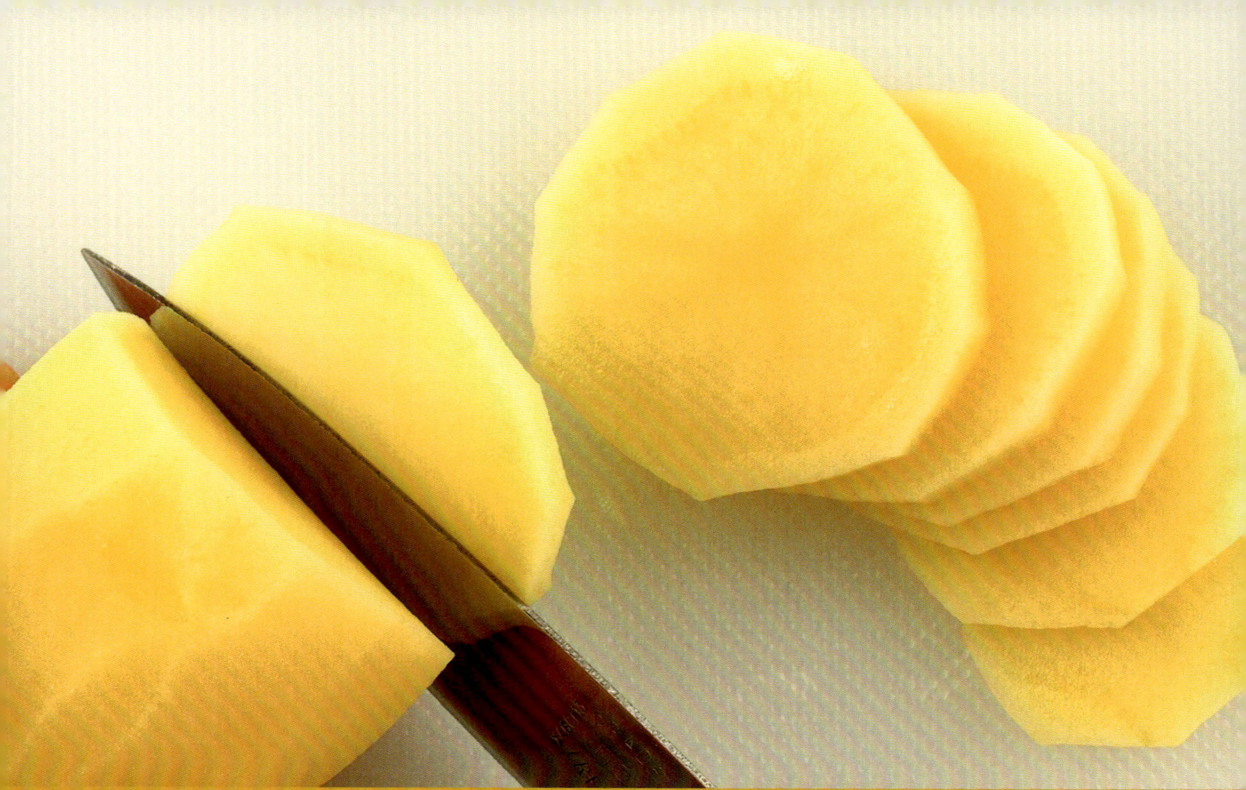

Modul 2: Aufbau

Sie haben sich eine Woche nach dem Kohlenhydrat-Prinzip ernährt? Prima! Wahrscheinlich genießen Sie bereits langsam Ihren neuen Essalltag. Und die Waage zeigt vermutlich auch schon ein paar Pfunde weniger an. Kurzum: Sie fühlen sich gut, gesund und voller Tatendrang. Und so steigen Sie jetzt in das Aufbaumodul 2 ein. Die Gerichte werden etwas energiereicher und Sie lernen noch mehr Lebensmittel mit resistenter Stärke kennen. Außerdem starten Sie in Ihr persönliches Trainingsprogramm. Ausgewählte Kraftübungen schenken Ihnen schnell straffe Formen. Apropos Schlankgerichte: Auch in der Aufbauphase und später in Modul 3 können Sie ganz einfach wie gewohnt den Menüvorschlägen folgen (siehe Rezepte ab Seite 72). Wenn Sie sich schon sicher genug fühlen, können Sie auch Ihren eigenen Lieblingsmenüplan kreieren, indem Sie sich aus den Rezepten diejenigen heraussuchen, die Ihnen am besten schmecken. Schließlich lassen sich alle Gerichte aus diesem Buch gegeneinander austauschen. Egal, wie Sie sie kombinieren: Sie werden Ihre Pfunde verlieren. Essen Sie also zum Frühstück ruhig immer das Gleiche, wenn Ihnen danach ist und Sie sich damit wohlfühlen. Tauschen Sie eine Abendmahlzeit gegen das Mittagsessen ein oder wählen Sie Ihr Lieblingsfrühstück auch für den Abend. In jedem Fall werden Sie ausreichend mit resistenter Stärke versorgt sein und dadurch gut gesättigt abnehmen. Das steht fest!

Die Regeln für Woche zwei

Die sieben Tipps aus dem Einstiegsmodul (siehe Seite 34 f.) haben Sie sicher noch im Kopf. Gut so, denn sie gelten nach wie vor. Dazu kommen nun ein paar einfache Sportübungen, mit denen Sie reichlich Schwung in Ihren Tag bringen und Muskeln aufbauen, die straff und schlank machen.

DAS BEWEGUNGSPROGRAMM

Sport? Sie haben bestimmt schon befürchtet, dass so etwas kommt, oder? Aber Hand aufs Herz: Das war doch klar. Regelmäßige Bewegung gehört zu einem gesunden Leben einfach dazu – und sollte deshalb von nun an auch für Sie Alltag werden. Schließlich ist Sport die beste Medizin, die es gibt.

Das alles kann Sport

- Sport macht glücklich, weil der Körper dabei Glückshormone ausschüttet. Und auch deshalb, weil Sie hinterher so richtig stolz auf sich sein können, dass Sie sich aufgerafft haben. Dieses großartige Gefühl ist unbezahlbar.
- Sport fordert Ihren Körper, der noch aus der Steinzeit daran gewöhnt ist, ständig wegrennen und marschieren zu müssen. Das tut ihm gut und stärkt das Abwehrsystem. Sie bleiben gesünder und werden leistungsfähiger.
- Sport lässt Muskeln wachsen und steigert den Grundumsatz. So verbrauchen Sie auch beim Faulherumliegen mehr Energie – immer vorausgesetzt, Sie tun auch regelmäßig etwas.
- Sport regt die Durchblutung an und lässt uns besser denken. Deswegen kommen einem beim Laufen, Schwimmen, Radfahren und Co häufig auch die besten Ideen. Stöhnen Sie also nicht, sondern freuen Sie sich darauf, in Bewegung zu kommen. Mehr zu diesem Thema erfahren Sie ab Seite 143.

LIEBE DEINEN KÖRPER WIE DICH SELBST

Bei all den Veränderungen, welche die Umstellung auf das Kohlenhydrat-Prinzip mit sich bringt, sollten Sie nicht vergessen, sich regelmäßig auch einen Moment der Ruhe zu gönnen und in sich hineinzuhören. Denn Sie haben bereits einen tollen Körper, der Tag für Tag eine Menge für Sie leistet. Und Sie können stolz auf sich sein, denn Sie haben es bis hierhin geschafft und warten darauf weiterzumachen. Das ist toll und ein Grund, sich selbst zu loben. Deshalb bekommen Sie auf der nächsten Seite ein paar Anregungen, wie Sie noch besser für sich selbst sorgen können.

Frieden schließen

Um erfolgreich abnehmen zu können, müssen Sie sich Ihren Körper zum Freund machen. Wenn Sie ihn hassen und ihm den Krieg gegen die Pfunde erklären, wird er zurückkämpfen. Und Sie werden es schwer haben, Ihre Pfunde loszuwerden. Viel erfolgreicher werden Sie sein, wenn Sie anfangen, gut mit sich umzugehen und gemeinsame Sache mit Ihrem Körper zu machen. Wenn Sie ihn mögen und sich nicht unter Stress setzen, werden Sie von positiven Gefühlen begleitet. Die wiederum wirken sich auf Ihren Hormonhaushalt aus – und der hilft Ihnen beim Abnehmen.

Eigene Stärken erkennen

Denken Sie einmal darüber nach, was Ihr Körper alles für Sie leisten kann. Er trägt Sie Treppen hinauf und hinunter. Er macht mit Ihnen stundenlange Schaufensterbummel. Vielleicht haben Sie auch ein besonders feines Gehör oder Augen wie ein Adler? Überlegen Sie einmal, was Ihr Körper gut kann. Schreiben Sie min-

INFO »FAHRPLAN« FÜR MODUL 2

Generell

- Überflüssige Pfunde loswerden – und zwar 1–2 pro Woche.
- Die neue Ernährungsweise gut kennenlernen und beim Einkauf, Kochen und Essen außer Haus sicher werden.
- Die Sportübungen ausprobieren und regelmäßig in den Tag einbauen.

Individuell

Überlegen Sie außerdem: Welche sind Ihre ganz persönlichen Ziele? Warum machen Sie dieses Programm? Wollen Sie im Bikini gut aussehen? Oder wieder in Ihr Hochzeitskleid passen? Wollen Sie wild mit Ihren Kindern durch den Stadtpark toben? Oder möchten Sie Ihren Körper kräftigen und etwas für Ihre Gesundheit tun? Was treibt Sie an? Jeder Mensch hat andere Gründe, weshalb er schlanker werden möchte.

Sich klar werden

Werden Sie sich klar darüber, warum Sie sich für das Programm entschieden haben, und schreiben Sie sich den Hauptgrund auf ein riesiges Blatt Papier. Und das hängen Sie an die Schlafzimmertür, den Spiegel im Flur, an den Kühlschrank ..., wo Sie es immer sehen und es Ihnen am meisten hilft. Sie machen das schließlich alles für sich. Nicht für Ihren Arzt, nicht für Ihren Partner, nicht für die Gesellschaft, sondern einzig und allein für sich. Werden Sie sich klar darüber, was Ihre größte Motivation ist. Und dann starten Sie durch!

destens fünf Dinge auf, für die Sie Ihrem Körper dankbar sind, dass er sie leistet. Sie werden staunen, was dabei zusammenkommt.

In sich selbst hineinspüren

Hören Sie auf die Signale Ihres Körpers. Denn der weiß ganz genau, was er wann braucht. Vertrauen Sie darauf. Sind Sie müde? Dann ruhen Sie sich kurz aus oder machen Sie Sport. Das bringt auch neue Energie, auch wenn es widersprüchlich klingt. Hungrig? Schieben Sie das Essen nicht immer weiter nach hinten, sondern gönnen Sie sich einen kleinen Snack aus der Liste von Seite 37. Und wenn Sie richtig gut drauf sind, legen Sie eine kleine Bewegungseinheit ein, kreieren ein neues Rezept, dekorieren Ihre Wohnung neu, ordnen die Küchenvorräte, machen tolle Fotos von sich selbst oder tanzen singend durch die Wohnung. Das Alllerwichtigste: Speichern Sie sich das Gefühl für später ab, saugen Sie Geräusche, Gerüche, Farben und Ihr Bauchgefühl auf und holen Sie es aus Ihrem mentalen Speicher, wenn einmal graue Tage kommen.

Den Körper feiern

Pflegen Sie Ihren Körper, am besten mit einem täglichen oder wöchentlichen Schönheitsritual. Cremen Sie sich morgens nach dem Duschen mit einer duftenden Bodylotion ein. Nehmen Sie sich einmal die Woche Zeit für ein entspannendes Wannenbad. Gehen Sie regelmäßig in die Sauna oder zum Massieren. Versuchen Sie außerdem, nicht nur die eigenen »Schwachpunkte« wahrzunehmen, sondern auch Ihre positiven Seiten. Sie mögen Ihr Lächeln? Kaufen Sie sich einen neuen Lippenstift oder eine Lippenpflege. Sie haben schöne Hände? Betonen Sie sie mit Nagellack in Ihrer Lieblingsfarbe. Sie sind stolz auf Ihre Brüste? Gönnen Sie sich einen edlen BH, in dem Sie sich richtig gut fühlen.

Nur die guten Seiten sehen

Werden Sie Ihr größter Fan. Was können Sie besonders gut? Malen? Singen? Schreiben? Andere beraten und ihnen in schwierigen Situationen beiseitestehen? Mit einer positiven Einstellung zu sich selbst schaffen Sie vieles leichter. Schreiben Sie mindestens fünf Dinge auf, die Sie an sich mögen, und hängen Sie diese Liste an Ihren Badezimmerspiegel. Schauen Sie sich die Liste jeden Morgen an, damit Sie gut in den Tag starten.

Sich selbst loben

Wir sind alle süchtig nach Lob, doch leider hören wir es von anderen viel zu selten. Zeit also, sich selbst zu loben. Nehmen Sie bewusst wahr, wenn sich in Ihrem Verhalten etwas verändert hat. Sie nehmen ab jetzt immer die Treppe anstelle des Aufzugs? Super! Sie sagen nichts Negatives mehr über sich selbst? Klasse, weiter so! Sie machen dreimal die Woche Sport und bemerken erste Fortschritte? Gut gemacht! Seien Sie stolz auf sich – und sagen Sie sich das auch, am besten laut vor dem Spiegel. Das Wichtigste jedoch: Sagen Sie es nicht, weil es hier steht. Meinen Sie es auch ernst. Das macht einen enormen Unterschied!

Den inneren Schweinehund überwinden

Ihr Körper liebt Bewegung, das liegt ihm im Blut. Doch der innere Schweinehund im Kopf liegt eben lieber auf der Couch. Hören Sie daher genau in sich, wer gerade spricht: Körper oder Schweinehund? Und dann tun Sie Ihrem Körper etwas Gutes, indem Sie eine Runde spazieren gehen, schwimmen, Rad fahren – es muss nicht anstrengend sein, sondern soll vor allem Spaß machen. Betrachten Sie das Ganze als eine Bewegungsbelohnung für Ihren Körper. Er wird es Ihnen danken.

TIPP VERWÖHNGESCHENKE

Um Ihrem Körper ab und zu Danke zu sagen, probieren Sie doch mal eins von den folgenden Rezepten:

Hallo-Wach-Tee

Stoffwechselanregend, bringt neue Energie

- 1/3 TL Kurkuma
- 1/3 TL Ingwerpulver
- 1 Msp. Chilipulver
- 1 TL Honig
- Saft von 1/2 Zitrone

Gewürze mit 250 ml heißem Wasser aufgießen, Honig und Zitrone darin auflösen und in kleinen Schlucken trinken!

Zitroniges Gesichtspeeling

- 1 EL feinkörniges Meersalz
- 2–3 EL Olivenöl oder Rapsöl
- 1 Tropfen ätherisches Zitronenöl

In einer Schale Meersalz und Öl mischen. Ätherisches Zitronenöl untermischen. Peeling mit kreisenden Bewegungen im Gesicht verteilen (Augen- und Mundpartie dabei großzügig aussparen). Mit reichlich warmem Wasser wieder abspülen.

Handmassage

Cremen Sie Ihre Hände ganz bewusst und mit sanftem Druck mit Ihrer Lieblingshandcreme ein. Massieren Sie anschließend jeden einzelnen Finger: Legen Sie den Daumen an die Innenseite, den Zeigefinger an die Außenseite der Fingerwurzel und arbeiten Sie sich in kreisenden Bewegungen nach oben.

Einkaufsliste Modul 2

Bevor Sie alle Dinge für die zweite Woche besorgen, checken Sie noch mal Ihre frischen Vorräte. Ist von letzter Woche noch irgendetwas übrig, zum Beispiel Bresaola, Halloumi, Salami, Joghurt oder Äpfel? Wenn ja, kaufen Sie einfach entsprechend weniger ein.

Das brauchen Sie für diese Woche:

TROCKENPRODUKTE

- ☐ 1 Päckchen Backpulver
- ☐ 1 kleine Packung Dinkelpops
- ☐ 1 kleine Packung Gerstengraupe
- ☐ 1 kleine Packung Hirse
- ☐ 1 Körnerbrötchen (frisch am 2. Tag kaufen)
- ☐ 1 kleine Packung Leinsamen
- ☐ 1 kleine Packung rote Linsen
- ☐ 1 Packung Nudeln
- ☐ 1 kleine Packung schwarze Bohnen
- ☐ 1 Packung Vollkornnudeln
- ☐ 1 kleine Packung Vollkorntoast

FRISCHE PRODUKTE

- ☐ 1 Scheibe Bergkäse, Gouda, Emmentaler o. Ä. (21 g)
- ☐ 40 g Bresaola
- ☐ 500 ml Buttermilch
- ☐ 20 g Crème fraîche
- ☐ 3 Eier (Größe M)
- ☐ 175 g gemischtes Hackfleisch
- ☐ 200 g Hähnchenbrust
- ☐ 30 g Halloumi
- ☐ 5 Scheiben italienische Salami
- ☐ 70 g Kalbsgulasch
- ☐ 200 g Magerquark
- ☐ 300 ml Milch, 1,5 % Fett
- ☐ 150 g Naturjoghurt, 1,5 % Fett
- ☐ 50 g Naturjoghurt, 3,5 % Fett
- ☐ 100 g Parmesan
- ☐ 100 g Putenbrust
- ☐ 40 g Quark, 20 % Fett
- ☐ 1 Becher Sahne
- ☐ 75 g Wildlachsfilet (TK)

OBST/GEMÜSE

- ☐ 125 g Apfel
- ☐ 1 Avocado (100 g)
- ☐ 6 grüne Bananen
- ☐ 25 g Brokkoli
- ☐ 200 g Cocktailtomaten
- ☐ 150 g Erbsen (TK)
- ☐ 30 g Fenchel
- ☐ 3 Frühlingszwiebeln
- ☐ 1 kleine Gurke
- ☐ 50 g Heidelbeeren
- ☐ 100 g Hokkaidokürbis oder Paprikaschote
- ☐ 650 g Kartoffeln
- ☐ 1 Knolle Knoblauch
- ☐ 500 g Mango
- ☐ 250 g Möhren
- ☐ 2 unbehandelte Limetten
- ☐ 1 unbehandelte Orange
- ☐ 4 Radieschen
- ☐ 1 Bund Rucola
- ☐ 4 Stangen Staudensellerie
- ☐ 100 g Süßkartoffel
- ☐ 350 g Tomaten
- ☐ 100 g Zucchini
- ☐ 2 unbehandelte Zitronen
- ☐ 6 kleine Zwiebeln

KONSERVEN

- ☐ 320 g braune Linsen (entspricht 246 g roh)
- ☐ 312 g Canellini-Bohnen (entspricht 135 g roh)
- ☐ 1 kleines Glas Kapern

- [ ] 1 kleines Glas schwarze Oliven, entsteint
- [ ] 400 g Tomaten aus der Dose

GEWÜRZE

- [ ] 1 kleines Glas Erdnussbutter
- [ ] 1 kleine Packung italienische Kräuter (TK)
- [ ] 1 Bund frischer Koriander, wenn nötig
- [ ] 3 Zweige frische Minze
- [ ] 6 Blättchen Salbei
- [ ] 1 Tube Tomatenmark
- [ ] 4 Päckchen Vanillezucker

- [ ] Muffinförmchen aus Papier
- [ ] Zahnstocher

TIPP MINDESTHALTBARKEITSDATUM (MHD)

Es war in der letzten Zeit sehr häufig in den Medien zu lesen und zu hören: Tagtäglich landen viel zu viele Lebensmittel auf dem Müll – vor allem von Privathaushalten. 82 Kilo pro Person und Jahr sollen es sein, und das, obwohl viele von den weggeschmissenen Waren noch genießbar wären. Das ist ganz schön viel und geht auf die Dauer auch ganz schön ins Geld. Doch was sagt uns das MHD (Mindesthaltbarkeitsdatum) eigentlich? Das Datum auf der Verpackung gibt an, bis zu welchem Zeitpunkt das ungeöffnete und richtig gelagerte Lebensmittel seine spezifischen Eigenschaften wie Geschmack, Geruch, Farbe, Konsistenz und Nährwert mindestens behält. Nur bei leicht verderblichen Produkten, wie Hackfleisch oder frischem Geflügel, ist ein Verbrauchsdatum angegeben. Diese Lebensmittel sollten Sie auch tatsächlich bis zu dem angegebenen Termin verbrauchen. Die Gefahr, dass sich Keime nach diesem Datum rasant vermehren und Ihre Gesundheit gefährden, ist zu hoch. Bei allen anderen Lebensmitteln helfen riechen, schmecken und ansehen, ob das Produkt noch genießbar ist. Trockene Produkte, wie Nudeln, Reis oder Getreide (Müsli), sind in der Regel noch lange nach Ablauf des MHD haltbar. Bei Hartkäse, der von Schimmel befallen ist, können Sie diesen sogar großzügig abschneiden und den Käse dann bedenkenlos weiteressen. Auch die richtige Lagerung hilft Ihnen dabei, Lebensmittelverderb zu minimieren:

- Stellen Sie neue Vorräte immer nach hinten ins Regal und die älteren nach vorne.
- Geben Sie angebrochene Verpackungen in gut schließende Behälter. So sind sie vor Austrocknung und Verunreinigung geschützt.
- Entfernen Sie bei Radieschen und Möhren das Grün, damit es dem Gemüse kein Wasser entzieht; das Gemüse anschließend im Kühlschrank lagern.
- Lagern Sie Milchprodukte in der Mitte des Kühlschranks, Käse oben.
- Obst, Gemüse und Salate halten sich am längsten im Gemüsefach des Kühlschranks.
- Leicht verderbliche Lebensmittel (frisches Fleisch, Fisch, Geflügel) bewahren Sie auf der Glasplatte über dem Gemüsefach auf.
- Nicht in den Kühlschrank gehören Ananas, Bananen, Mangos, Orangen, Zitronen, Mandarinen, Gurken, Tomaten, Brot, Speiseöle und Kartoffeln.

Müsli Bircher Art

FRÜHSTÜCK
Zubereitung: ca. 10 Minuten + Einweichzeit über Nacht
ca. 380 kcal, 4,5 g RS

- 50 g Haferflocken
- 125 g Apfel
- 50 g Naturjoghurt, 3,5 % Fett
- 10 g Haselnüsse
- 1 EL Ahornsirup

1 Haferflocken am besten über Nacht in einer Schale mit 150 ml Wasser im Kühlschrank einweichen lassen.

2 Am Morgen Apfel reiben und mit den eingeweichten Haferflocken mischen. Naturjoghurt unterheben.

3 Haselnüsse hacken oder reiben und über das Müsli streuen. Alles mit Ahornsirup beträufeln und servieren.

TIPP RÖSTEN BRINGT AROMA

Wenn Sie die Haselnüsse in einer Pfanne ohne Fett rösten, schmecken sie aromatischer. Oder Sie weichen sie über Nacht in etwas Wasser ein. Dann schmecken sie wie frisch vom Baum gepflückt.

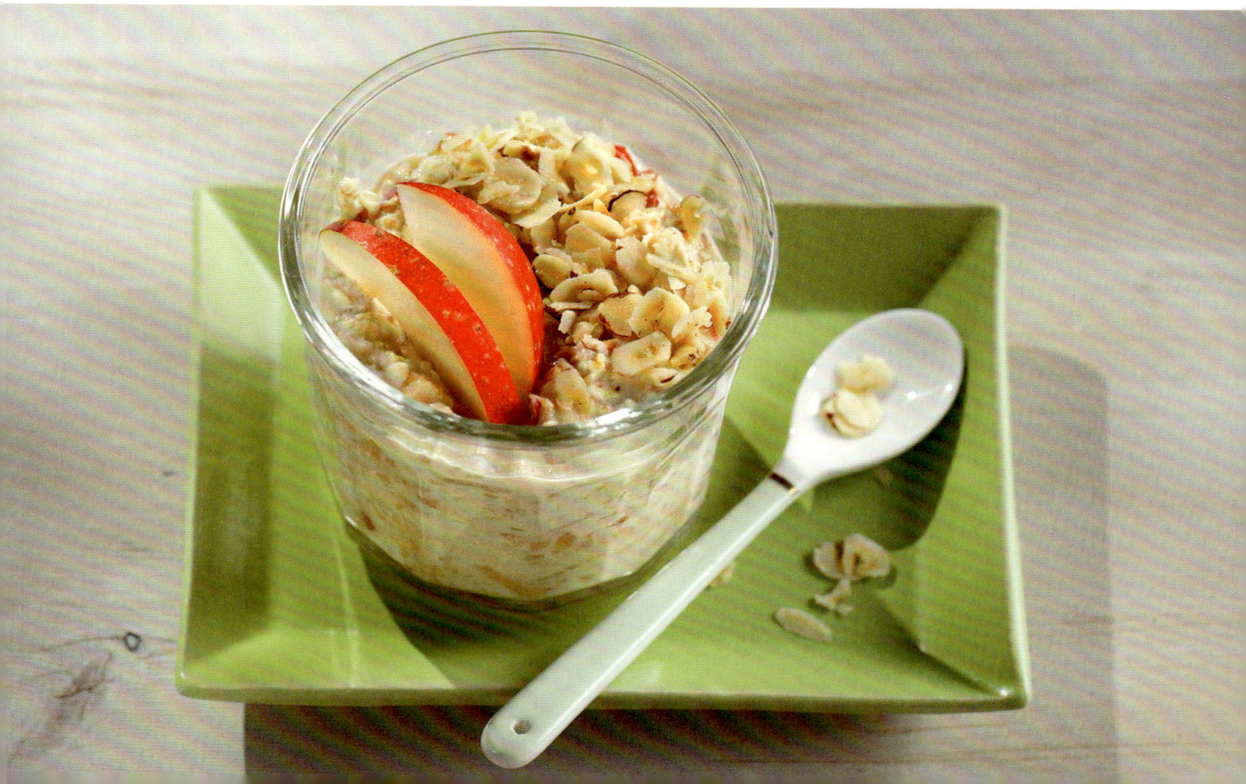

Halloumi-Sandwich

MITTAGESSEN – vegetarisch
Zubereitung: ca. 20 Minuten
ca. 430 kcal, 7 g RS

- 50 g gekochte, abgekühlte Kartoffeln
- 1 Knoblauchzehe
- 62 g Canellini-Bohnen, gekocht oder Konserve (entspricht 27 g roh)
- 1 TL Olivenöl
- Saft von ¼ Zitrone
- 1 TL Tomatenmark
- 1 TL italienische Kräuter (TK)
- Salz, Pfeffer
- 1 Scheibe Pumpernickel
- 100 g Zucchini
- 30 g Halloumi
- ein paar Blättchen Rucola
- 5 g Halbfettbutter

1 Für den Dip Kartoffeln und Knoblauch schälen. Mit Bohnen, Öl, Zitronensaft, Tomatenmark und Kräutern mischen und zu einer glatten Masse pürieren. Salzen und pfeffern.

2 Pumpernickel kross toasten. Währenddessen Zucchini waschen, putzen und wie den Halloumi in dünne Streifen schneiden. Rucola waschen und trocken schütteln.

3 Butter in einer beschichteten Pfanne schmelzen. Zucchini und Halloumi nacheinander circa 5–6 Minuten bei mittlerer Hitze anbraten.

4 Dip auf Pumpernickel verstreichen, Rucola, Zucchini und Halloumi darauf verteilen. Mit Salz und Pfeffer würzen. Restlichen Dip und übrig gebliebene Zucchinistreifen dazu essen.

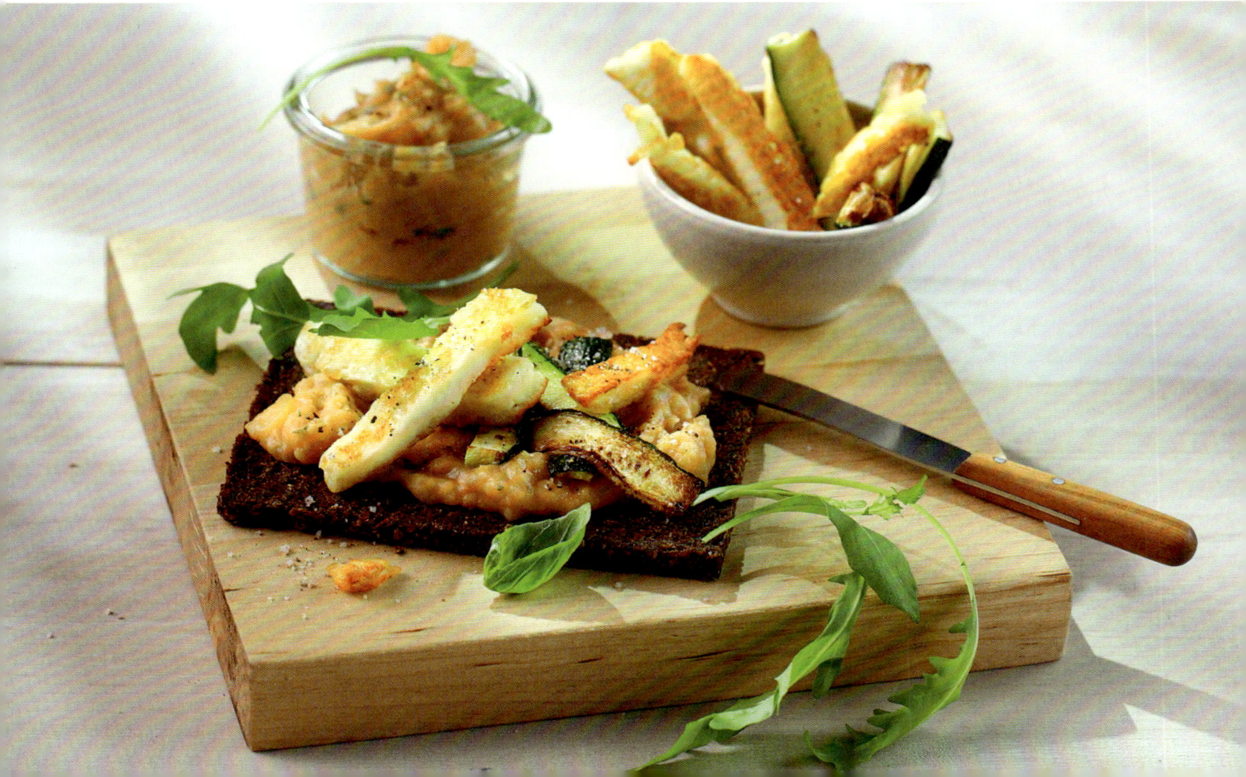

Hirse-Erdnuss-Burger

ABENDESSEN
Zubereitung: ca. 30 Minuten + Marinierzeit
ca. 510 kcal, 8 g RS

- 1 Knoblauchzehe
- 1 getrocknete Chilischote
- 70 g Kalbsgulasch
- 2 EL Sojasauce
- ½ TL gehackter Ingwer (oder 1 Prise Ingwerpulver)
- 50 g Möhren
- 10 g Halbfettbutter
- Salz, Pfeffer
- 100 g gekochte, abgekühlte Kartoffeln
- 50 g gekochte Hirse (entspricht 21 g roh)
- 100 g braune Linsen, gekocht oder Konserve (entspricht 42 g roh)
- 15 g geröstete, gesalzene Erdnüsse

1 Knoblauch schälen und hacken. Chili entkernen und fein hacken. Mit Gulasch, Sojasauce und Ingwer vermischen und einige Stunden, am besten über Nacht, im Kühlschrank marinieren lassen.

2 Am nächsten Tag Möhren schälen und in fingerdicke Scheiben schneiden. 5 Gramm Butter in einer beschichteten Pfanne erhitzen und das marinierte Fleisch darin 5 Minuten von allen Seiten scharf anbraten. Möhren zum Fleisch geben und bei mittlerer Hitze abgedeckt unter gelegentlichem Rühren 15 Minuten gar ziehen lassen. Zum Schluss mit Salz und Pfeffer abschmecken.

3 Inzwischen Kartoffeln in Stücke schneiden. Mit Hirse, Linsen und Erdnüssen mischen und zu einer glatten Masse pürieren. Salzen und pfeffern und zwei handtellergroße Burger daraus formen.

4 In einer zweiten beschichteten Pfanne die restliche Butter erhitzen und die Burger bei mittlerer Hitze 10 Minuten von beiden Seiten kross anbraten. Mit dem Fleisch und den Möhren servieren.

→ FÜR MORGEN VORBEREITEN

Eventuell Canellini-Bohnen morgens einweichen und abends kochen.

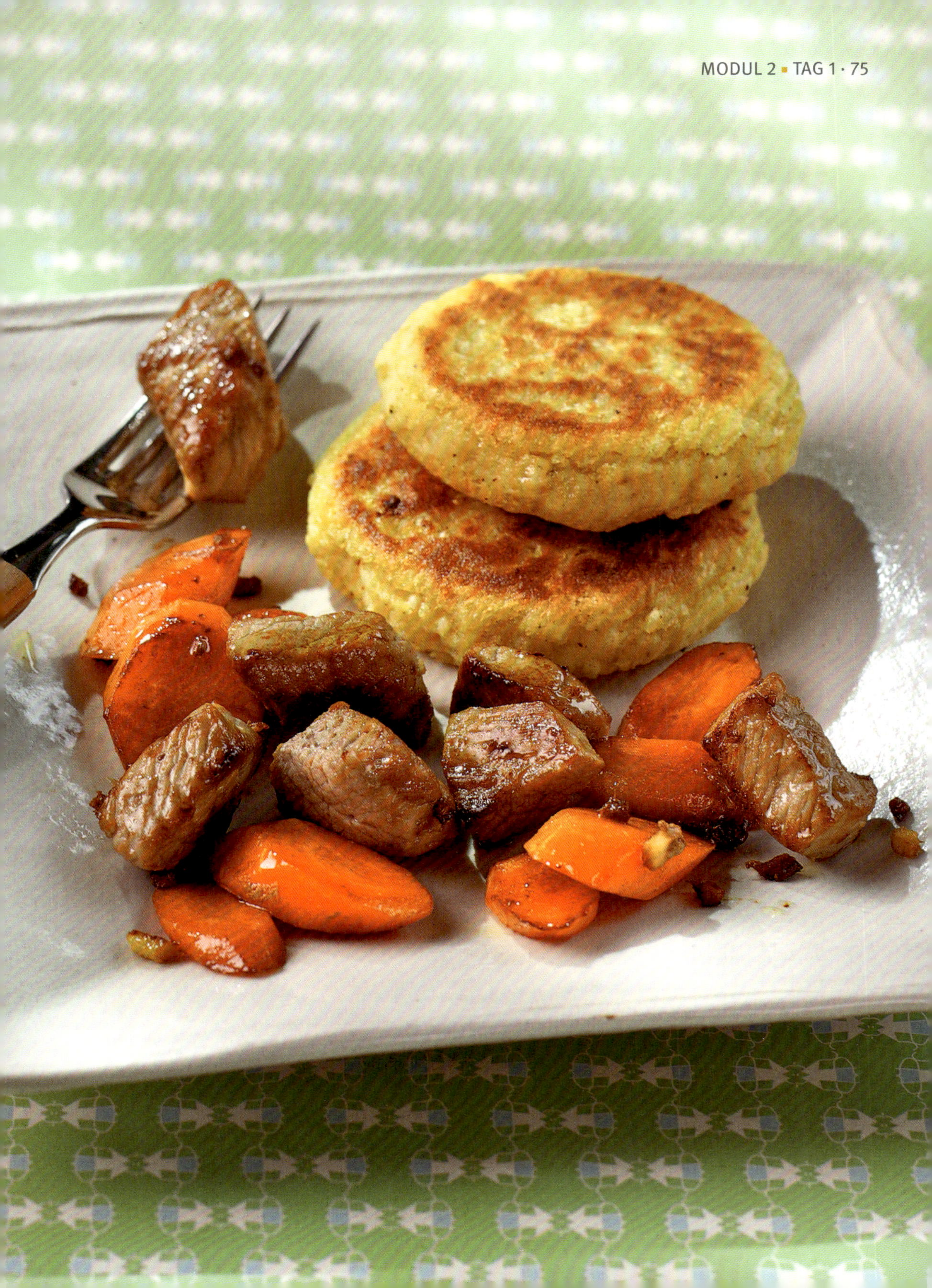

Käse-Salami-Sandwich

FRÜHSTÜCK
Zubereitung: ca. 5 Minuten
ca. 410 kcal, 6 g RS

- 1 Körnerbrötchen
- 1 EL Senf
- 2–3 Blätter Salat
- 4–5 Scheiben Gurke
- 1 Scheibe Bergkäse, Gouda, Emmentaler o. Ä. (21 g)
- 3 Scheiben Salami (21 g)
- 1 grüne Banane

1 Brötchen durchschneiden und beide Hälften mit Senf bestreichen. Salat waschen, trocken schütteln und auf eine der bestrichenen Brötchenhälften legen.

2 Die Gurkenscheiben auf dem Salat verteilen. Käse und Salami daraufgeben und das Brötchen zusammenklappen. Die Banane schälen, in Stücke schneiden und dazu essen.

TIPP BROTVARIANTEN

Falls Sie Körnerbrötchen nicht mögen, können Sie für das Sandwich auch ein Roggen- oder Dinkelvollkornbrötchen verwenden. Statt Gurke eignen sich auch Tomaten, Paprikaschote, Rettich oder Radieschen.

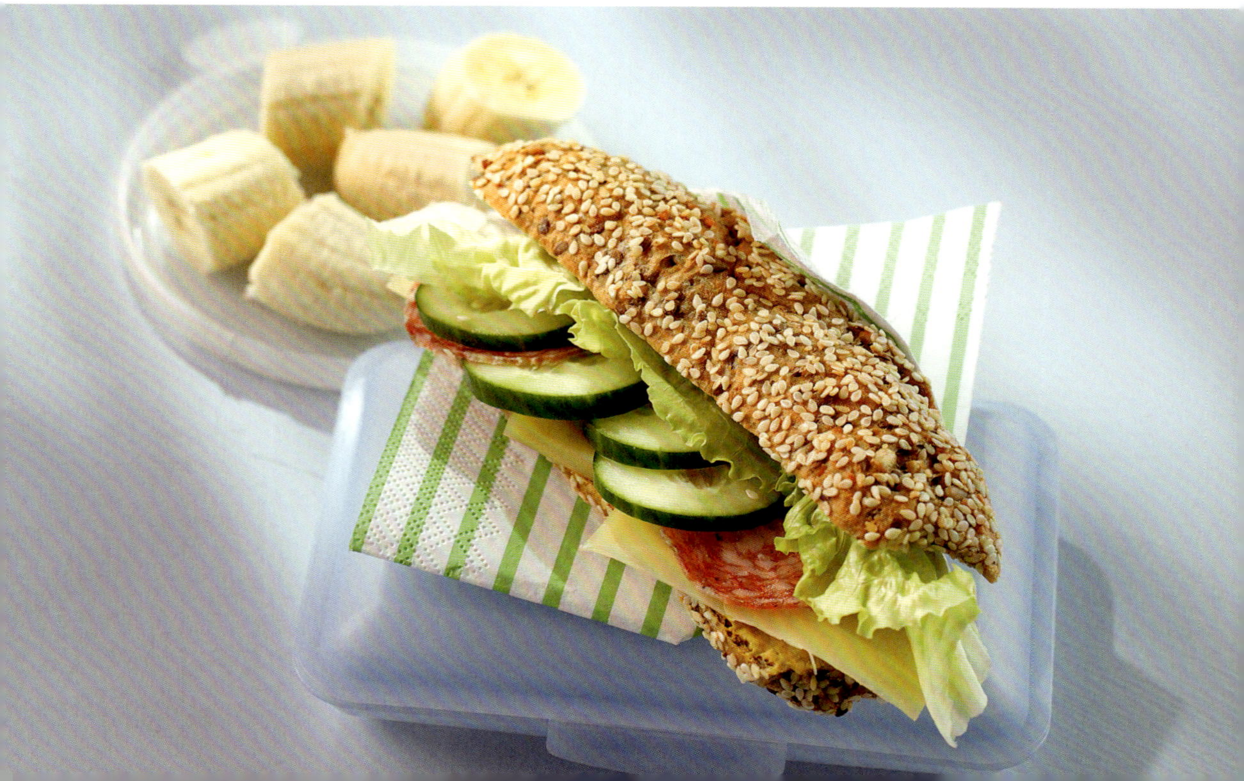

Erbsenschaum-Pasta

MITTAGESSEN
Zubereitung: ca. 15 Minuten
ca. 490 kcal, 5 g RS

- 65 g Vollkornnudeln
- 200 ml Milch, 1,5 % Fett
- 150 g Erbsen (TK)
- Salz, Pfeffer
- 2 TL Dillspitzen
- 4 Radieschen
- 40 g Bresaola

1 Nudeln nach Packungsanleitung in kochendem Salzwasser al dente garen.

2 Währenddessen die Milch in einem abgedeckten Topf bei mittlerer Hitze erwärmen und die Erbsen darin garen. Gelegentlich umrühren, damit die Milch nicht anbrennt.

3 Nach 10 Minuten, wenn die Erbsen weich sind, alles schaumig pürieren und kräftig mit Salz und Pfeffer abschmecken. Die Dillspitzen fein hacken und darübergeben.

4 Radieschen waschen, putzen und in dünne Scheiben schneiden oder hobeln. Bresaola in Streifen schneiden.

5 Den Erbsenschaum über die Nudeln geben und mit Radieschen und Bresaola garnieren.

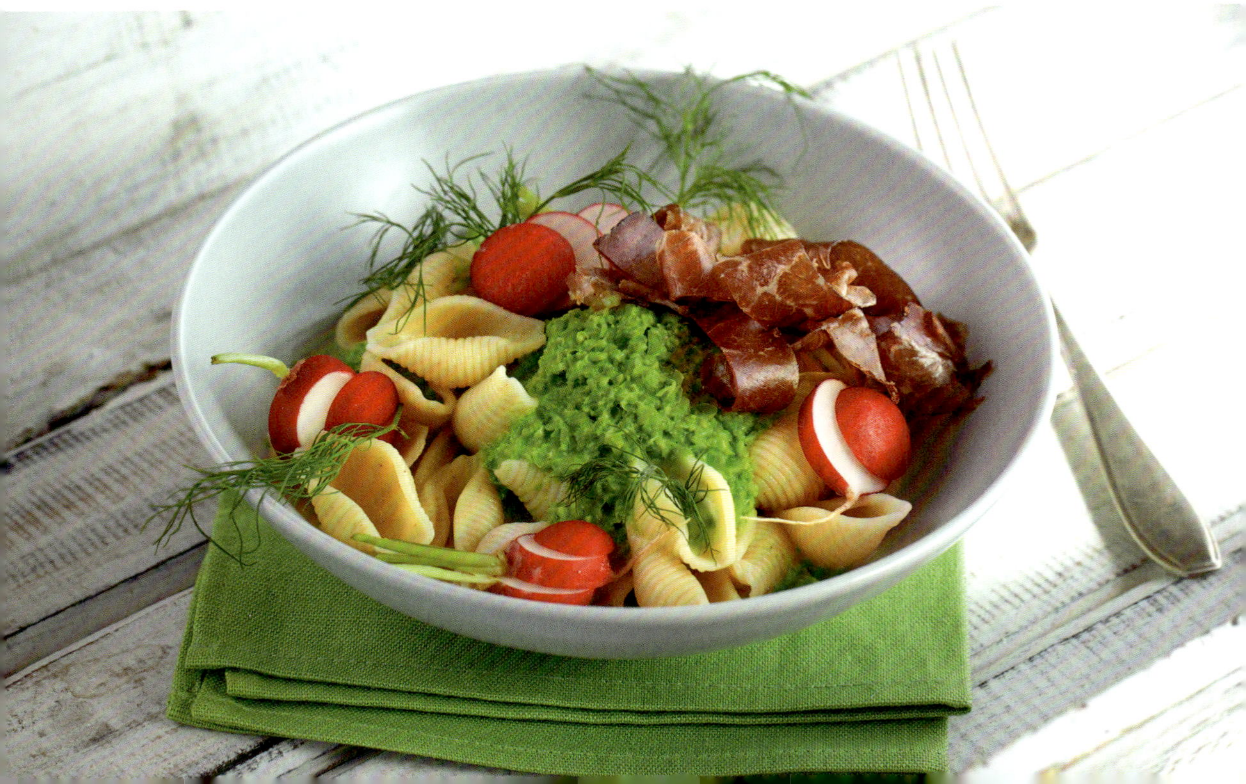

Canellini mit italienischer Salami und Croûtons

ABENDESSEN – bürotauglich
Zubereitung: ca. 15 Minuten
ca. 450 kcal, 5,5 g RS

- ½ Scheibe Pumpernickel (36 g)
- 1 Knoblauchzehe
- 6 Blättchen Salbei
- 150 g Tomaten
- 1 EL Olivenöl
- 150 g Canellini-Bohnen, gekocht oder Konserve (entspricht 65 g roh)
- Salz, Pfeffer
- 4 Scheiben italienische Salami (28 g)

1 Für die Croûtons Pumpernickel würfeln und in einer Pfanne ohne Fett kross anbraten.

2 Knoblauch schälen und fein hacken, Salbei waschen und trocken tupfen, Tomaten waschen und klein würfeln.

3 Öl in einer Pfanne erhitzen und den Knoblauch darin kurz andünsten. Pfanne von der Flamme nehmen und den Salbei kurz darin schwenken – Achtung, er darf nicht zu dunkel werden und mitbraten, sonst schmeckt er bitter.

4 Bohnen und Tomaten hinzugeben und 5 Minuten köcheln lassen. Mit Salz und Pfeffer kräftig abschmecken. Italienische Salami in Streifen schneiden und darübergeben. Mit Pumpernickelcroûtons bestreuen.

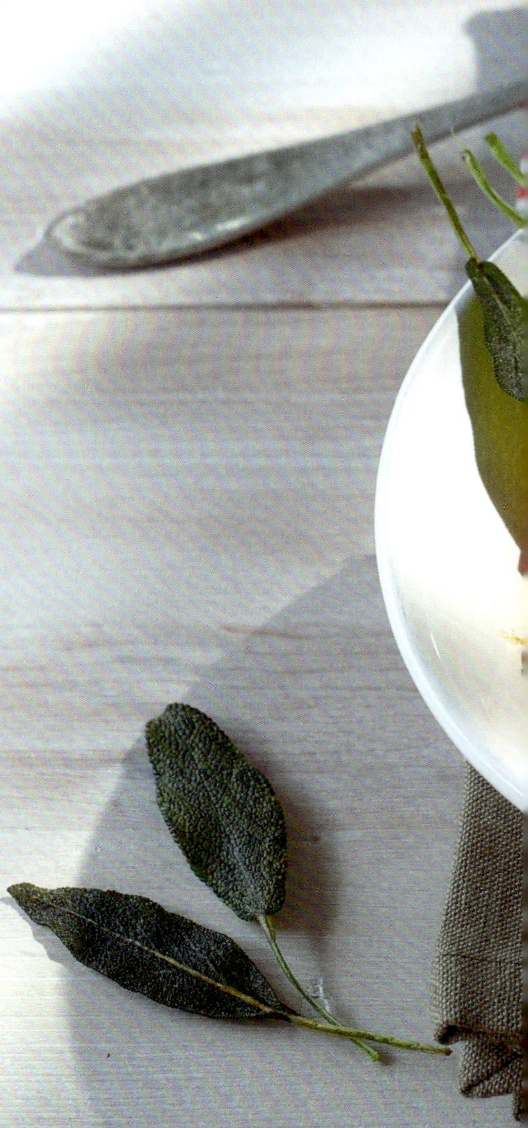

→ FÜR MORGEN VORBEREITEN

Canellini-Bohnen und Linsen morgens einweichen und abends kochen. Nudeln und Süßkartoffel kochen. Salat fürs MIttagessen zubereiten.

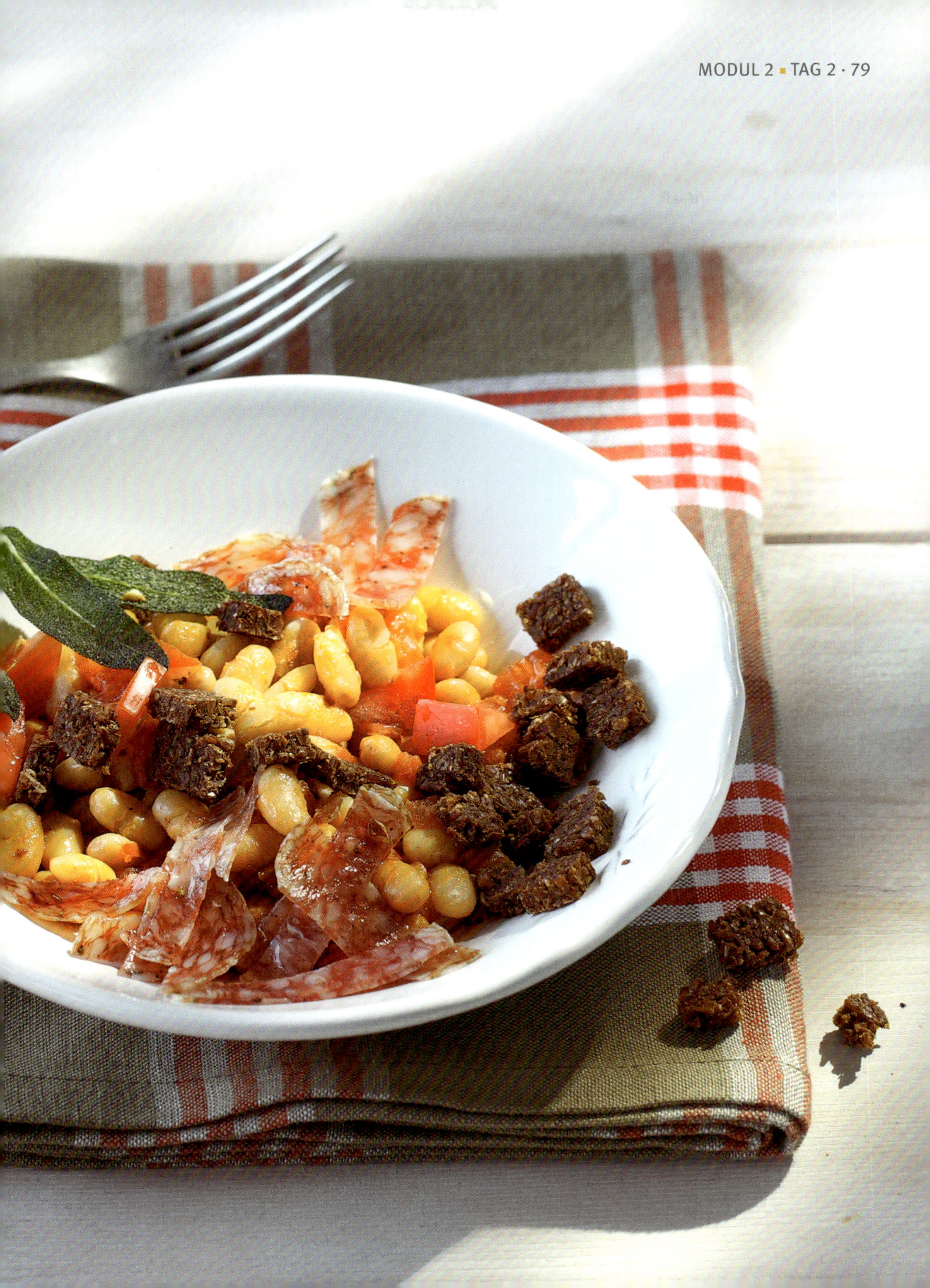

Erdnuss-Toast

FRÜHSTÜCK
Zubereitung: ca. 5 Minuten
ca. 370 kcal, 6 g RS

- 1 grüne Banane (100 g)
- 2 Scheiben Vollkorntoast
- ½ EL Erdnussbutter

1 Banane schälen und in Scheiben schneiden.

2 Toast mit Erdnussbutter bestreichen, mit Bananenscheiben belegen und zuklappen.

3 Das Sandwich im Sandwichtoaster toasten. Restliche Bananenscheiben dazu reichen.

TIPP SCHOKO STATT ERDNUSS

Wenn Sie keinen Sandwichtoaster haben, rösten Sie das Toast zuvor im Toaster, bestreichen es dann mit Erdnussbutter und legen die Bananenscheiben obenauf. Statt Erdnussbutter können Sie auch Schokocreme aufs Toast streichen. Die passt ebenfalls gut zur Banane.

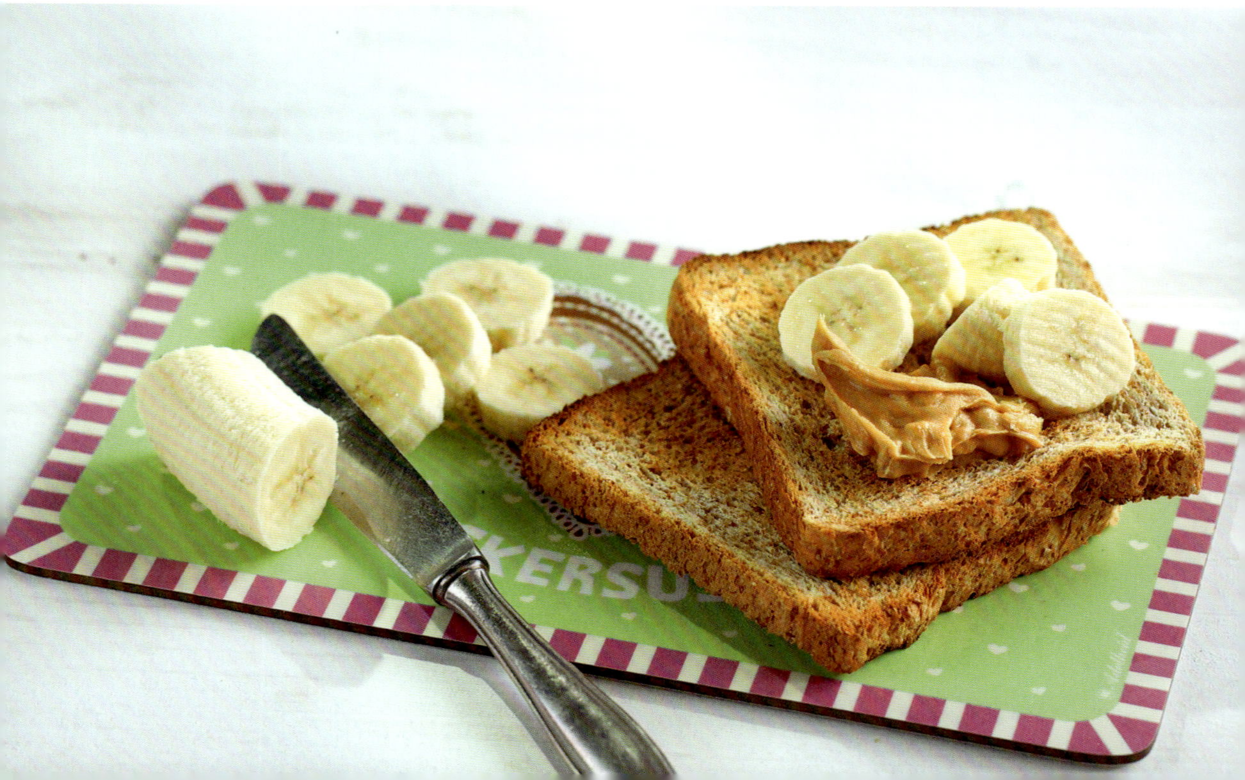

Nudelsalat für Eilige

MITTAGESSEN – bürotauglich
Zubereitung: ca. 10 Minuten
ca. 520 kcal, 5 g RS

- 100 g Cocktailtomaten
- 100 g Paprika, eingelegt ohne Öl
- 100 g Artischockenherzen, eingelegt ohne Öl
- 150 g gekochte, abgekühlte Nudeln
- 100 g Canellini-Bohnen, gekocht oder Konserve (entspricht 43 g roh)
- 3 TL italienische Kräuter (TK)
- 2 EL Weißweinessig
- 1 TL Olivenöl
- 1 TL Senf
- Salz, Pfeffer

1 Tomaten waschen und in Viertel schneiden. Paprika und Artischockenherzen abtropfen lassen. Paprika in Streifen, Artischocke in Würfel oder Scheiben schneiden.

2 Alles mit Nudeln, Bohnen und Kräutern mischen. Essig, Öl und Senf miteinander verrühren und über das Gemüse geben. Gut mischen und mit Salz und Pfeffer abschmecken.

TIPP GUT FÜRS BÜRO

Dieser Salat eignet sich gut als Lunch zum Mitnehmen. Sie können ihn schon am Vorabend zubereiten und in einem großen Schraubglas im Kühlschrank aufbewahren. Mittags ist er dann schön durchgezogen.

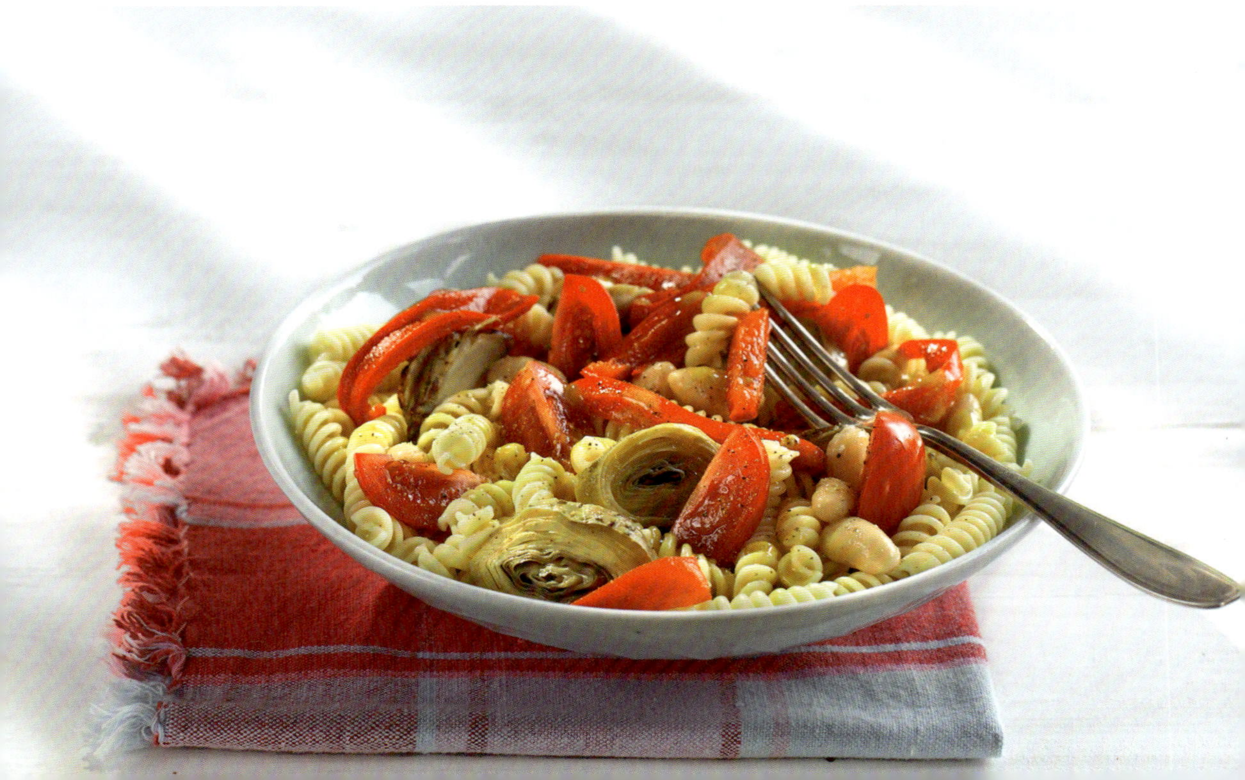

Wok brasilianisch

ABENDESSEN
Zubereitung: ca. 30 Minuten
ca. 510 kcal, 6 g RS

- 1 kleine Zwiebel (30 g)
- 1 Knoblauchzehe
- 100 g gekochte Süßkartoffel
- 100 g Cocktailtomaten
- ½ getrocknete Chilischote
- 100 g Hokkaidokürbis oder Paprikaschote
- 100 g Mango
- 100 g Putenbrust
- 1 EL Rapsöl
- 1 TL abgeriebene Orangenschale
- 150 g gekochte rote Linsen (entspricht 63 g roh)
- 1 TL Weißweinessig
- Salz
- 2 EL frisch gehackter Koriander

1 Zwiebel und Knoblauch schälen und fein hacken. Süßkartoffel pellen und würfeln, Tomaten waschen und halbieren, Chili entkernen und fein hacken, Kürbis beziehungsweise Paprika waschen, entkernen und würfeln. Mango schälen, vom Stein lösen und würfeln. Putenbrust abtupfen und in Würfel schneiden.

2 Öl im Wok oder einer großen Pfanne erhitzen und das Putenfleisch darin circa 5 Minuten scharf anbraten, bis es von allen Seiten gleichmäßig braun ist. Aus der Pfanne nehmen.

3 Zwiebeln und Knoblauch in die Pfanne geben und glasig dünsten. Hokkaidokürbis beziehungsweise Paprika zufügen und 2 Minuten anbraten. Süßkartoffel hineingeben und alles weitere 2 Minuten braten.

4 Tomaten, Mango, Chili, Orangenschale, Essig und Linsen zugeben und nochmals 2 Minuten köcheln lassen. Mit Salz abschmecken, Putenfleisch wieder in die Pfanne geben und nochmals kurz erwärmen. Mit gehacktem Koriander bestreuen.

→ FÜR MORGEN VORBEREITEN

Müsli mischen (trockene Zutaten). Kartoffeln kochen. Limette auspressen.

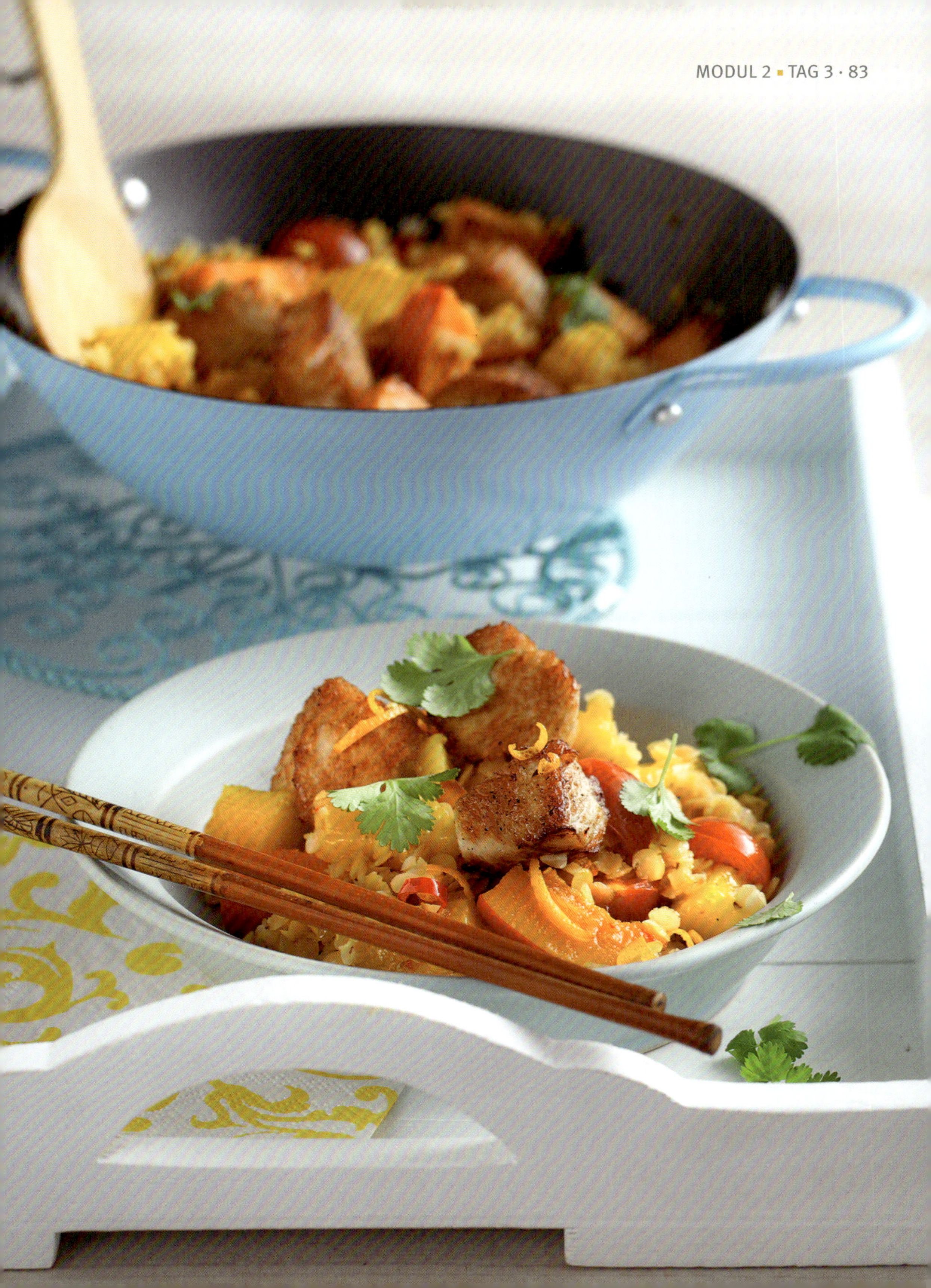

Müsli mit Lieblingsobst

FRÜHSTÜCK
Zubereitung: ca. 10 Minuten
ca. 520 kcal, 5 g RS

- 3 getrocknete Aprikosen
- 55 g Haferflocken
- 5 g geröstete, gehackte Haselnüsse
- 10 g Dinkelpops
- 10 g Leinsamen
- 150 g Naturjoghurt, 1,5 % Fett
- 100 g frisches Obst nach Wahl

1 Getrocknete Aprikosen in kleine Stücke schneiden. Mit Haferflocken, gehackten Haselnüssen, Dinkelpops und Leinsamen mischen. Joghurt unterrühren.

2 Obst waschen, putzen und je nach Sorte in kleine Stücke schneiden. Über das Müsli geben.

TIPP FERTIGE MÜSLIMISCHUNG

Bereiten Sie gleich die doppelte oder vierfache Menge des trockenen Müslis vor (ohne Joghurt und Obst). Füllen Sie die Mischung in kleine Schraubgläser, so müssen Sie am Morgen nur noch Joghurt und frisches Obst zugeben.

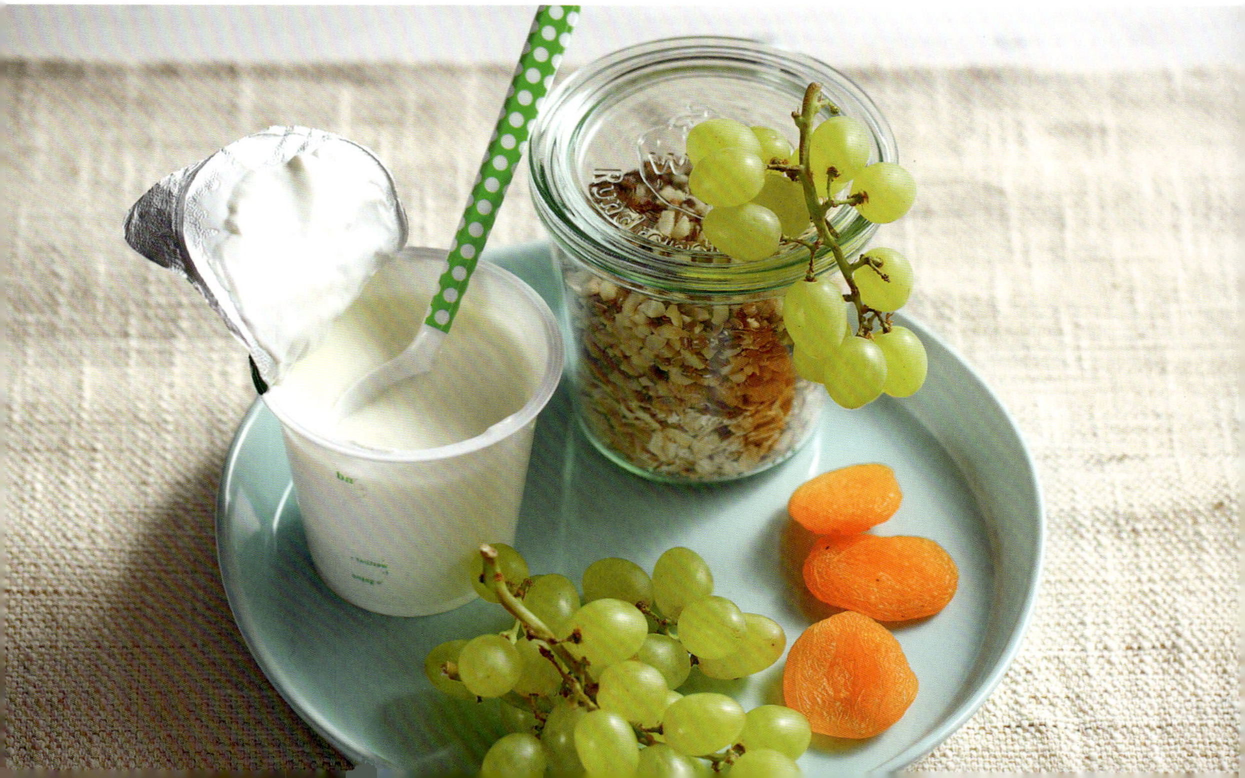

Bratkartoffel-Mango-Caprese

MITTAGESSEN – vegetarisch
Zubereitung: ca. 15 Minuten
ca. 530 kcal, 6,5 g RS

- 200 g gekochte, abgekühlte Kartoffeln
- 2 EL Olivenöl
- 200 g Mango
- 1 Handvoll Pflücksalat
- 1 EL Weißweinessig
- 25 g Parmesan
- Salz, Pfeffer

1 Kartoffeln in Scheiben schneiden und in ½ Esslöffel Olivenöl in einer beschichteten Pfanne auf höchster Stufe 10 Minuten goldbraun anbraten. Dabei gelegentlich wenden.

2 Mango schälen, vom Stein lösen und in Scheiben schneiden. Pflücksalat gegebenenfalls waschen, trocken schütteln und auf einem Teller anrichten. Kartoffel- und Mangoscheiben darauf abwechselnd fächern.

3 Restliches Öl und Essig über den Salat geben. Parmesan darüberreiben, hobeln oder schneiden. Mit Salz und Pfeffer würzen.

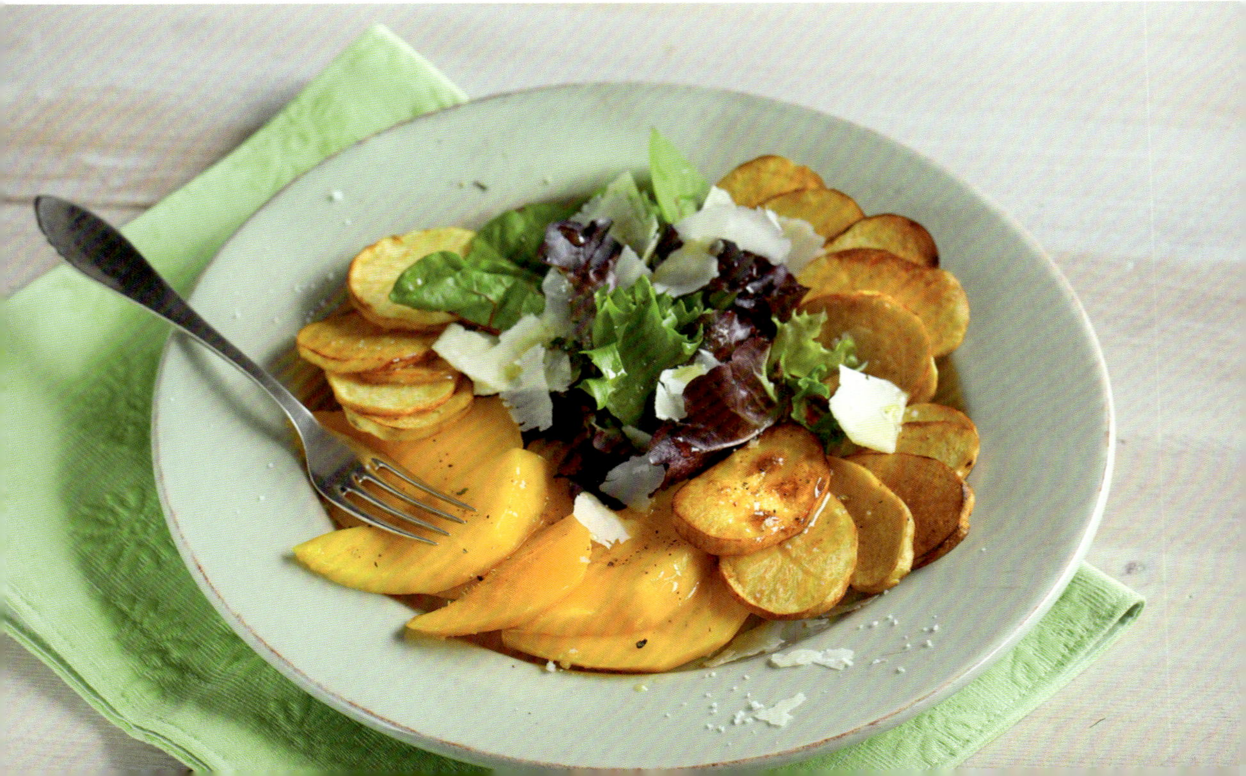

Chicken-Rolls

ABENDESSEN
Zubereitung: ca. 50 Minuten
ca. 500 kcal, 5 g RS

- 200 g Hähnchenbrust
- 1 TL gehackte Minze
- 20 g Crème fraîche
- 1 Zwiebel
- ½ getrocknete Chilischote
- 1 TL Rapsöl
- 1 TL Zimt
- ½ TL Kurkuma
- 63 g rote Linsen (roh)
- 100 g geschälte, gewürfelte Mango
- Saft von 1 Limette
- 1 TL abgeriebene Orangenschale
- ½ TL Salz
- 1 EL frisch gehackter Koriander
- Zahnstocher

1 Hähnchenbrust mit dem Fleischklopfer platt klopfen. Alternativ in einen Gefrierbeutel geben und mit dem Pfannenboden platt klopfen. Das Fleisch anschließend zu zwei länglichen Rechtecken schneiden.

2 Hähnchenbrustabschnitte (circa 50 Gramm) mit Minze und Crème fraîche in einem hohen Gefäß mit dem Stabmixer zu einer feinen Masse pürieren.

3 Zwiebel schälen und in kleine Würfel schneiden. Chili entkernen und fein hacken.

4 Hähnchenbrust-Minz-Masse mittig auf die platt geklopften Hähnchenstücke geben und aufrollen. Mit Zahnstochern fixieren und in einer heißen Pfanne in etwa einem 1 Teelöffel Öl rundherum scharf anbraten.

5 Hähnchenbrustrolle herausnehmen und Zwiebelwürfelchen in dem übrigen Fett glasig anbraten. Chili, Zimt und Kurkuma zugeben und unter ständigem Rühren leicht rösten.

6 Linsen und Mango hinzufügen und mit Limettensaft und 250 ml Wasser ablöschen. Die Fleischrollen auf das Linsengemüse legen und bei geschlossenem Deckel rund 20 Minuten bei mittlerer Hitze garen.

7 Linsen mit Salz und Orangenabrieb abschmecken. Hähnchen auf dem Linsengemüse anrichten und mit Koriander bestreuen.

→ FÜR MORGEN VORBEREITEN

Orange und Zitrone auspressen und den Saft im Kühlschrank aufbewahren. Linsen eventuell morgens einweichen und abends kochen.

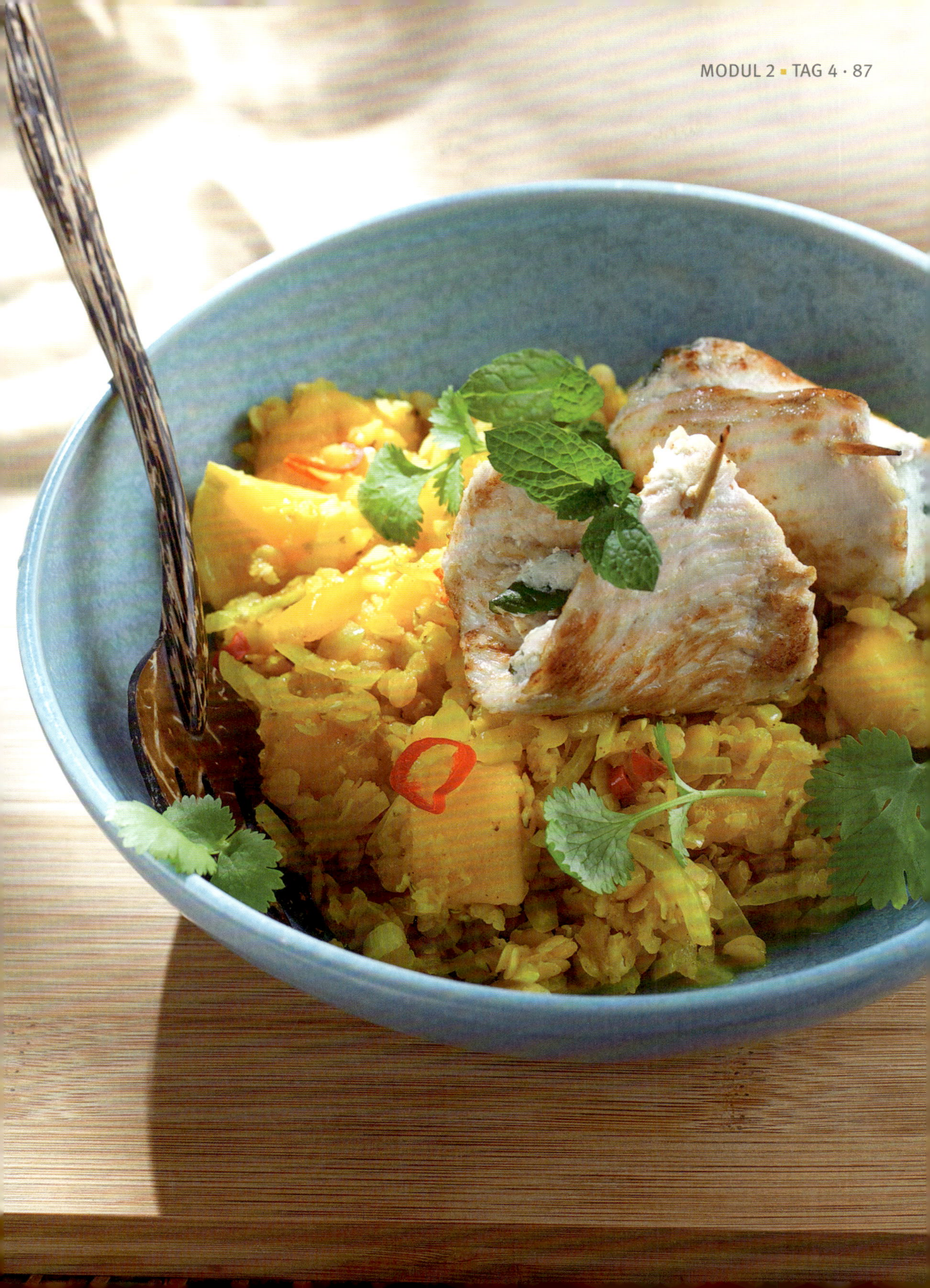

Bananen-Buttermilch

FRÜHSTÜCK
Zubereitung: ca. 5 Minuten
ca. 390 kcal, 9 g RS

- 1 ½ grüne Bananen (150 g)
- 500 ml Buttermilch
- Saft von 1 Orange
- 1 Msp. Ingwerpulver
- 1 Pck. Vanillezucker

1 Bananen schälen und in Stücke schneiden. Mit der Buttermilch in einen Standmixer geben.

2 Orangensaft, Ingwer und Zucker hinzufügen und alles auf höchster Stufe 1–2 Minuten glatt pürieren. In ein Glas geben und servieren.

TIPP GERÄTEMIX

Wenn Sie keinen Standmixer besitzen, können Sie die Bananen-Buttermilch auch in einem hohen Gefäß mit dem Stabmixer pürieren.

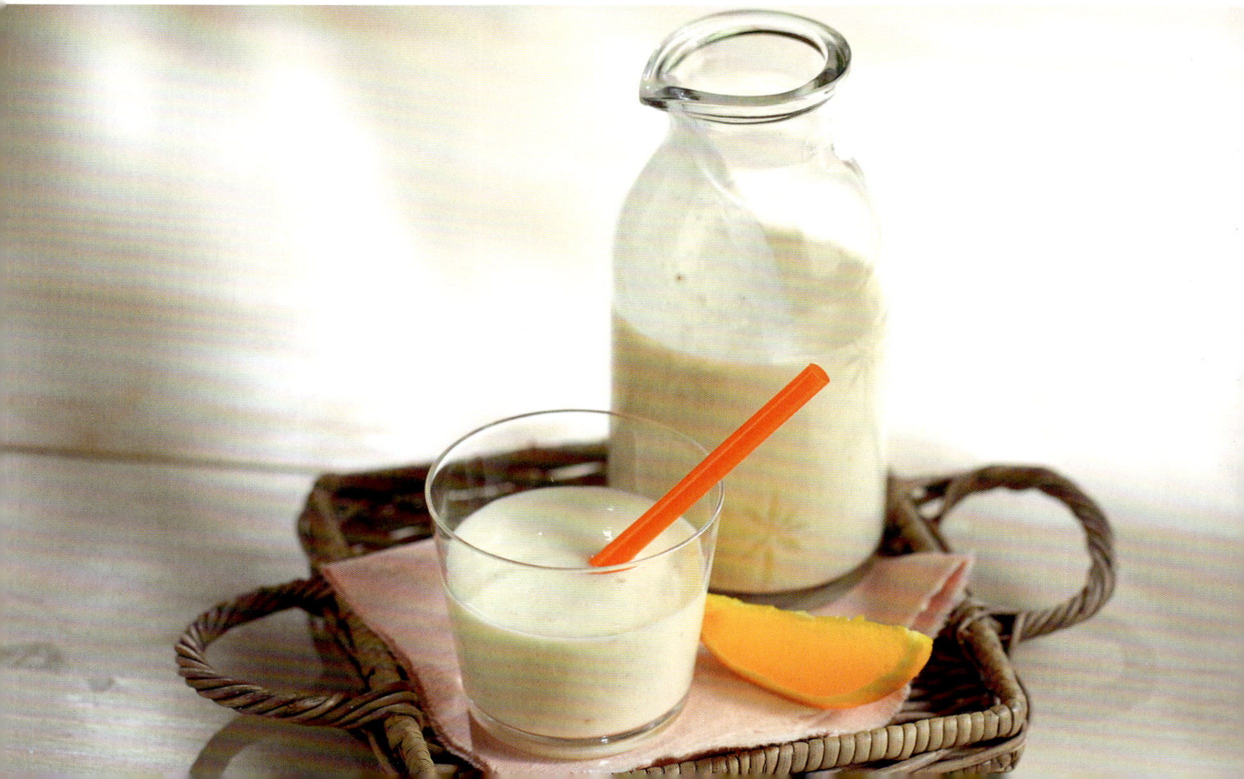

Scharfe Linsenpasta

MITTAGESSEN – vegetarisch
Zubereitung: ca. 15 Minuten
ca. 470 kcal, 5,5 g RS

- 75 g Vollkornnudeln, z. B. Spaghetti
- Salz
- 1 Knoblauchzehe
- 100 g Tomaten
- 2 Frühlingszwiebeln
- 1 Stange Staudensellerie
- ½ getrocknete Chilischote
- 1 EL Sojasauce
- 100 g braune Linsen, gekocht oder Konserve (entspricht 42 g roh)
- 3 EL Sahne
- abgeriebene Schale von ½ Zitrone

1 Nudeln in etwa 700 ml Salzwasser nach Packungsanweisung bissfest garen.

2 Währenddessen Knoblauch schälen und fein hacken. Tomaten waschen und vierteln. Frühlingszwiebeln und Sellerie waschen, putzen und in dünne Ringe beziehungsweise Scheiben schneiden. Chilischote entkernen und hacken.

3 In einer Pfanne Knoblauch, Frühlingszwiebeln und Sellerie in Sojasauce scharf anbraten. Tomaten und Linsen zugeben. Salz, Chili und Sahne hinzufügen. Hitze reduzieren und alles unter gelegentlichem Rühren circa 5 Minuten köcheln lassen.

4 Nudeln abgießen. Linsenbolognese untermischen und zum Schluss alles mit der abgeriebenen Zitronenschale bestreuen.

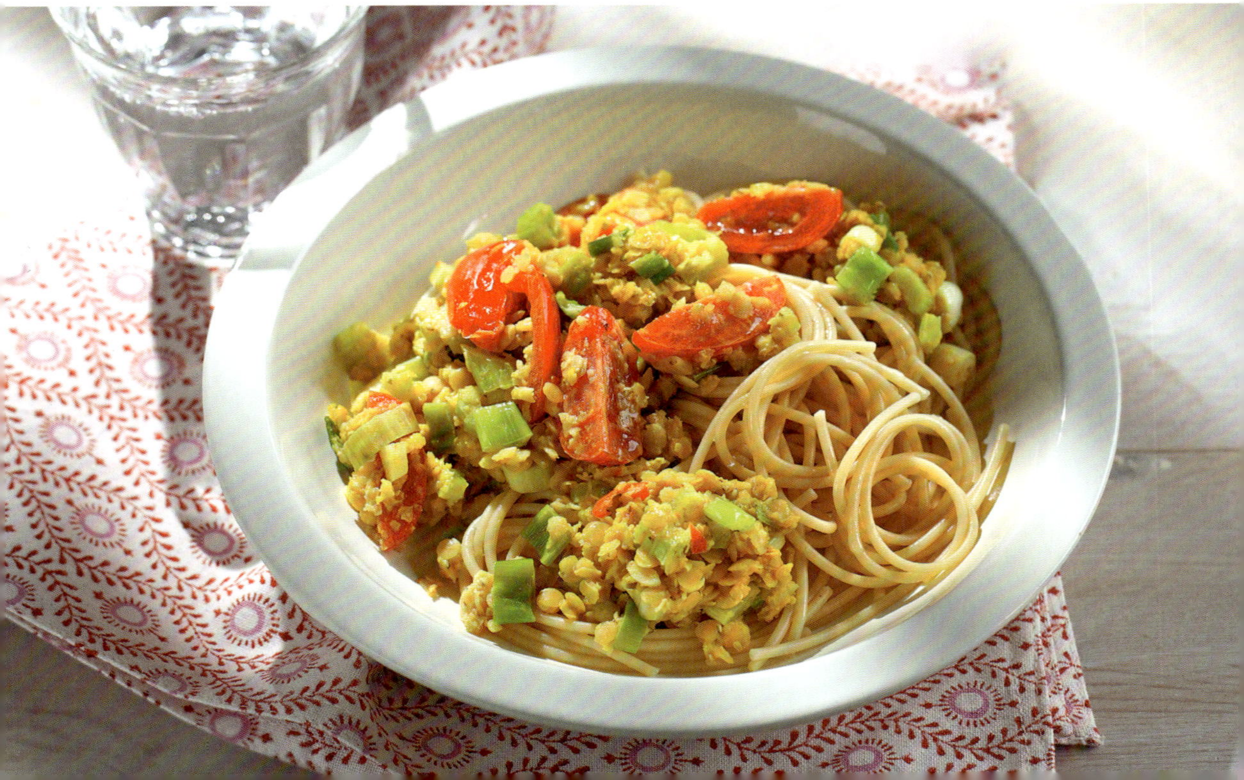

Lachs-Burger

ABENDESSEN
Zubereitung: 40 Minuten
ca. 540 kcal, 6 g RS

- 75 g Wildlachsfilet (TK)
- 51 g Hirse
- 1 kleine Knoblauchzehe
- 1 kleine Zwiebel (30 g)
- 1 TL Dill
- 25 g Brokkoli
- 20 g Sahne
- Saft von ½ Zitrone
- 10 g Halbfettbutter
- 1 Scheibe Pumpernickel (72 g)
- 1 TL mittelscharfer Senf
- ein paar Blättchen Rucola

1 Wildlachsfilet antauen und in nicht zu große Stücke schneiden.

2 Hirse in der doppelten Menge Wasser zum Kochen bringen. 5 Minuten kochen und 10 Minuten ausquellen lassen. Hirse zum Auskühlen auf eine glatte Fläche verteilen und mit der Gabel auflockern.

3 Inzwischen Knoblauch und Zwiebel schälen und fein würfeln. Dill waschen, trocken schütteln und klein hacken. Brokkoli in kleine Röschen schneiden, waschen und in einem kleinen Topf mit wenig Wasser circa 7 Minuten bissfest garen. Kalt abschrecken und abtropfen lassen.

4 Wildlachsstücke mit Sahne im Mixer fein pürieren. Zitronensaft unter die erkaltete Hirse mischen. Hirse mit Lachspüree und Brokkoli mischen, Knoblauch, Zwiebel und Dill hinzugeben und alles gut miteinander verrühren. Mit Pfeffer und Salz würzen.

5 Aus der Hirsemasse zwei Burger formen. Die Butter in einer gut beschichteten Pfanne schmelzen und die Burger darin bei mittlerer Hitze 15 Minuten goldbraun anbraten. Dabei gelegentlich umdrehen.

6 Pumpernickel im Toaster rösten und mit Senf bestreichen. Rucola waschen, trocken schütteln und auf dem Brot verteilen. Lachs-Burger darauf anrichten.

TIPP BROKKOLI EINFRIEREN

Wenn Sie keinen Brokkoli übrig haben und einen ganzen kaufen müssen, waschen und putzen Sie ihn und frieren Sie die übrigen Röschen ein. Damit können Sie dann einfach die nächste Suppe oder den nächsten Auflauf aufpeppen.

→ FÜR MORGEN VORBEREITEN

Graupen und Kartoffeln vorkochen. Eventuell schwarze Bohnen morgens einweichen und abends kochen.

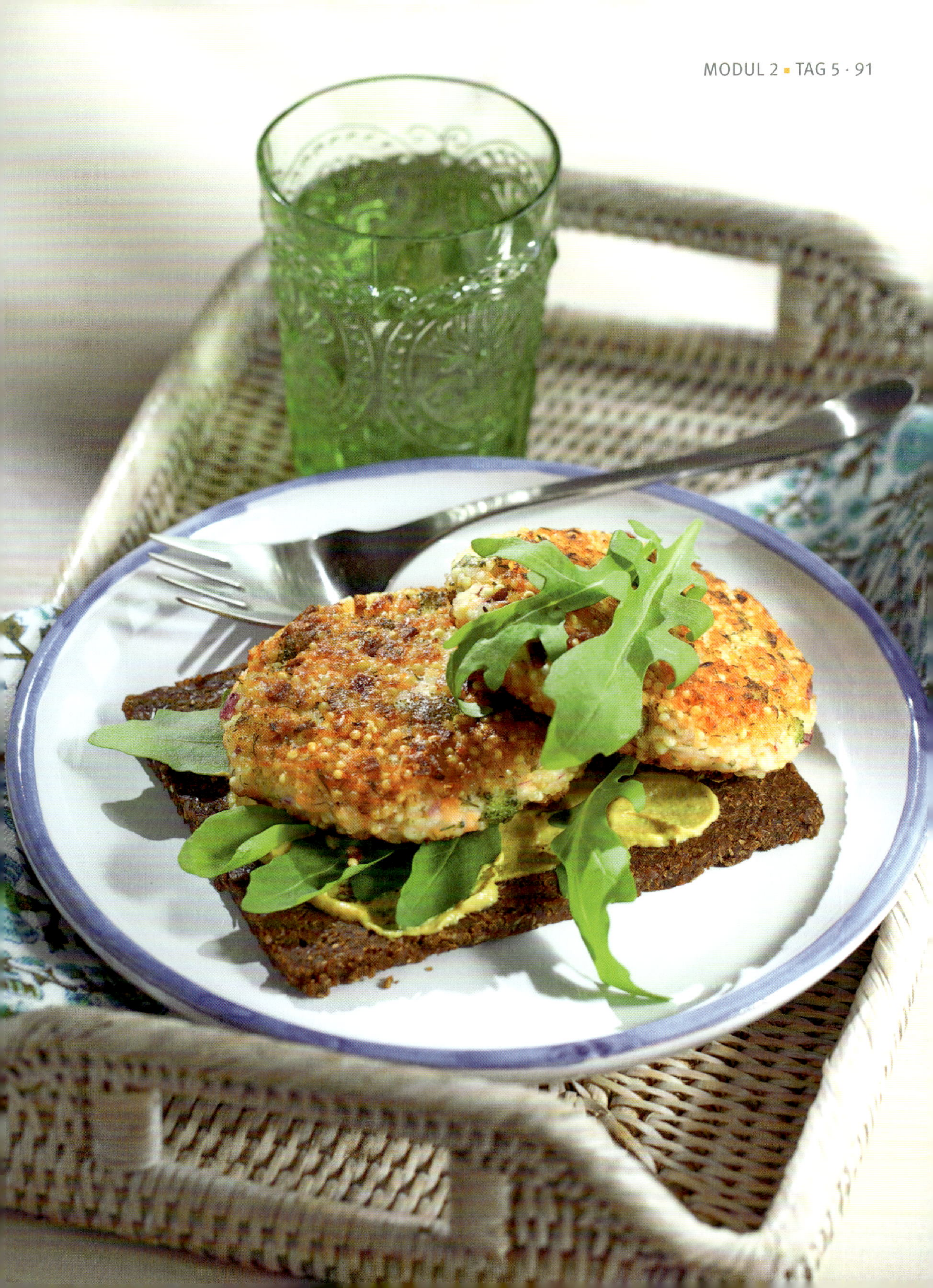

Heidelbeerpfannkuchen

FRÜHSTÜCK
Zubereitung: ca. 30 Minuten
ca. 470 kcal, 5,5 g RS

- 100 ml Milch, 1,5 % Fett
- 60 g Haferflocken
- 1 TL Backpulver
- 1 Ei
- 50 g Heidelbeeren
- 10 g Halbfettbutter
- 1 EL Ahornsirup

1 Milch in einem Topf oder in der Mikrowelle vorsichtig erwärmen. Haferflocken darin etwa 15 Minuten quellen lassen.

2 Backpulver, Ei und Heidelbeeren hinzufügen und zu einem zähflüssigen Teig vermischen.

3 Butter in einer Pfanne schmelzen. Nacheinander darin bei mittlerer Hitze 5–6 goldbraune Pfannkuchen backen; pro Seite circa 5 Minuten. Mit Ahornsirup beträufelt servieren.

TIPP KLEINER SNACK

Sie können einen Heidelbeerpfannkuchen vormittags oder nachmittags auch als Snack einplanen. Der liefert dann gleich noch eine kleine Portion resistente Stärke.

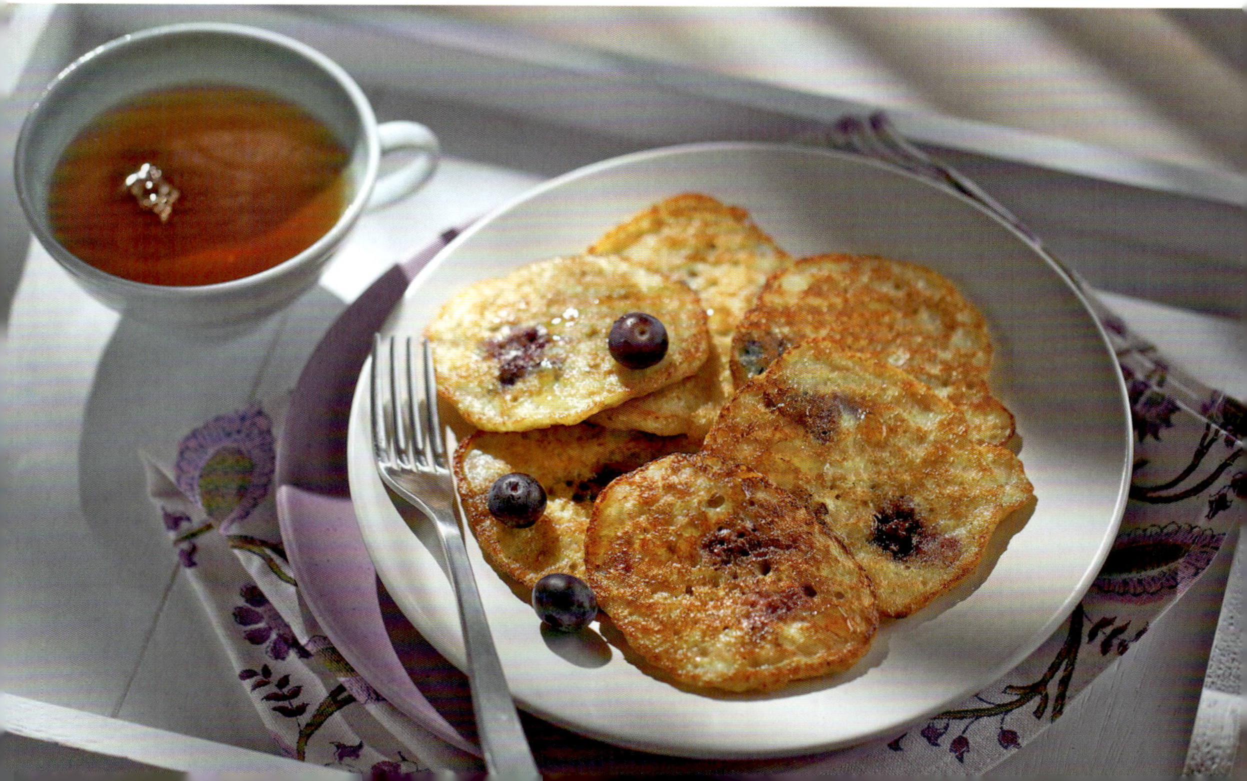

Mediterrane Buletten

MITTAGESSEN – bürotauglich
Zubereitung: ca. 40 Minuten
ca. 530 kcal, 5 g RS

- 100 g gekochte, abgekühlte Kartoffeln
- 1 kleine Zwiebel (30 g)
- 20 g Rucola
- 1 Zweig frischer Rosmarin
- 25 g schwarze Oliven, entsteint
- 25 g Kapern
- 30 g Fenchel
- 100 g gekochte Gerstengraupe (entspricht 43 g roh)
- 75 g gemischtes Hackfleisch
- 1 TL Olivenöl

1 Kartoffeln schälen und in einer Schüssel mit einer Gabel zerdrücken. Zwiebel schälen und fein würfeln. Rucola waschen, Rosmarin waschen und die Nadeln abzupfen. Oliven, Kapern und Rucola grob, Rosmarinnadeln fein hacken. Fenchel waschen, putzen und hobeln.

2 Alles gemeinsam mit der Gerstengraupe zu den Kartoffeln geben und zu einer geschmeidigen Masse verkneten. Hackfleisch unterkneten.

3 Mit feuchten Händen zwei bis vier Buletten formen und diese in einer beschichteten Pfanne mit Olivenöl bei mittlerer Hitze 15–20 Minuten goldbraun braten. Zwischendurch wenden.

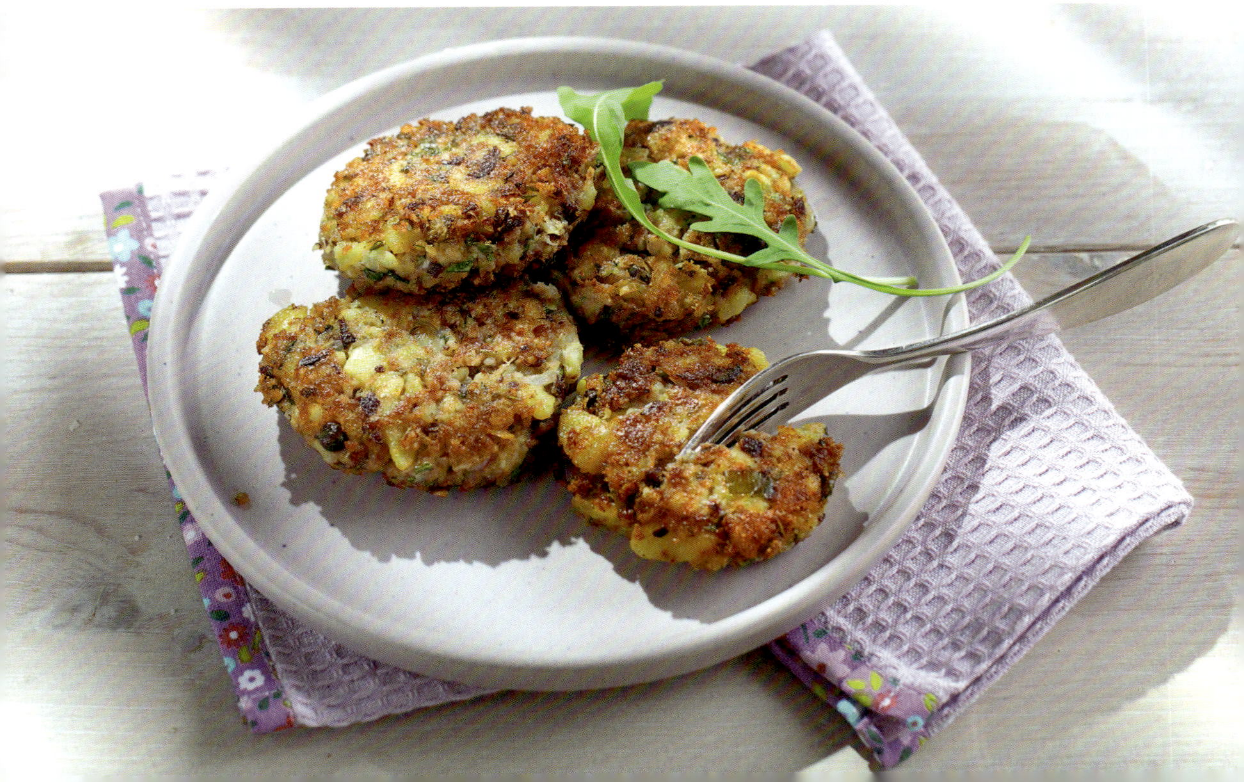

Texmex-Waffel

ABENDESSEN – vegetarisch
Zubereitung: 30 Minuten
ca. 560 kcal, 5,3 g RS

- 100 g gekochte, abgekühlte, gepellte Kartoffeln
- 100 g schwarze Bohnen, gekocht oder Konserve (entspricht 44 g roh)
- grobes Meersalz
- 5 g Halbfettbutter
- 100 g Tomaten
- ½ Avocado (50 g)
- 1 Frühlingszwiebel
- etwas Koriander
- ⅓ getrocknete, entkernte Chilischote
- abgeriebene Schale von ½ Limette
- 26 g geriebener Emmentaler, 45 % Fett

1 Kartoffeln und Bohnen mit 1 Teelöffel Salz in einem hohen Gefäß mit einem Stabmixer zu einer glatten Masse pürieren. Ein Waffelhörncheneisen mit Butter ausstreichen und den Teig 3–4 Minuten zu einer dünnen Waffel backen. Waffel auf einem Gitter auskühlen lassen. Wenn Sie kein Waffelhörncheneisen besitzen, können Sie den Teig auch in einer Pfanne dünn ausstreichen und ausbacken. Dann sollten Sie ihn nach der Hälfte der Zeit einmal wenden.

2 Tomaten waschen und klein würfeln. Avocado halbieren und die Hälfte ohne Kern schälen und würfeln. Die andere Hälfte mit Zitronensaft beträufeln, in Klarsichtfolie wickeln und im Kühlschrank aufheben (zum Beispiel als Snack). Frühlingszwiebel und Koriander waschen und fein hacken. Alles mischen. Chilischote hacken oder mörsern. Mit Limettenschale über die Gemüsefüllung geben. Mit Salz abschmecken.

3 Avocado-Tomaten-Salat mit einem Löffel auf die Waffel geben. Mit Käse bestreuen und servieren.

TIPP KRÄUTERVARIANTE

Wenn Sie keinen frischen Koriander mögen, können Sie diesen gut durch glatte Petersilie ersetzen.

→ FÜR MORGEN VORBEREITEN

Kartoffeln und Nudeln kochen. Schwarze Bohnen und Linsen eventuell morgens einweichen und abends kochen.

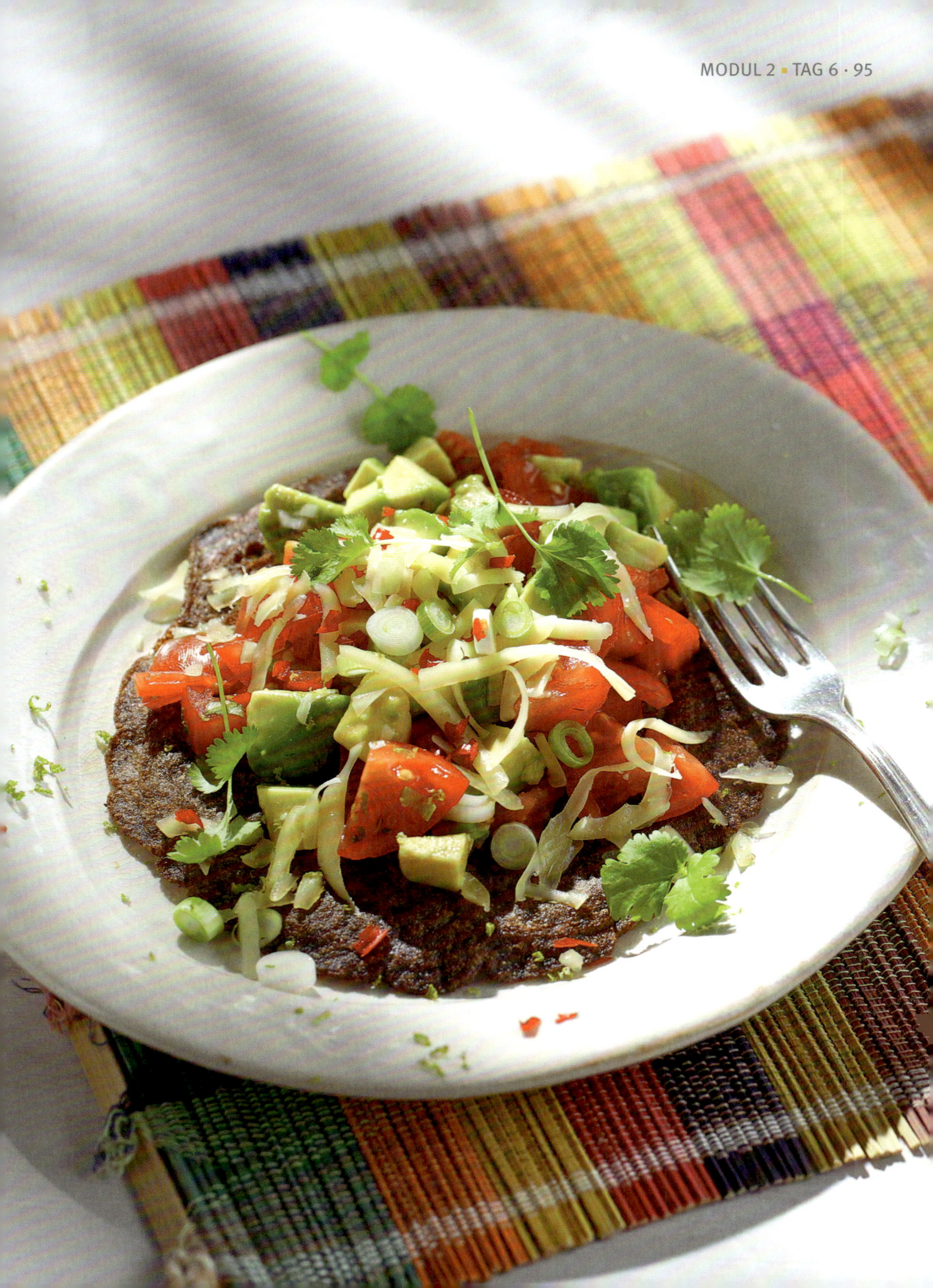

Banana-Scones mit Minzquark

FRÜHSTÜCK
Zubereitung: ca. 30 Minuten
ca. 530 kcal, 5,5 g RS

- 2 grüne Bananen
- 2 Eier
- 100 g Zucker
- 200 g Magerquark
- 3 TL Backpulver
- 100 g Kartoffelstärke
- 100 g Weizenmehl
- 40 g Quark, 20 % Fett
- 2 Blättchen frische Minze
- abgeriebene Schale von ½ Limette
- Muffinförmchen

1 Ofen auf 180 Grad (Ober-/Unterhitze) vorheizen. Bananen schälen und in kleine Würfel schneiden. Eier trennen. Eiweiß schaumig aufschlagen, Eigelb zu den Bananen geben. Zucker, Magerquark, Backpulver, Stärke und Mehl mit den Bananen zu einem zähflüssigen Teig vermischen. Eiweiß vorsichtig unterheben.

2 Ein Muffinblech mit Papierförmchen auskleiden und den Teig hineingeben. Im heißen Ofen auf der mittleren Schiene etwa 18 Minuten goldgelb backen.

3 Inzwischen die Minzeblättchen in feine Streifen schneiden und mit der Limettenschale in den Quark rühren.

4 Die Banana-Scones auf einem Kuchengitter abkühlen lassen, dann durchschneiden und mit Minzquark bestreichen.

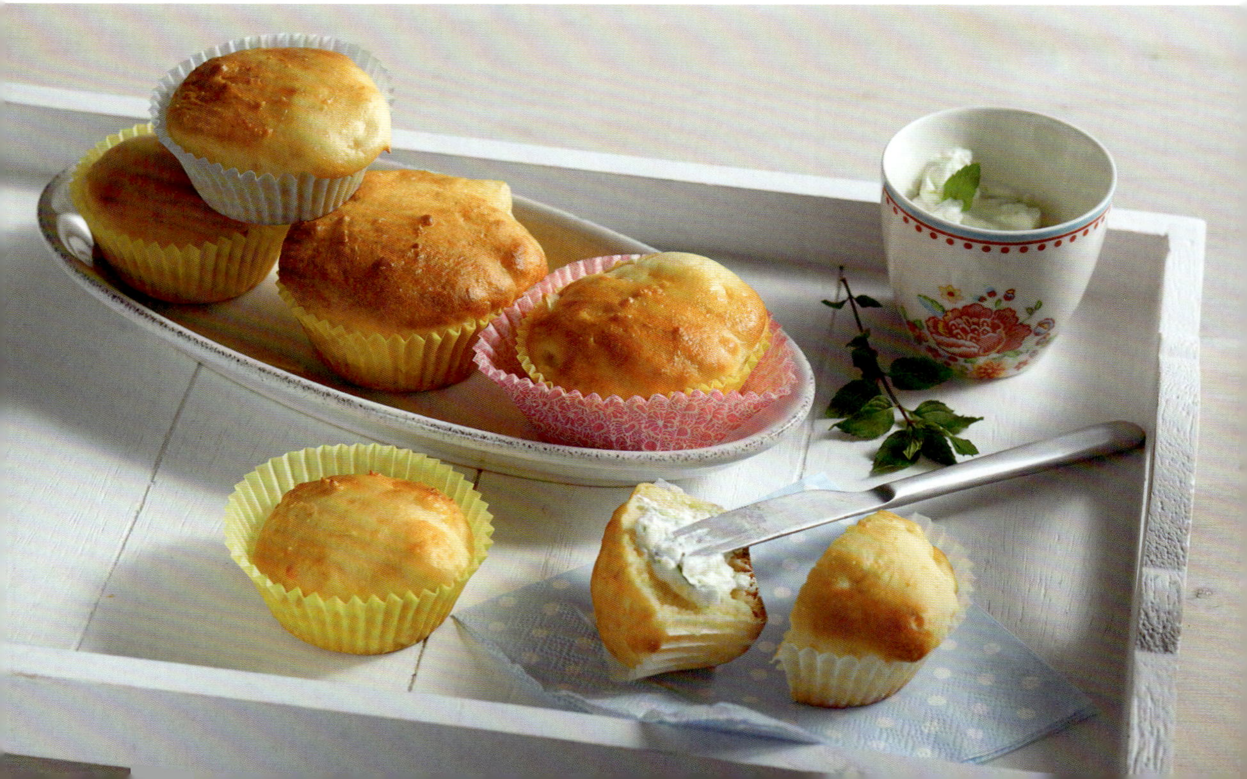

Schwarze-Bohnen-Chili

MITTAGESSEN
Zubereitung: ca. 30 Minuten
ca. 500 kcal, 5 g RS

- 1 kleine Zwiebel (30 g)
- ½ getrocknete Chilischote
- 100 g gekochte, abgekühlte Kartoffeln
- 1 EL Rapsöl
- 50 g gemischtes Hackfleisch
- 200 g Tomaten (Konserve)
- 125 g schwarze Bohnen, gekocht oder Konserve (entspricht 55 g roh)
- Salz
- 2 EL frisch gehackter Koriander

1 Zwiebel schälen und klein würfeln. Chili entkernen und fein hacken, Kartoffeln ebenfalls schälen und in kleine Würfel schneiden.

2 Öl in einem Topf erhitzen und die Zwiebel darin glasig dünsten. Hackfleisch zugeben und scharf anbraten. Kartoffeln hinzufügen und 1 Minute unter ständigem Rühren mitbraten.

3 Tomaten und Bohnen zugeben, leicht salzen und alles 20 Minuten auf kleiner Flamme bei geschlossenem Deckel unter gelegentlichem Rühren köcheln lassen. Nach Geschmack nachsalzen und mit gehacktem Koriander bestreut servieren.

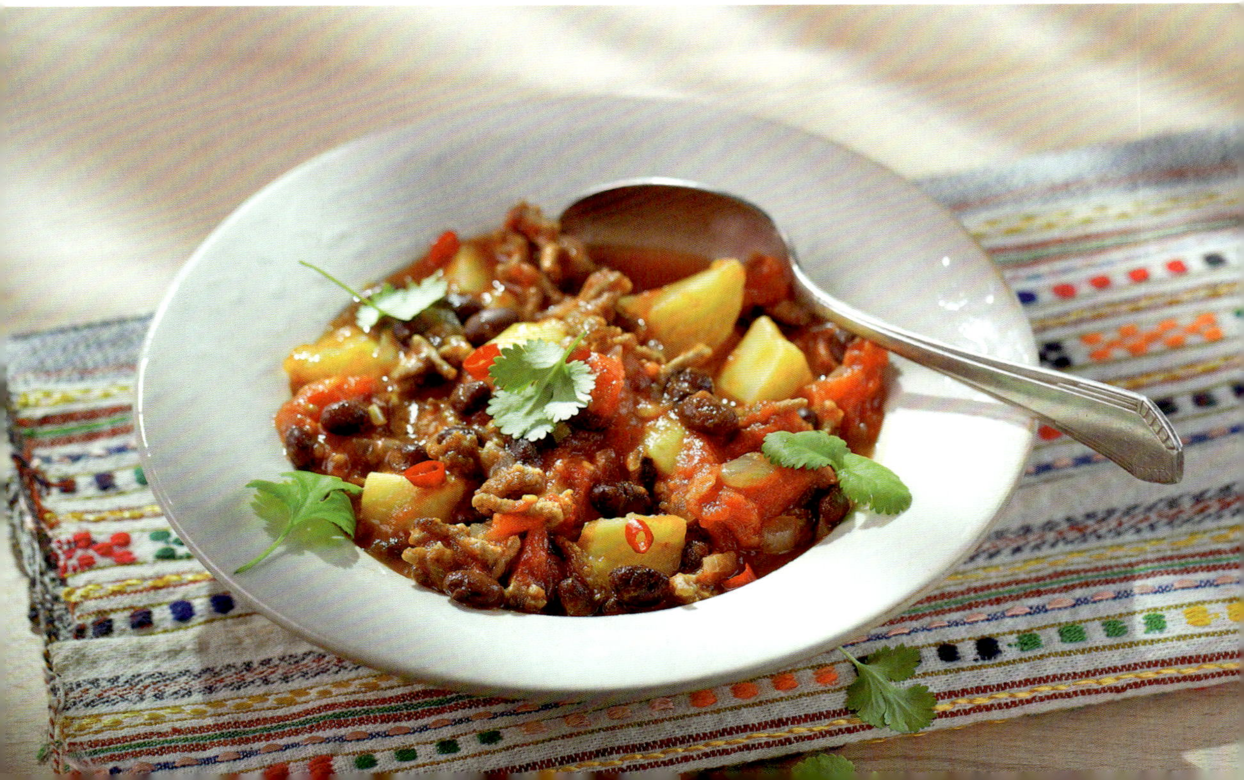

Roter Nudelauflauf mit Hack

ABENDESSEN
Zubereitung: ca. 45 Minuten
ca. 550 kcal, 5,5 g RS

- 1 kleine Zwiebel (30 g)
- 100 g Möhren
- 3 Stangen Staudensellerie
- 50 g gemischtes Hackfleisch
- 1 EL Sojasauce
- 200 g Tomaten (Konserve)
- Salz
- ½ Chilischote
- 1 Zweig Rosmarin
- 120 g braune Linsen, gekocht oder Konserve (entspricht 50 g roh)
- 100 g gekochte, abgekühlte Nudeln
- 26 g geriebener Emmentaler, 45 % Fett

1 Ofen auf 200 Grad (Ober-/Unterhitze) vorheizen. Zwiebel schälen und fein hacken. Möhren und Sellerie waschen, putzen und in dünne Scheiben schneiden.

2 Hackfleisch in Sojasauce in einer beschichteten Pfanne 5 Minuten unter Rühren scharf anbraten. Zwiebel, Möhren und Sellerie hinzugeben, 2 Minuten weiterbraten, dabei stets rühren. Tomaten hinzugeben und weitere 3 Minuten köcheln lassen. Salzen. Chili entkernen, fein hacken und zum Fleisch geben. Rosmarin waschen, Nadeln abzupfen, fein hacken und ebenfalls in die Pfanne geben.

3 Linsen und Nudeln unterrühren und die Masse in eine Auflaufform geben. Mit Deckel oder Alufolie bedeckt 15 Minuten im heißen Ofen backen. Geriebenen Emmentaler darüberstreuen und offen 5 Minuten zu Ende backen.

→ FÜR MORGEN VORBEREITEN

(Tag 1 der 3. Woche/Modul 3, siehe Seite 106)
Haferflocken rösten. Zitrone auspressen. Kichererbsen und Linsen eventuell morgens einweichen und abends kochen.

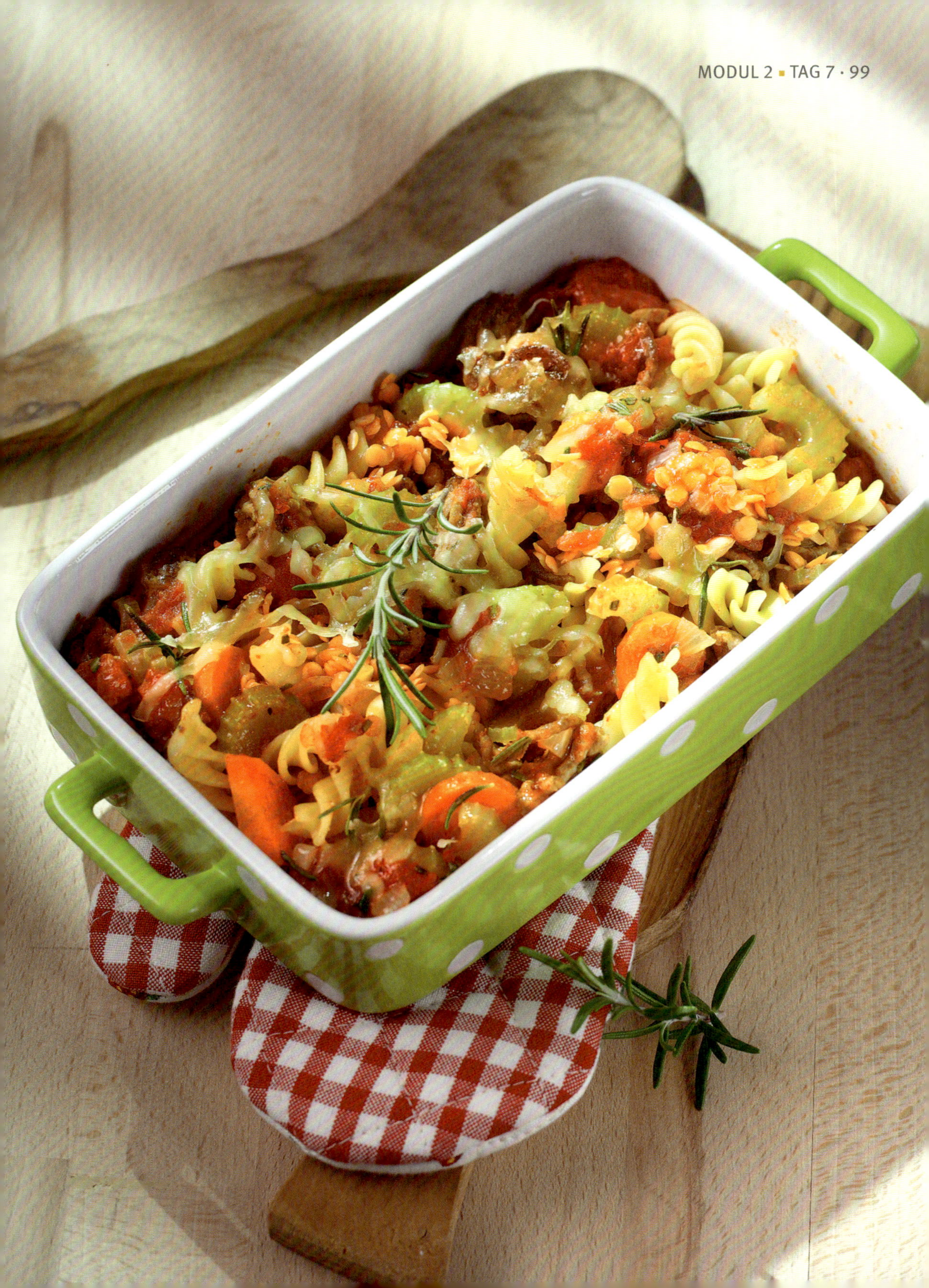

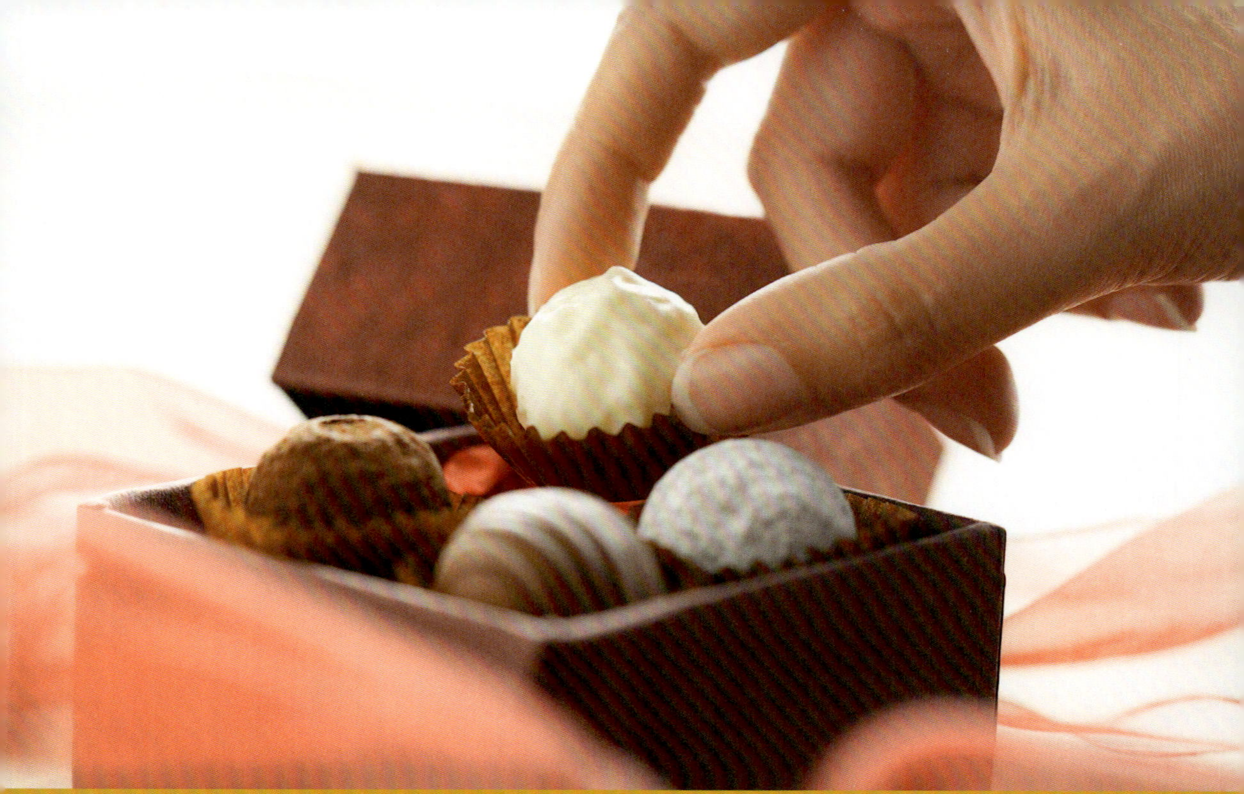

Modul 3: Festigung

Los geht's in die letzte Übungswoche. Bis hierhin haben Sie schon viel geschafft. Jetzt dürfen Sie erst einmal durchschnaufen und stolz auf sich sein. Vielleicht gönnen Sie sich zur Belohnung auch eine Kleinigkeit. Natürlich wäre es kontraproduktiv, den Erfolg mit einem tollen Essen im angesagten In-Restaurant oder beim Lieblingsitaliener um die Ecke zu feiern. Aber es gibt ja auch genug Dinge, die nicht kalorientechnisch zu Buche schlagen. Wie wäre es zum Beispiel mit einer Maniküre, einem Theaterbesuch oder einer Themenstadtführung, in der Sie Ihre Stadt neu entdecken können? Frisch »betankt« mit dieser Erlebnisenergie geht es dann in die Festigungsphase – die dritte und letzte Woche mit Menüplan.

Eins können wir Ihnen schon jetzt verraten: Es wird toll. Sie lernen noch mehr leckere Rezepte und Zutaten kennen, Sie werden immer besser darin, Portionsgrößen einzuschätzen und resistente Stärke zu benutzen. Und natürlich verbessern sich auch Ihre Kochkünste stetig. Warum laden Sie also nicht mal Ihre Freunde zum gemeinsamen »Diät«-Dinner ein? Auch in Ihr Trainingsprogramm haben Sie sich bestimmt schon gut eingefunden. Vermutlich können Sie bei manchen Übungen schon zu Level F oder sogar Level P übergehen. Und hier noch eine gute Nachricht: Ab jetzt dürfen Sie wieder naschen. Sie dürfen sich nämlich eine »Schnuckelkiste« bauen und die wartet jeden Tag mit Ihrem Lieblingsnaschwerk auf Sie.

Richtig essen lernen

Viele von uns denken automatisch: »Essen kann ich doch schon, seit ich auf der Welt bin. Das habe ich sozusagen mit der Muttermilch aufgesogen.« Mag sein. Aber es gibt eben solches und solches Essen. Erinnern Sie sich einfach einmal an Ihr letztes Mittagessen: Was haben Sie gegessen? Welche Lebensmittel lagen auf dem Teller? Wie war das Essen gewürzt? Wie hat es geschmeckt? War es heiß, lauwarm, kalt? Wie waren die Speisen angerichtet? Welche Farben hatten sie? Wie hat das Essen gerochen? An was hat Sie das erinnert? Wie lange haben Sie fürs Essen gebraucht? Wie haben Sie sich beim Essen gefühlt? Und wie danach?

Können Sie all diese Fragen beantworten, sind Sie schon richtig gut im Essen. Den meisten von uns geht es allerdings anders, denn wir sind beim Essen mit vielen anderen Dingen beschäftigt – lesen, arbeiten, telefonieren, fernsehen. Nebenbei schlucken wir Lebensmittel herunter. Und wundern uns, wenn der Teller plötzlich leer ist, obwohl wir noch gar nicht »voll« sind. Das liegt unter anderem daran, dass unser Gehirn die ganze Zeit damit beschäftigt war, andere Informationen zu verarbeiten. Ihm fehlte schlichtweg die Kapazität, sich aufs Essen zu konzentrieren und rechtzeitig zu melden: »Achtung, ich bin satt.«

Sie kochen beim Kohlenhydrat-Prinzip viel und gut. Zu schade, wenn Ihre ganze Mühe nicht einmal von Ihnen selbst geschätzt, sondern nur nebenbei runtergeschluckt würde. Probieren Sie deshalb wenigstens bei einer Mahlzeit am Tag, sich voll und ganz darauf zu konzentrieren, was Sie zu sich nehmen: Sie werden definitiv weniger essen, weil Ihr Gehirn nicht so schnell vergisst, dass Sie doch eben schon ein ganzes Sandwich verputzt haben. Und das macht auf Dauer schlank.

DIE SCHNUCKELKISTE

In den beiden ersten Wochen durften Sie sich gegen den kleinen Hunger zwischendurch jeden Tag einen Snack aussuchen (siehe Seite 37). Ab jetzt ist noch ein zweiter Snack erlaubt. Denn nun kommt endlich die süße Schnuckelkiste ins Spiel. In die kommen nämlich die Leckereien, aus denen Sie sich etwas aussuchen dürfen. Was das sein könnte? Blättern Sie einfach um.

Ab in die Kiste

Aber Halt! Haben Sie denn überhaupt schon eine hübsche Kiste? Nur die gibt den Schnuckeleien nämlich die Bedeutung, die Ihnen gebührt: Sie sind schließlich etwas Besonderes. Etwas, auf das Sie sich freuen können. Und das fängt schon damit an, dass Sie die schöne Kiste in die Hand nehmen und nicht einfach nur in eine lieblos gefüllte Schublade greifen. Ja, Süßigkeiten in Schubladen können einem richtig leid tun. Denn sie werden früher oder später Opfer von Stressessern, genusslosen Herunterschlingern und verursachen wahrscheinlich noch ein schlechtes Gewissen. Süßigkeiten aus der Schnuckelkiste dagegen zaubern Ihnen jeden Tag aufs Neue ein Lächeln aufs Gesicht. Sie sind keine Übeltäter, sondern Genussbringer, Freudeverschaffer, Pausenversüßer. Also gestalten Sie Ihre Schnuckelkiste richtig schön.

Das kann in die Schnuckelkiste

Natürlich können Sie nicht alles, was zum Schnuckeln erlaubt ist, in eine Kiste legen. Eis zum Beispiel würde Ihnen darin in null Komma nichts wegschmelzen. Mit Wein oder Sekt wird es auch schwierig. Aber es geht ja bei der ganzen Sache vor allem darum, Ihnen zu zeigen, was alles als Schnuckelei zählt und deswegen sehr bewusst genossen werden sollte.

Eine dieser Schnuckeleien dürfen Sie sich jeden Tag aussuchen:

- 3 After-Eight-Täfelchen
- 2 Teile aus der »Celebrations-Dose« von Mars
- 1 Duplo
- 1 Lindor-Kugel
- 1 Milky Way
- 1 Stück Kinderschokolade
- 1 Mozartkugel
- 1 Yogurette
- 1 Rippe Vollmilch- oder Bitterschokolade (40–45 % Kakao)
- 12 Gummibärchen
- 4 Nimm-2-Bonbons
- 2 Riesen von Storck
- 1 Milchschnitte
- 1 Schokokuss
- 4 Butterkekse
- 5 Löffelbisquit
- 1 Stück Prinzenrolle
- 3 Vanillekipferl
- 2 Oreos
- 3 Kokosmakronen
- 1 Calippo (Langnese)
- ca. 10 Chips
- ca. 30 g Popcorn
- ca. 20 Salzstangen
- 4 Tuc Cracker
- 1 Glas Cola (0,2 l)
- 1 Glas Wein (0,2 l)
- 1 Glas Sekt (0,2 l)

Wenn Sie einen Tag nichts aus der Schnuckelkiste gegessen haben, dürfen Sie am nächsten Tag ein bisschen mehr naschen, zum Beispiel:

- 1 Balisto
- 1 Knoppers
- 1 kleine Packung M&Ms
- 1 Mars
- 1 Chocolate Chip Cookie (Subway)
- 1 Cornetto Zitrone oder Erdbeer
- 1 Kugel Eiscreme nach Wahl
- 1 Nogger
- 1 Smoothie
- 1 Dany Sahne
- 1 Müller Milchreis
- 1 Becher Sahnejoghurt
- ca. 20 geröstete Erdnüsse
- 1 Müllermilch Schoko oder Erdbeere
- 1 Kakaogetränk (ca. 165 ml)
- 1 großes Bier (0,5 l)

Nach zwei Tagen sparen ist noch ein bisschen mehr erlaubt, zum Beispiel:

- 1 Amerikaner
- 1 Nussecke
- 1 Schweineohr
- 1 Bounty
- 1 Snickers
- 1 Twix
- 1 Berliner
- 1 Magnum nach Wahl

INFO NASCHREGELN

Eine Schnuckelei, egal ob süß oder salzig, sollte ungefähr 100 Kalorien haben. Wenn Sie einen Tag »sparen«, können Sie am nächsten circa 200 Kalorien naschen. Und wenn Sie 2 Tage auf Ihre Schnuckelei verzichtet haben, dürfen Sie sich sogar etwas für circa 300 Kalorien aussuchen. **Wichtig:** Haben Sie kein schlechtes Gewissen, weil Sie ab und zu einfach etwas Süßes brauchen. Fehlt Ihnen das Naschen aber nicht, können Sie es auch bleiben lassen. Wenn Sie nicht mögen, sparen Sie den Snack einfach ein und nehmen auf diese Weise noch schneller ab.

Einkaufsliste Modul 3

Das brauchen Sie für diese Woche:

TROCKENPRODUKTE

- ☐ 1 kleine Packung getrocknete Cranberries
- ☐ 1 Croissant (frisch am 2. Tag kaufen)
- ☐ 250 g Kichererbsen
- ☐ 1 kleine Packung Maisgrieß
- ☐ 1 Packung Pumpernickel, wenn nötig
- ☐ 1 Weizentortilla (72 g)

FRISCHE PRODUKTE

- ☐ 6 Eier (Größe M)
- ☐ 4 Geflügelwiener (100 g)
- ☐ 1 Packung Halbfettbutter, wenn nötig
- ☐ 450 g Magerquark
- ☐ ca. 750 ml Milch, 1,5 % Fett
- ☐ 200 g Naturjoghurt, 1,5 % Fett
- ☐ 80 g Naturjoghurt, 3,5 % Fett
- ☐ 50 g gewürzten Tofu, z. B. Mandel-Nuss-Tofu
- ☐ 50 g Ziegenfrischkäse

OBST/GEMÜSE

- ☐ 100 g Aubergine
- ☐ 1 Avocado (100 g)
- ☐ 7 grüne Bananen
- ☐ 250 g Champignons
- ☐ 100 g Cocktailtomaten
- ☐ 225 g Erbsen (TK)
- ☐ 100 g Feigen oder Weintrauben
- ☐ 100 g Fenchel
- ☐ 2 Bund Frühlingszwiebeln (9 Stück)
- ☐ 1 kleine Gurke (100 g)
- ☐ 80 g Heidelbeeren
- ☐ 850 g Kartoffeln
- ☐ 200 g sehr kleine Kartoffeln (ca. 10 Stück)
- ☐ 400 g Knollensellerie
- ☐ 550 g Möhren
- ☐ 2 unbehandelte Orangen
- ☐ 2 Paprikaschoten
- ☐ 100 g Pfirsich
- ☐ 100 g Radieschen
- ☐ 50 g Rucola oder Pflücksalat
- ☐ 2 Stangen Staudensellerie
- ☐ 100 g Spinat
- ☐ 250 g Tomaten
- ☐ 1 unbehandelte Zitrone
- ☐ 140 g Zucchini
- ☐ 6–7 kleine Zwiebeln
- ☐ 70 g rote Zwiebel

KONSERVEN

- ☐ ca. 250 g braune Linsen (entspricht ca. 100 g roh)
- ☐ 250 g Canellini-Bohnen (entspricht 108 g roh)
- ☐ 250 g Kidneybohnen
- ☐ 450 g Tomaten aus der Dose

GEWÜRZE

- ☐ 1 kleine Packung Kakaopulver
- ☐ 1 kleine Packung Mandelblättchen
- ☐ 1 Päckchen Orangenzucker (8 g)
- ☐ 1 kleine Packung Paprikapulver, edelsüß
- ☐ 50 g dunkle Schokolade
- ☐ 1 kleine Packung Puderzucker
- ☐ 200 ml Wein (weiß oder rot)

INFO WANN WIRD GENASCHT?

Natürlich dürfen Sie frei entscheiden, wann Sie »schnuckeln«. Es empfiehlt sich aber, es direkt im Anschluss an eine Mittags- oder Abendmahlzeit zu tun, quasi als Nachtisch. Dadurch vermeiden Sie, dass der Blutzuckerspiegel unnötig in die Höhe schnellt und Heißhunger Sie quält.

So klappt es mit dem Abnehmen

1

WENIGER AUSWAHL

Studien haben gezeigt, dass wir umso mehr essen, je mehr (scheinbare) Auswahl wir haben. 2006 zeigte ein Versuch in den USA, dass Partygäste 18 Prozent mehr aßen, wenn verschiedene Snacks statt in drei in zwölf Schalen angeboten wurden. Die Anzahl der Snacks blieb dabei gleich. Vermutlich wollten die Gäste alles einmal probieren. Es könnte ja sein, dass die Paprikachips aus der roten Schale anders schmecken als die Paprikachips aus der blauen Schale. Wenn Ihnen das bekannt vorkommt, sollten Sie probieren, häufig dasselbe zu essen. Suchen Sie sich zwei, drei Frühstücke, die Sie mögen, und ebenso viele Abendessen und Snacks. Bleiben Sie dabei. Tauschen Sie zwischen diesen Varianten hin und her – wie Sie mögen. Oft hilft es, weniger Auswahlmöglichkeiten zu haben, weil dann weniger Entscheidungen getroffen werden müssen.

2

INGWER

Die asiatische Knolle strotzt nur so vor gesunden Eigenschaften und sollte in keiner Küche fehlen. Fast schon zauberartig hilft sie gegen Erkältung ebenso wie gegen Speckpölsterchen. Ingwer aktiviert den Stoffwechsel, stimuliert Speichel- und Magensaftproduktion, kurbelt die Verdauung an und hemmt Entzündungen. Diesen Gesundmacher sollten Sie möglichst täglich zu sich nehmen, zum Beispiel in Form von Ingwertee: Ein daumendickes Stück Ingwer schälen, klein schneiden und mit heißem Wasser überbrühen. Dazu noch den Saft einer ausgepressten Zitrone – und für ganz »Süße« ein Teelöffel Honig.

3

GRÜNER TEE

Grüner Tee ist wegen seines Koffeingehalts nicht nur ein guter Ersatz für Kaffee. Die in ihm enthaltenen sekundären Pflanzenstoffe (Catechine) unterstützen auch beim Abnehmen. Sie kurbeln die Fettverbrennung an und erhöhen den Energieverbrauch für den Tag. Wenn Sie sich an das Kohlenhydrat-Prinzip halten und Ihre Muskeln ordentlich zum Schwingen bringen, wirkt grüner Tee besonders effektiv. Trinken Sie daher vier bis fünf Tassen am Tag.

4

CHILI UND CO

Scharfes Essen treibt Ihnen den Schweiß auf die Stirn, so viel ist bekannt. Doch was hat das mit Ihren Pfunden zu tun? Ganz einfach: Scharfe Gewürze bringen Ihren Körper in Schwung und Ihren Stoffwechsel auf Trab. Chili zum Beispiel enthält den Scharfmacher Capsaicin. Der kurbelt die Wärmeproduktion im Körper an und Sie fangen an zu schwitzen. Dadurch verbrauchen Sie zusätzliche Energie, denn der Körper muss wieder abkühlen. Auch schwarzer Pfeffer ist ein Geheimtipp für eine schlanke Figur. Denn er kurbelt Ihre Stoffwechselleistung deutlich an. Zimt senkt den Blutzuckerspiegel und regt den Kreislauf an. Kurkuma hilft ebenfalls gegen Hungerattacken, weil die Insulinausschüttung gedrosselt wird.

5

TRINKEN

Mehr Trinken verbrennt auch mehr Kalorien! Wer jeden Tag 1,5–2 Liter Wasser trinkt, kurbelt seinen Stoffwechsel zusätzlich an. Es ist zwar nicht geklärt, ob dieser Effekt auftritt, weil der Körper das Wasser auf Körpertemperatur erwärmen muss oder weil einfach alle Stoffwechselvorgänge besser ablaufen. Fakt aber ist: Mehr Wasser trinken macht schlank. Deshalb unser Rat: Trinken Sie vor dem Essen ein großes Glas Wasser. Das füllt den Magen ein bisschen und macht Bärenhunger etwas kleiner.

6

MILCHKALZIUM

Milchkalzium schmeichelt der Figur, das zeigen mittlerweile zahlreiche Studien. Denn es bringt den Stoffwechsel auf Touren und hemmt gleichzeitig die Fetteinlagerung. Sie nehmen leichter ab, ohne dass dabei die Muskelmasse angegriffen wird. Und das ist gut so, denn die Muskeln brauchen Sie ja, um noch mehr Energie zu verbrennen. Also: Mehr Milchkalzium plus mehr Bewegen führt zu weniger überflüssigen Pfunden.

7

ESSIG

Lässt Essig tatsächlich Fett schmelzen, wie es so oft heißt? Das wohl nicht, aber eine Untersuchung ergab, dass Essig den Blutzuckerspiegel nach einer Mahlzeit weniger hoch ansteigen lässt. Dadurch wird auch weniger Insulin ausgeschüttet und die Fettzellen bleiben nicht so lange verschlossen (siehe auch Seite 11). Gleichzeitig nehmen die Muskeln Zucker besser auf. Ein weiterer positiver Effekt: Man ist länger satt und hat weniger Heißhunger. Sicher sind noch weitere Untersuchungen nötig. Aber schon jetzt ein bisschen Essig ans Essen zu geben, schadet auf keinen Fall.

Guten-Morgen-Quark

FRÜHSTÜCK
Zubereitung: 5 Minuten
ca. 340 kcal, 8,5 g RS

- 25 g Haferflocken
- 1 grüne Banane
- 2 getrocknete Aprikosen
- 200 g Magerquark
- 1 EL Ahornsirup

1 Haferflocken in einer Pfanne ohne Fett unter Rühren anrösten, bis sie beginnen zu bräunen und aromatisch duften. Sofort aus der Pfanne nehmen, sonst verbrennen sie leicht.

2 Banane schälen und klein schneiden, Aprikosen fein würfeln.

3 Quark in einer Schüssel mit 4 Esslöffel Wasser glatt rühren. Banane dazugeben. Haferflocken und Aprikosen darüberstreuen und zum Schluss alles mit Ahornsirup beträufeln.

TIPP FRÜCHTE NACH WAHL

Statt getrockneten Aprikosen können Sie auch getrocknete Datteln oder Pflaumen nehmen. Oder haben Sie schon mal getrocknete Mango probiert?

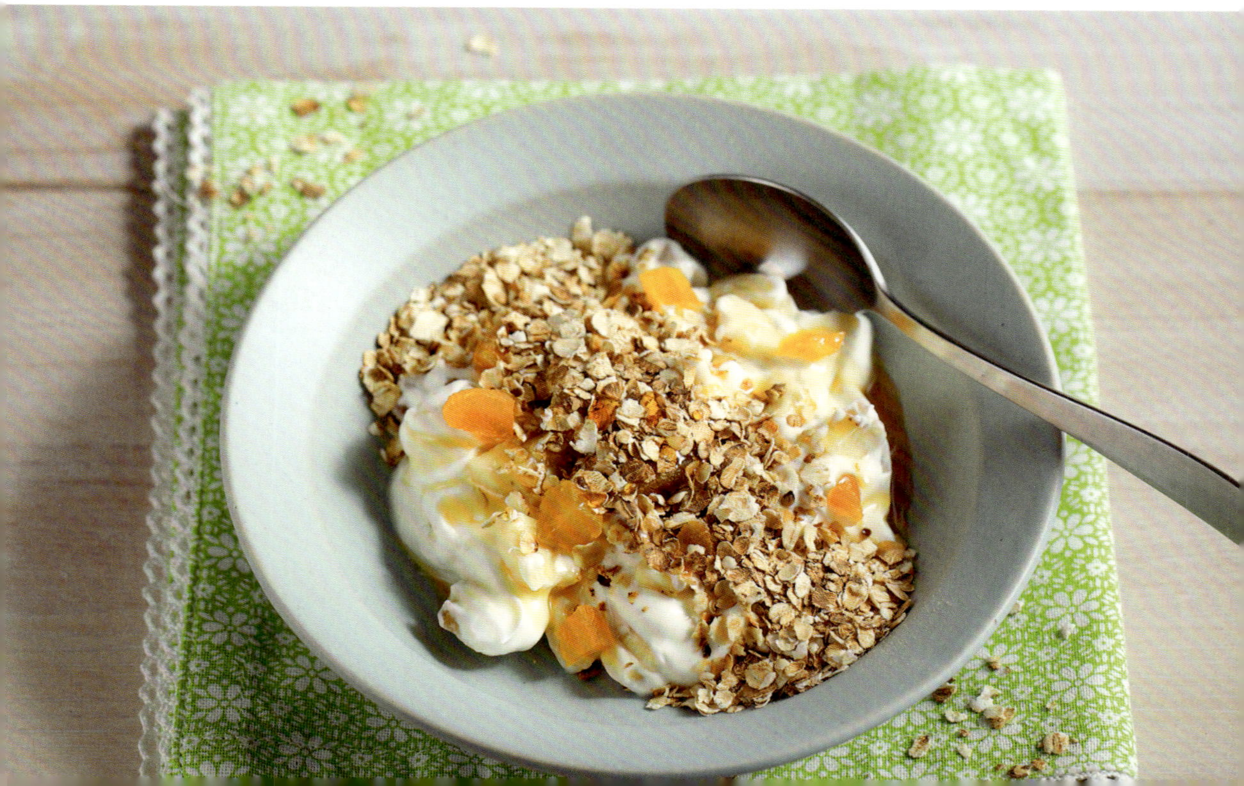

Fruchtiger Kichererbsensalat

MITTAGESSEN – vegetarisch
Zubereitung: ca. 45 Minuten
ca. 550 kcal, 6 g RS

- 1 Scheibe Pumpernickel (72 g)
- ⅓ getrocknete Chilischote
- 70 g rote Zwiebel
- ½ Avocado (50 g)
- 2 TL Zitronensaft
- 50 g Rucola oder Pflücksalat
- 125 g Kichererbsen, gekocht oder Konserve (entspricht 51 g roh)
- 1 unbehandelte Orange
- 80 g Naturjoghurt, 3,5 % Fett
- Salz

1 Pumpernickel in Würfel schneiden und in einer Pfanne ohne Fett kross rösten.

2 Chili entkernen und fein hacken. Zwiebel schälen und in feine Ringe schneiden. Avocado halbieren und die Hälfte ohne Kern schälen und in Scheiben schneiden. Mit Zitronensaft und Chili marinieren. Die andere Hälfte mit Zitronensaft beträufeln, in Klarsichtfolie wickeln und im Kühlschrank aufheben (zum Beispiel für das Frühstück am Tag 4, siehe Seite 118).

3 Salat waschen, trocken schütteln und auf einem Teller anrichten. Kichererbsen und marinierte Avocado darauf verteilen. Orangenschale abreiben und die Filets auslösen (Saft auffangen). Fruchtfleisch auf Salat anrichten.

4 Orangensaft mit Joghurt, abgeriebener Orangenschale und 7 Esslöffel Wasser verrühren. Mit Salz abschmecken und über den Salat geben. Pumpernickelcroûtons darüberstreuen.

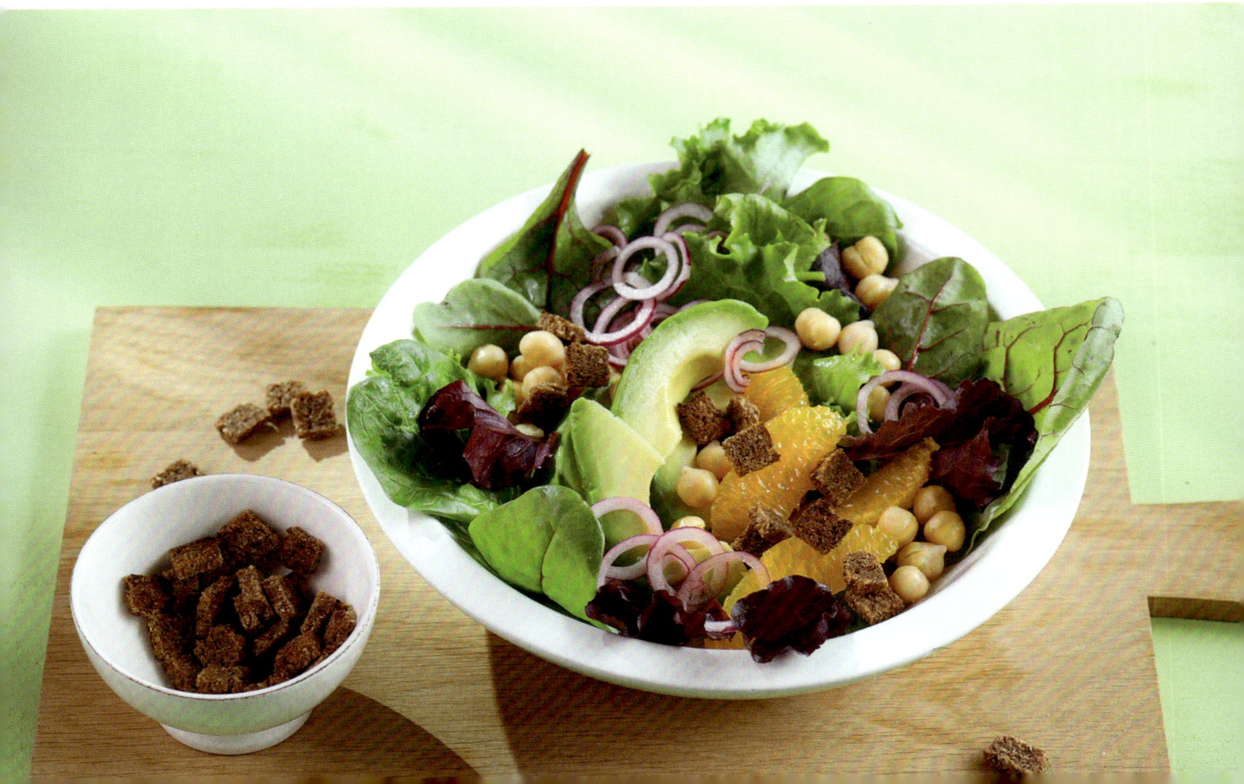

Brotpizza aus der Pfanne

ABENDESSEN – vegetarisch
Zubereitung: ca. 20 Minuten
ca. 500 kcal, 8,5 g RS

- 50 g Tomaten (Konserve)
- 40 g braune Linsen, gekocht oder Konserve (entspricht 17 g roh)
- Salz, Pfeffer
- 1 Zweig frischer Rosmarin
- 2 Champignons
- ½ Paprikaschote
- 2 Artischockenherzen (Konserve)
- 4 schwarze Oliven, entsteint
- 2 Scheiben Pumpernickel (à 72 g)
- 20 g geriebener Emmentaler, 45 % Fett
- 5 g Halbfettbutter

1 Tomaten mit Linsen in einen Topf geben. Kräftig salzen und pfeffern. Rosmarin waschen. Die Nadeln abzupfen, fein hacken und zu den Tomaten geben. Kurz aufkochen lassen, dann ohne Deckel und unter gelegentlichem Rühren köcheln lassen, bis sich die Flüssigkeit auf ewa ein Drittel reduziert hat.

2 Champignons und Paprikaschote waschen, putzen und klein schneiden. Artischockenherzen würfeln, Oliven halbieren oder in schmale Streifen schneiden.

3 Pumpernickel mit Tomatensauce bestreichen, mit Gemüse belegen und mit geriebenem Käse bestreuen. Butter in einer Pfanne erhitzen. Belegte Pumpernickel zugeben und bei geschlossenem Deckel circa 5 Minuten kross braten.

→ FÜR MORGEN VORBEREITEN

Kartoffeln und Gerstengraupe kochen. Canellini-Bohnen eventuell morgens einweichen und abends kochen. Wurstsalat zubereiten und marinieren (im Kühlschrank aufbewahren).

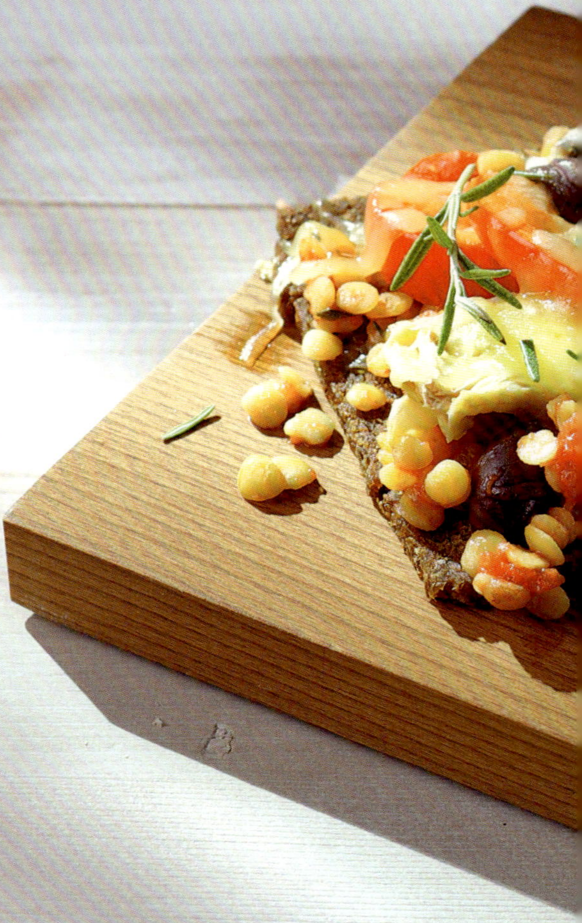

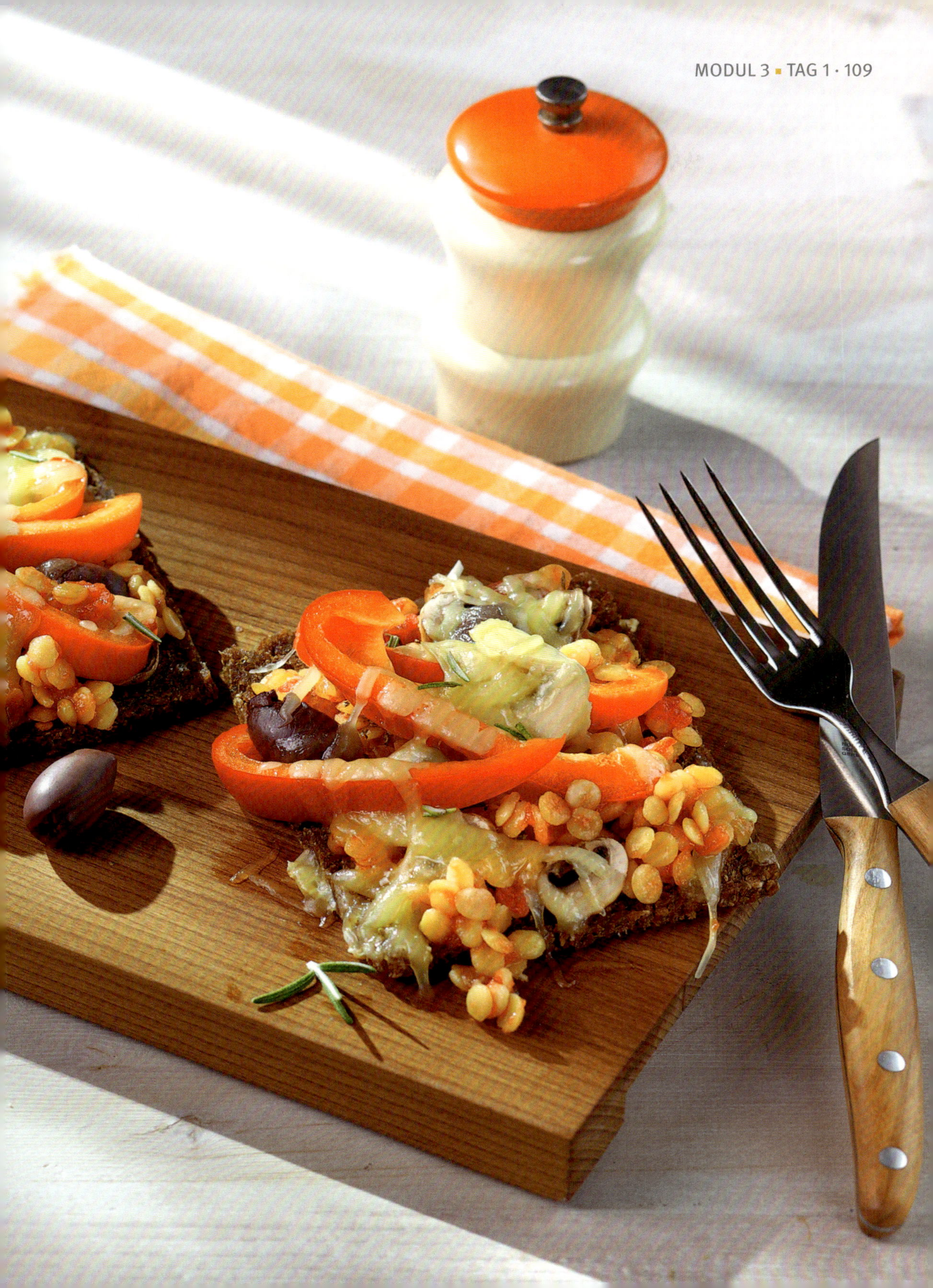

Croissant mit Bananenquark

FRÜHSTÜCK
Zubereitung: ca. 5 Minuten
ca. 460 kcal, 6 g RS

- 100 g Magerquark
- 1 grüne Banane
- 1 Croissant
- etwas Kakao zum Bestäuben

1 Magerquark mit 2–3 Esslöffel Wasser glatt rühren. Banane schälen, in Stücke schneiden und in den Quark mischen.

2 Croissant halbieren und den Quark auf beiden Hälften verteilen. Nach Belieben mit etwas Kakao bestäuben.

TIPP HÖRNCHEN GEHT AUCH

Toll, dass Sie nicht mal auf Croissants verzichten müssen, finden Sie nicht? Es kommt eben auf die geschickte Kombination an. Statt des üppigen Croissants können Sie aber auch ein Milchhörnchen oder eine Scheibe Hefezopf nehmen. In diesem Fall dürfen Sie den Magerquark dann zusätzlich mit 1 Esslöffel Ahornsirup oder Honig verfeinern.

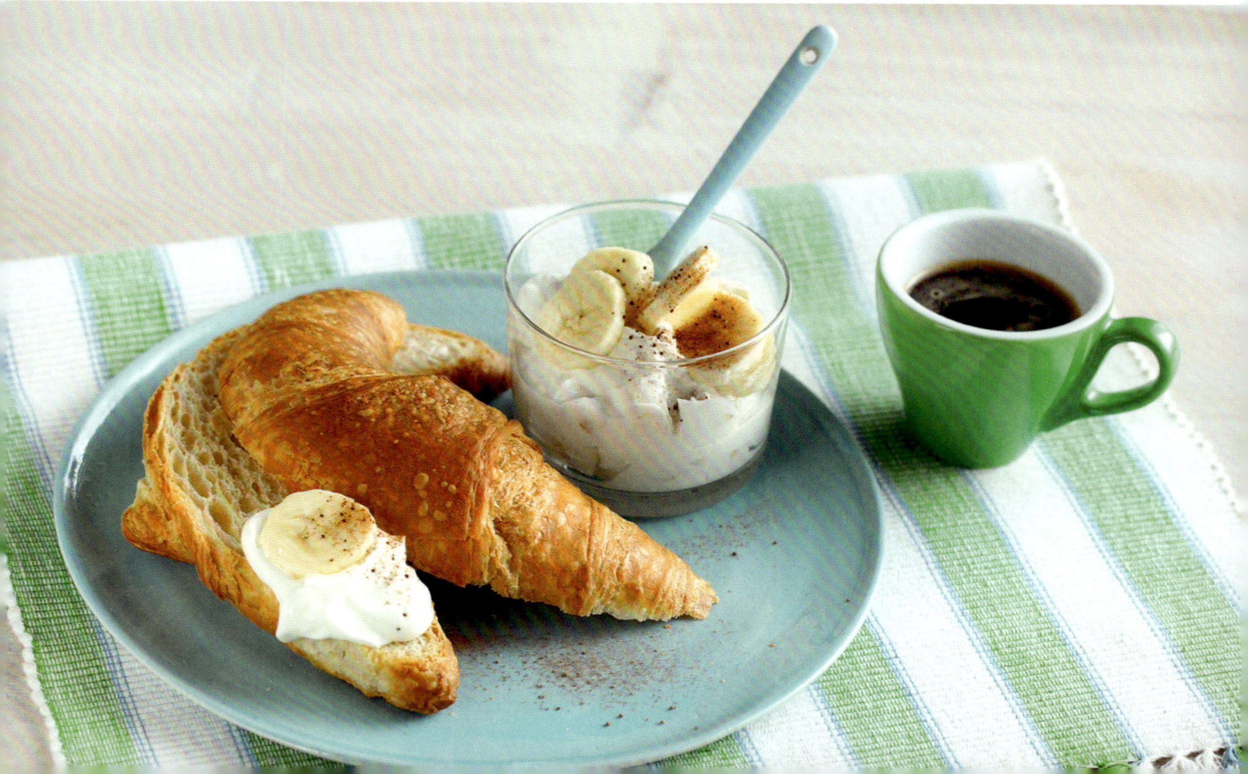

Graupenminestrone

MITTAGESSEN – vegetarisch
Zubereitung: ca. 30 Minuten
ca. 520 kcal, 7,5 g RS

- je 100 g Knollensellerie, Fenchel, Champignons und Möhren
- 1 Frühlingszwiebel
- 1 EL Olivenöl
- 200 g Tomaten (Konserve)
- ½ Chilischote
- 125 g Canellini-Bohnen, gekocht oder Konserve (entspricht 54 g roh)
- 75 g Erbsen (TK)
- 75 g gekochte Gerstengraupe (entspricht 32 g roh)
- 1 EL italienische Kräuter (TK)
- Salz

1 Sellerie, Fenchel, Pilze, Möhren waschen, putzen und klein würfeln. Frühlingszwiebel waschen, putzen und in feine Ringe schneiden.

2 Öl in einem Topf erhitzen. Sellerie, Fenchel und Möhren darin kurz scharf anbraten. Tomaten zugeben. Alles 10 Minuten köcheln lassen.

3 Chilischote entkernen und fein hacken. Gemeinsam mit den Pilzen, Bohnen, Erbsen und Graupen zu den Tomaten geben. Kräuter unterrühren und die Minestrone kräftig mit Salz abschmecken. Bei geschlossenem Deckel weitere 10 Minuten köcheln lassen.

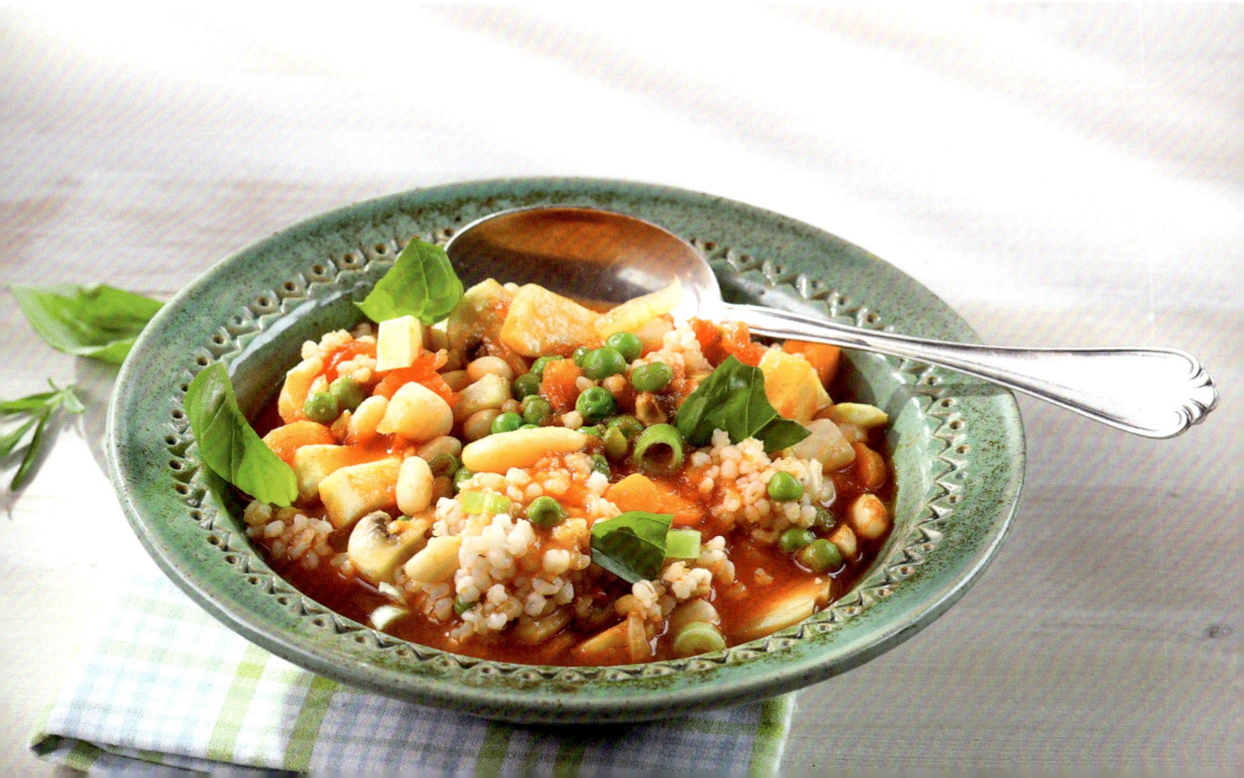

Kartoffel-Sellerie-Stampf mit Würstchensalat

ABENDESSEN – bürotauglich
Zubereitung: ca. 30 Minuten
ca. 530 kcal, 6,5 g RS

- 150 g gekochte, abgekühlte Kartoffeln
- 200 g Knollensellerie
- 200 ml Milch, 1,5 % Fett
- 1 Frühlingszwiebel
- 75 g Erbsen (TK)
- 100 g Gurke
- 100 g Radieschen
- 2 Geflügelwiener (100 g)
- 2 EL Weißweinessig
- Salz, Pfeffer
- 3 TL Kresse

1 Kartoffeln pellen und klein schneiden. Sellerie schälen und würfeln. Beides mit der Milch in einem Topf auf mittlerer Flamme bei geschlossenem Deckel und unter gelegentlichem Rühren 20 Minuten köcheln lassen. Dann mit einem Kartoffelstampfer oder einer Gabel zerdrücken, salzen und pfeffern.

2 Frühlingszwiebel waschen, putzen und in feine Ringe schneiden. Erbsen 2 Minuten in kochendem Wasser garen. Sofort kalt abschrecken, damit sie schön grün bleiben.

3 Gurke waschen und in feine, kurze Stifte schneiden. Radieschen waschen, putzen und in dünne Scheiben schneiden. Wiener ebenfalls in dünne Scheiben schneiden.

4 Erbsen, Gurke, Würstchen und Radieschen in eine Schüssel geben. Mit Essig mischen, kräftig salzen und pfeffern und am Schluss mit Frühlingszwiebelringen und Kresse bestreuen. Zum Kartoffelstampf servieren.

TIPP SELLERIE ERSETZEN

Wenn Sie Knollensellerie nicht mögen, können Sie ihn durch Pastinake, Petersilienwurzel oder Blumenkohl ersetzen.

→ FÜR MORGEN VORBEREITEN

Canellini-Bohnen eventuell morgens einweichen und abends kochen. Kartoffeln kochen. Heidelbeercreme zubereiten (abgedeckt im Kühlschrank ziehen lassen).

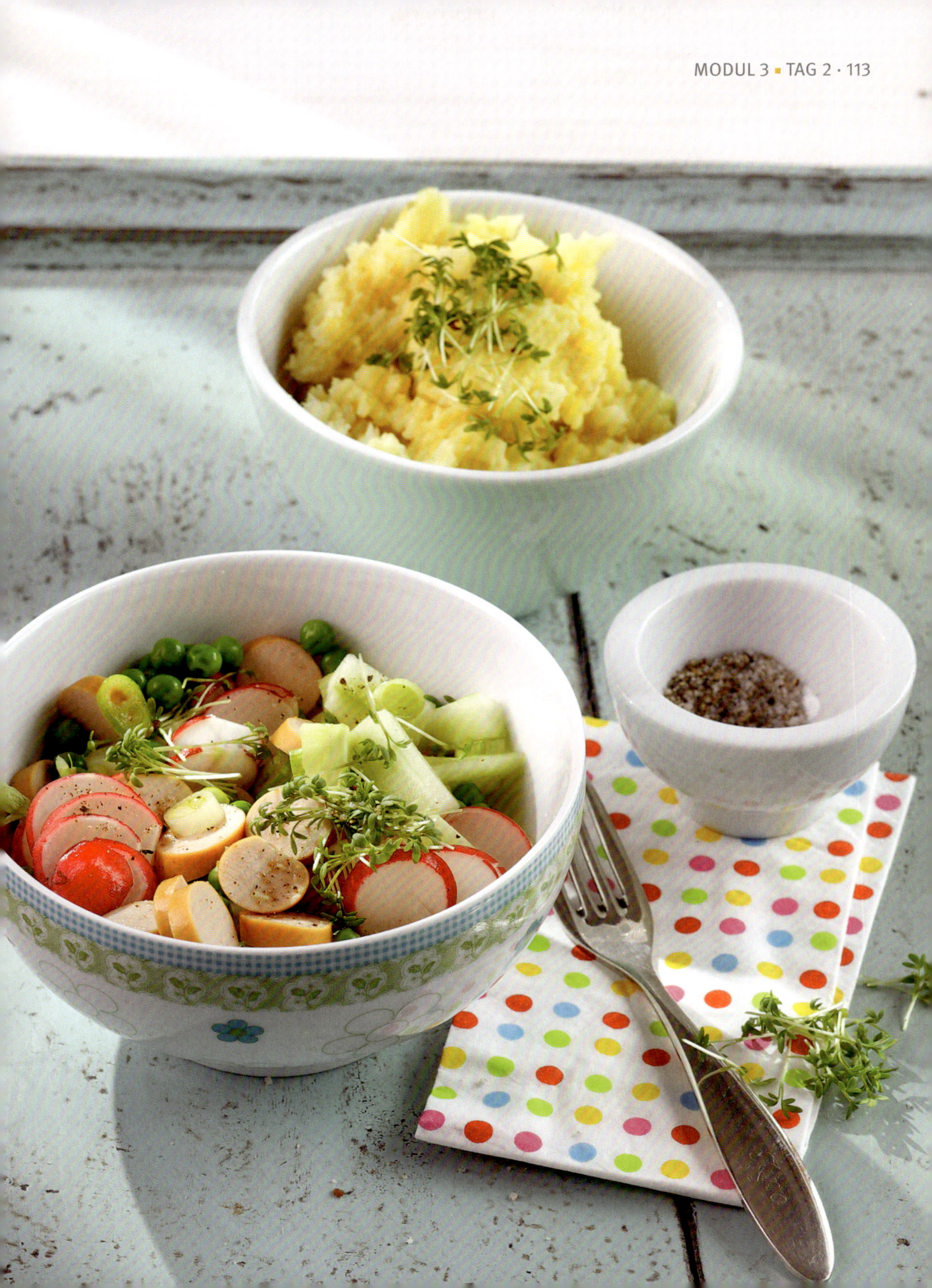

Pumpernickel-Heidelbeer-Creme

FRÜHSTÜCK
Zubereitung: ca. 10 Minuten
ca. 430 kcal, 5 g RS

- 100 g Pumpernickel
- 150 g Magerquark
- 1 Päckchen Orangenzucker (8 g)
- 80 g Heidelbeeren

1 Pumpernickel fein würfeln. Quark mit 2 Esslöffel Wasser glatt rühren. Orangenzucker zugeben. Heidelbeeren kalt abbrausen und vorsichtig trocken tupfen.

2 In einem Glas abwechselnd Pumpernickel, Quark und Heidelbeeren schichten. Kurz ziehen lassen, noch besser über Nacht.

TIPP BEERENVIELFALT

Statt Heidelbeeren können Sie auch Himbeeren, Johannisbeeren, Erdbeeren, Stachelbeeren oder Brombeeren, aber auch Pflaumen, Pfirsiche, Birnen oder Äpfel in das Glas schichten.

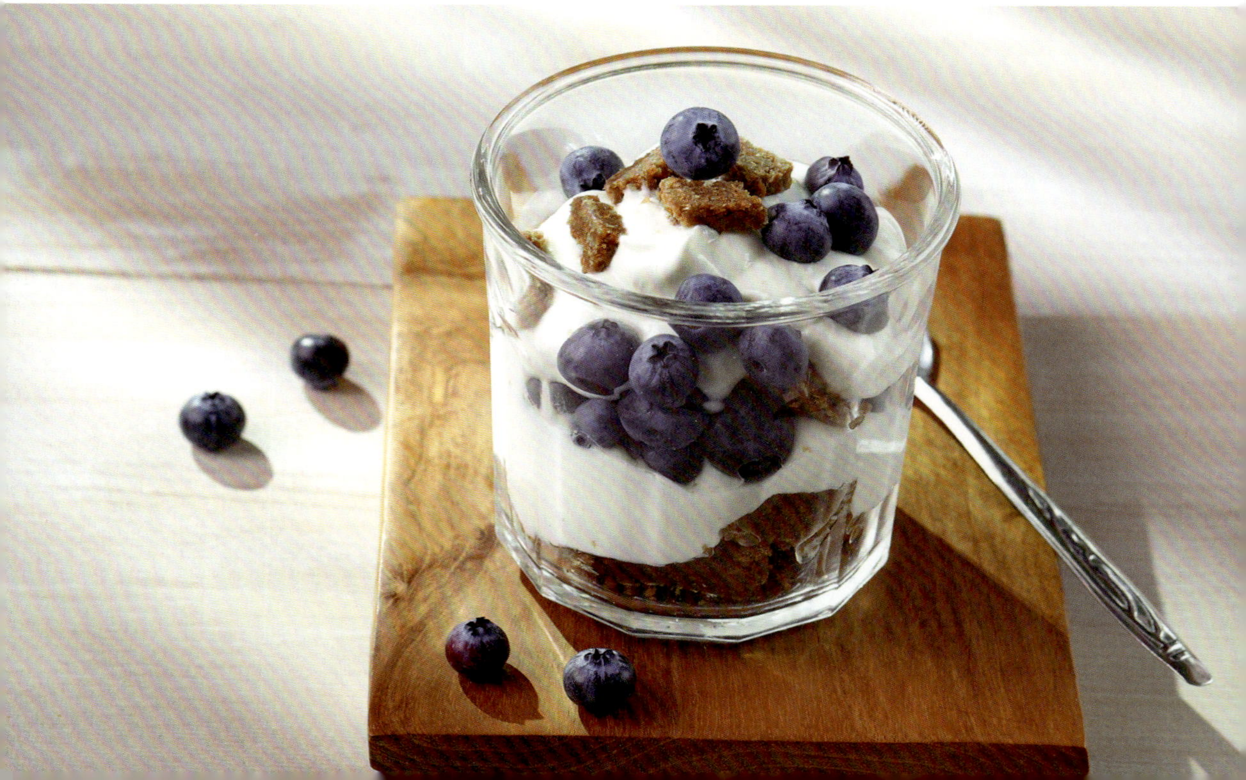

Bohnensuppe mit Knusperkartoffeln

MITTAGESSEN – vegetarisch
Zubereitung: ca. 25 Minuten
ca. 450 kcal, 5 g RS

- 2 Knoblauchzehen
- 150 g Zwiebeln
- 2 Frühlingszwiebeln
- 2 Stangen Staudensellerie
- 2–3 Möhren (180 g)
- 15 g Halbfettbutter
- 150 g Tomaten
- 200 ml Gemüsebrühe
- 1 kleine Paprikaschote
- ½ getrocknete Chilischote
- 1 TL Paprikapulver, edelsüß, Salz
- 125 g Canellini-Bohnen, gekocht oder Konserve (entspricht 54 g roh)
- 100 g gekochte, abgekühlte Kartoffeln
- frisch gehackte Petersilie

1 Knoblauch und Zwiebeln schälen und fein hacken. Frühlingszwiebel und Sellerie waschen, Möhren schälen. Alles klein würfeln.

2 In einem Topf 10 Gramm Butter schmelzen. Knoblauch, Zwiebeln, Frühlingszwiebeln und Sellerie darin kurz anschwitzen. Tomaten waschen, würfeln und dazu geben. Mit Brühe ablöschen. Möhren zufügen. 5 Minuten köcheln.

3 Paprika waschen, entkernen und fein würfeln. Chili entkernen und hacken. Beides zum Gemüse geben, Paprikapulver zufügen, salzen; weitere 5 Minuten köcheln. Bohnen zugeben und bei kleiner Hitze 5 Minuten ziehen lassen.

4 Kartoffeln würfeln und in der restlichen Butter 10 Minuten kross anbraten und über die Suppe streuen. Mit Petersilie garnieren.

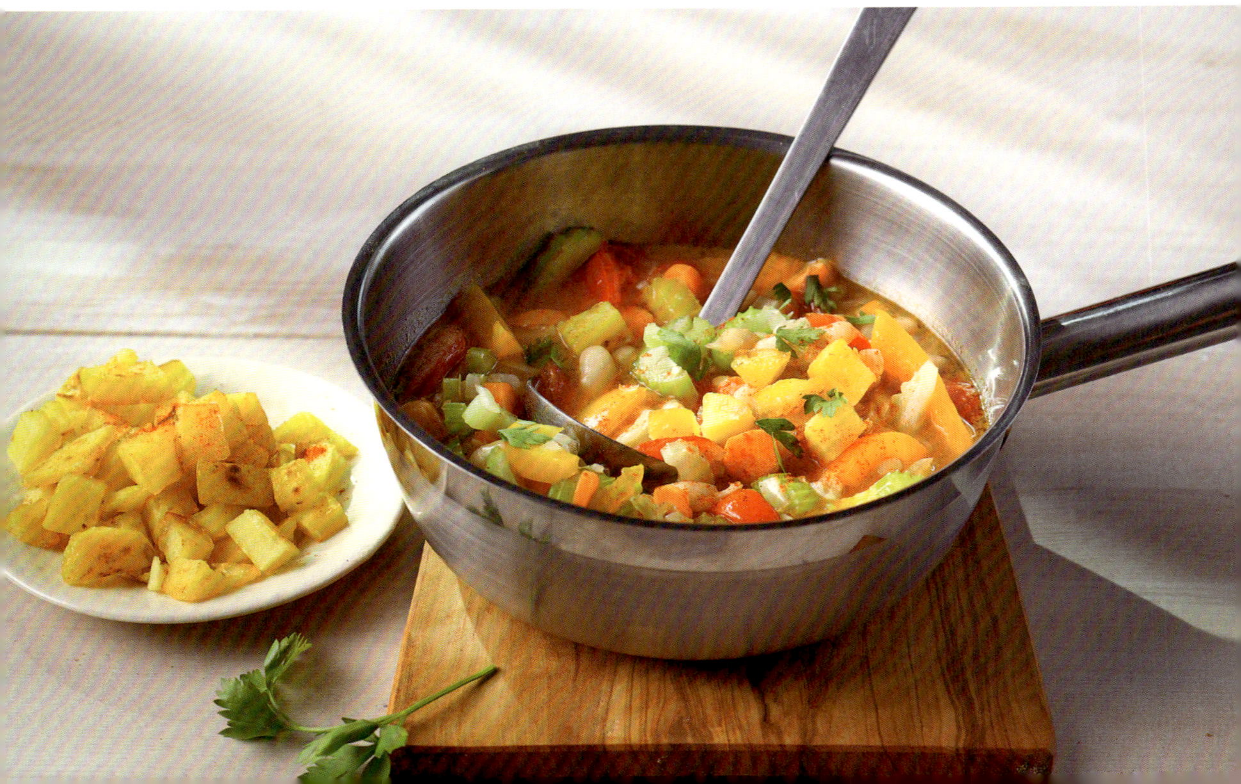

Bunte Ofentortilla

ABENDESSEN – vegetarisch
Zubereitung: ca. 45 Minuten
ca. 550 kcal, 6,5 g RS

- 1 TL Halbfettbutter
- 200 g gekochte, abgekühlte Kartoffeln
- 5 Champignons
- 1 Frühlingszwiebel
- 50 g Paprika, eingelegt ohne Öl (Glas)
- 2 Eier
- 100 ml Milch, 1,5 % Fett
- 2 TL frisch gehackte Petersilie
- Salz, Pfeffer

1 Ofen auf 180 Grad (Ober-/Unterhitze) vorheizen. Kartoffeln in dünne Scheiben schneiden. Butter in eine ofenfeste Pfanne geben und die Kartoffeln auf jeder Seite 5 Minuten kross anbraten.

2 Inzwischen Champignons und Frühlingszwiebel waschen, putzen und klein schneiden. Paprika in feine Streifen schneiden. Pilze, Paprika und die Hälfte der Frühlingszwiebel über die Kartoffeln geben.

3 Ei und Milch verquirlen, Petersilie zufügen, kräftig salzen und pfeffern. Die Masse über das Gemüse geben.

4 Tortilla auf der zweiten Schiene von unten 20 Minuten backen. Vor dem Servieren die restlichen Frühlingszwiebeln darüber geben.

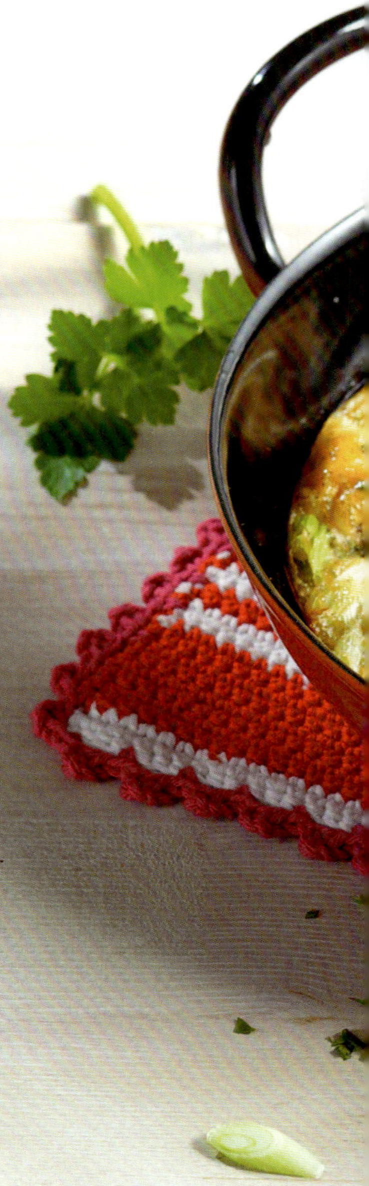

→ FÜR MORGEN VORBEREITEN

Ei hart kochen. Linsen eventuell morgens einweichen und abends kochen. Orange auspressen (Saft im Kühlschrank aufbewahren).

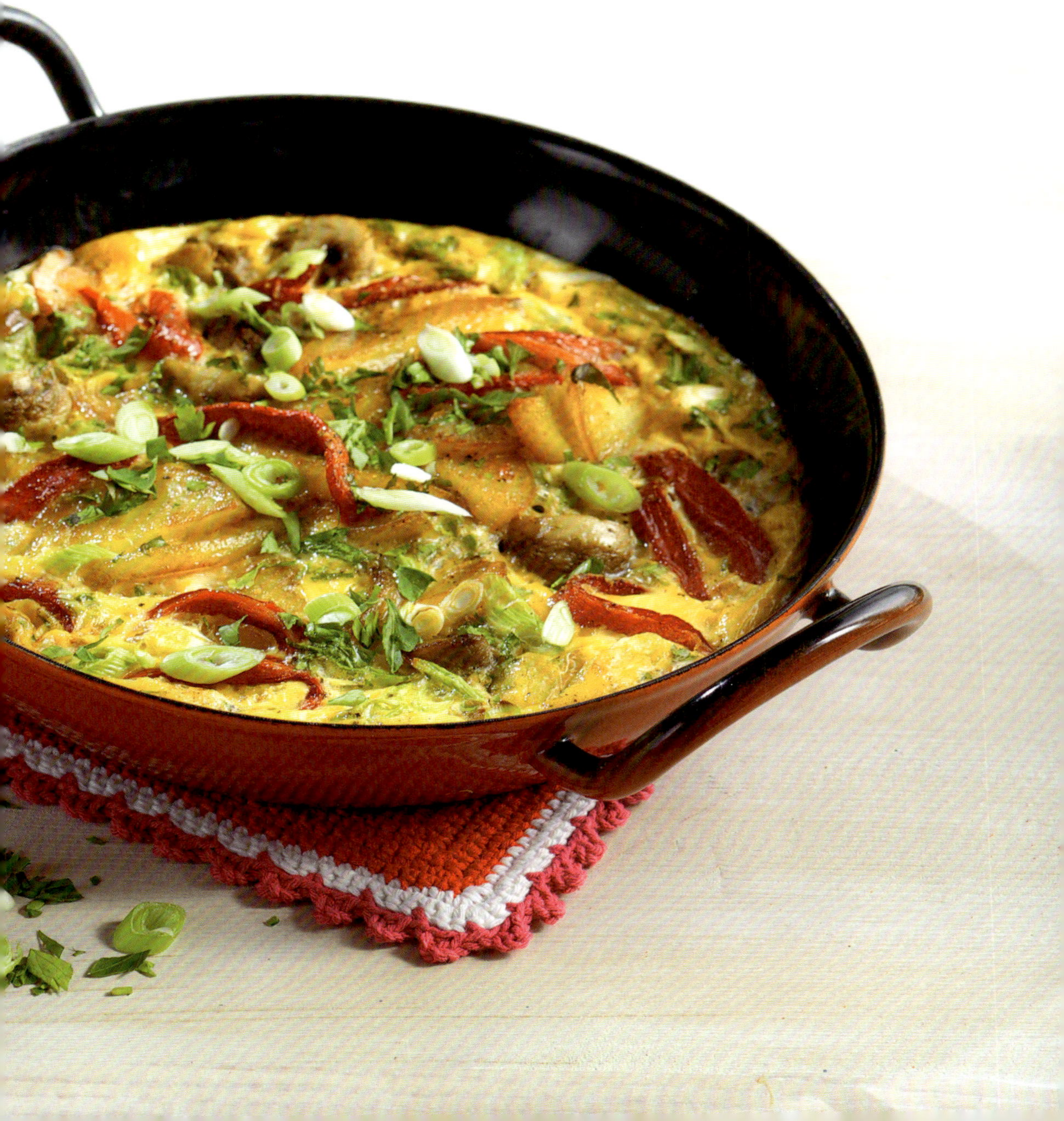

Ei-Sandwich mit Pesto

FRÜHSTÜCK
Zubereitung: ca. 5 Minuten
ca. 400 kcal, 6 g RS

- 2 Scheiben Vollkorntoast
- 10 g Pesto, z. B. Pesto verde
- ein paar Blätter Pflücksalat
- ¼ Avocado (25 g)
- 1 hart gekochtes Ei
- Salz, Pfeffer
- 1 TL Kresse
- 1 grüne Banane

1 Toasts rösten. Eine Scheibe mit Pesto bestreichen. Salat waschen und trocken schütteln. Wenn Sie nicht die Avocadohälfte von Tag 1 verwenden, Avocado halbieren und die Hälfte ohne Kern schälen. Davon die Hälfte in Scheiben schneiden. Die andere Hälfte mit Zitronensaft beträufeln, in Klarsichtfolie wickeln und im Kühlschrank aufheben (etwa als Snack). Avocado und Salat auf dem Toast verteilen.

2 Ei pellen, in Scheiben schneiden und auf das Toast geben. Salzen und pfeffern und mit Kresse bestreuen.

3 Mit der zweiten Toastscheibe bedecken und servieren. Dazu eine grüne Banane essen.

TIPP EIWEISSSNACK

Kochen Sie gleich mehrere Eier hart vor. Sie sind ein optimaler Snack, der Sie mit wertvollem Protein versorgt und gleichzeitig hervorragend sättigt.

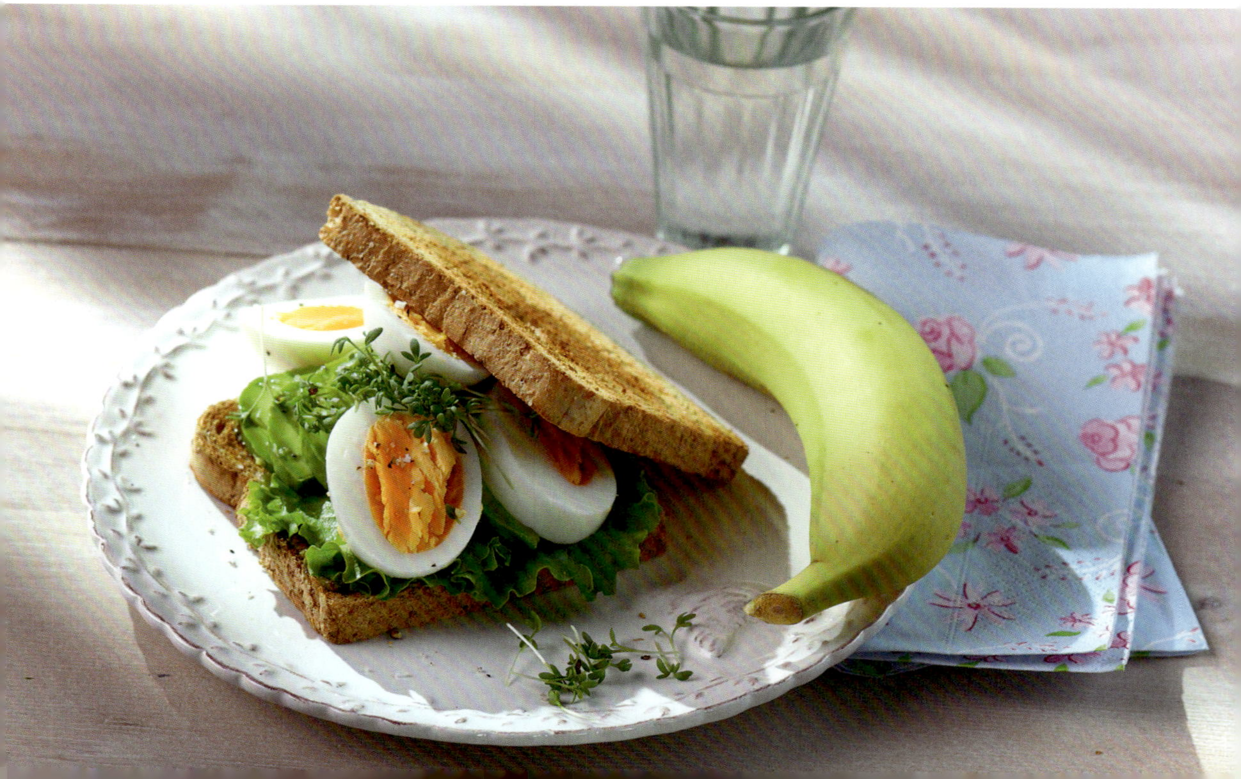

Bananenschmarrn

MITTAGESSEN – vegetarisch
Zubereitung: ca. 25 Minuten
ca, 520 kcal, 6 g RS

- 1 Ei
- 80 g Weizenmehl
- 1 Päckchen Vanillezucker
- 120 ml Milch, 1,5 % Fett
- 1 grüne Banane
- 5 g Halbfettbutter
- ½ TL Puderzucker

1 Ei trennen. Eiweiß in einem hohen Gefäß mit dem Handrührgerät auf höchster Stufe zu steifem Schnee schlagen. Eigelb mit Mehl, Vanillezucker und Milch in eine Schüssel geben und mit dem Handrührgerät zu einem glatten Teig verrühren.

2 Banane schälen und in dünne Scheiben schneiden. Banane und Eiweiß vorsichtig unter den Teig heben.

3 Butter in einer beschichteten Pfanne erhitzen und den Teig hineingeben. Bei mittlerer Hitze 10 Minuten stocken lassen.

4 Bananenschmarrn wie einen Pfannkuchen wenden und weitere 10 Minuten braten. Mit zwei Gabeln in Stücke zupfen und mit Puderzucker bestäuben. Sofort servieren.

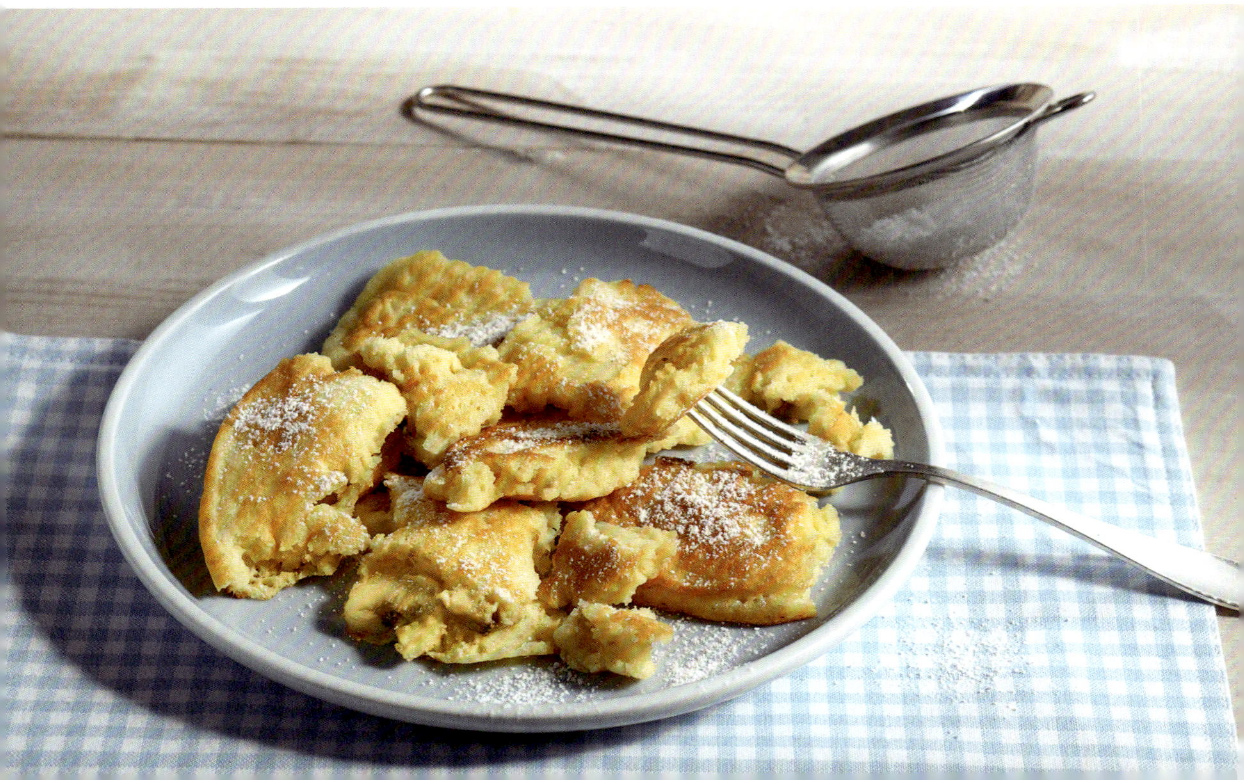

Marrakesch-Wrap

ABENDESSEN – vegetarisch
Zubereitung: ca. 25 Minuten
ca. 460 kcal, 5 g RS

- 50 g gewürzter Tofu, z. B. Mandel-Nuss-Tofu
- 50 g Möhre
- 1 TL Rapsöl
- 150 g gekochte rote Linsen (entspricht 63 g roh)
- 2 TL frisch gehackte Petersilie
- Salz, Pfeffer
- 50 g Naturjoghurt, 1,5 % Fett
- Saft von ¼ Orange
- ⅓ Chili-Schote
- 1 Weizentortilla (72 g)
- 2 TL frisch gehackter Koriander

1 Tofu in schmale Streifen schneiden. Möhre schälen, putzen und in dünne Stifte schneiden. In einer beschichteten Pfanne das Öl erhitzen und den Tofu darin 5 Minuten von allen Seiten kross braun anbraten.

2 Tofustreifen herausnehmen und die klein geschnittene Möhre in der heißen Pfanne ebenfalls 5 Minuten anbraten. Linsen und Petersilie zugeben, salzen und pfeffern.

3 Joghurt mit Orangensaft verrühren. Chilischote entkernen, hacken und dazugeben.

4 Weizentortilla in der Mikrowelle kurz aufwärmen. Mit Linsen, Tofu und Joghurt befüllen. Koriander darüberstreuen. Zusammenrollen und sofort servieren.

→ FÜR MORGEN VORBEREITEN
Milchreis kochen. Kartoffeln kochen.

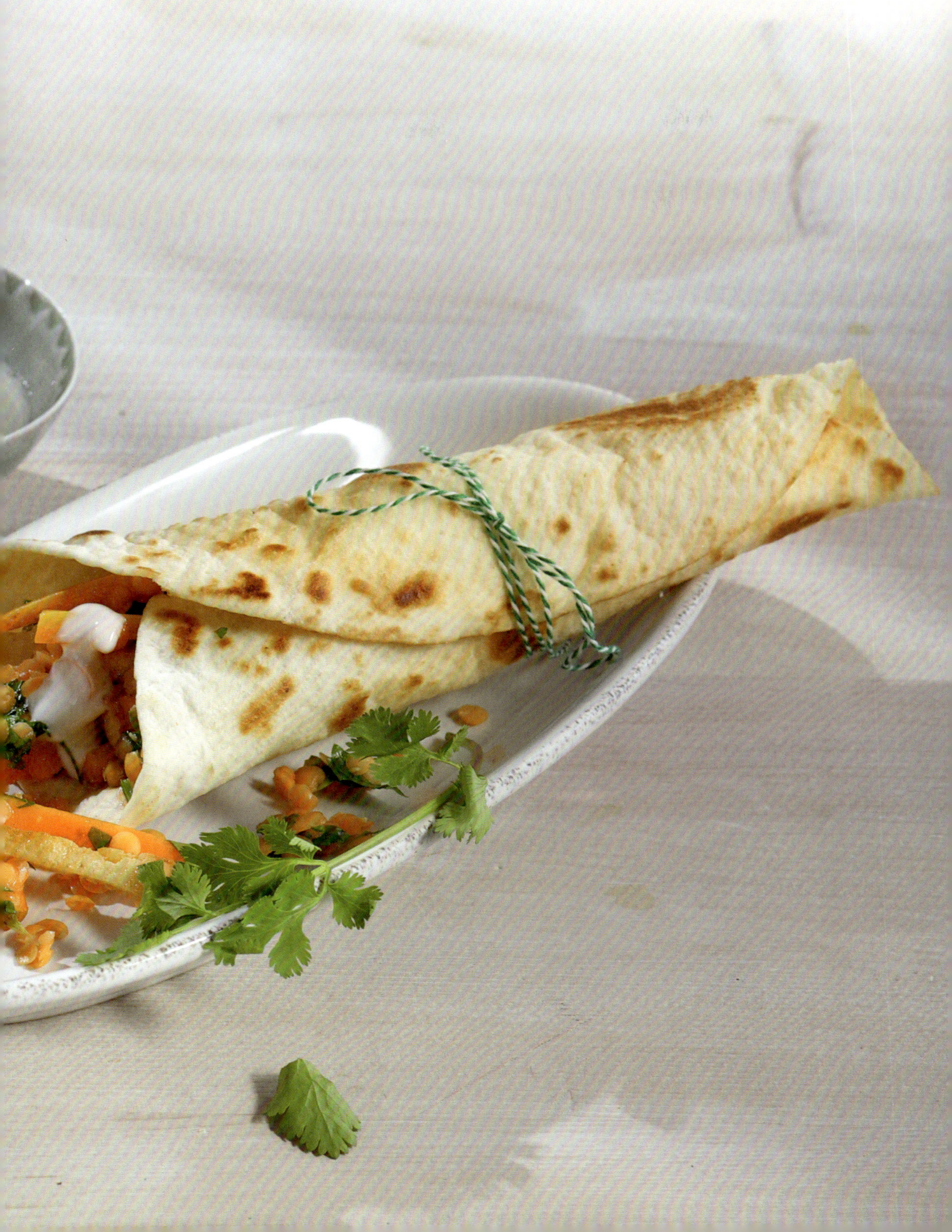

Orangen-Milchreis

FRÜHSTÜCK
Zubereitung: ca. 45 Minuten
ca. 550 kcal, 5 g RS

- ½ unbehandelte Orange
- 50 g Naturreis (brauner Reis)
- 200 ml Milch, 1,5 % Fett
- 1 Päckchen Vanillezucker
- 25 g getrocknete Cranberries
- ½ grüne Banane

1 Orangenschale mit einer Reibe fein abreiben. Die Filets mit einem scharfen Messer auslösen, dabei den Saft auffangen.

2 Orangensaft und Orangenfilets mit Reis, Milch und Zucker aufkochen und auf kleiner Flamme bei geschlossenem Deckel und unter gelegentlichem Rühren etwa 40 Minuten köcheln lassen. 10 Minuten vor Ende der Garzeit die Cranberries unterrühren.

3 Banane schälen und in Scheiben schneiden. Unter den fertigen Orangen-Milchreis heben und sofort servieren.

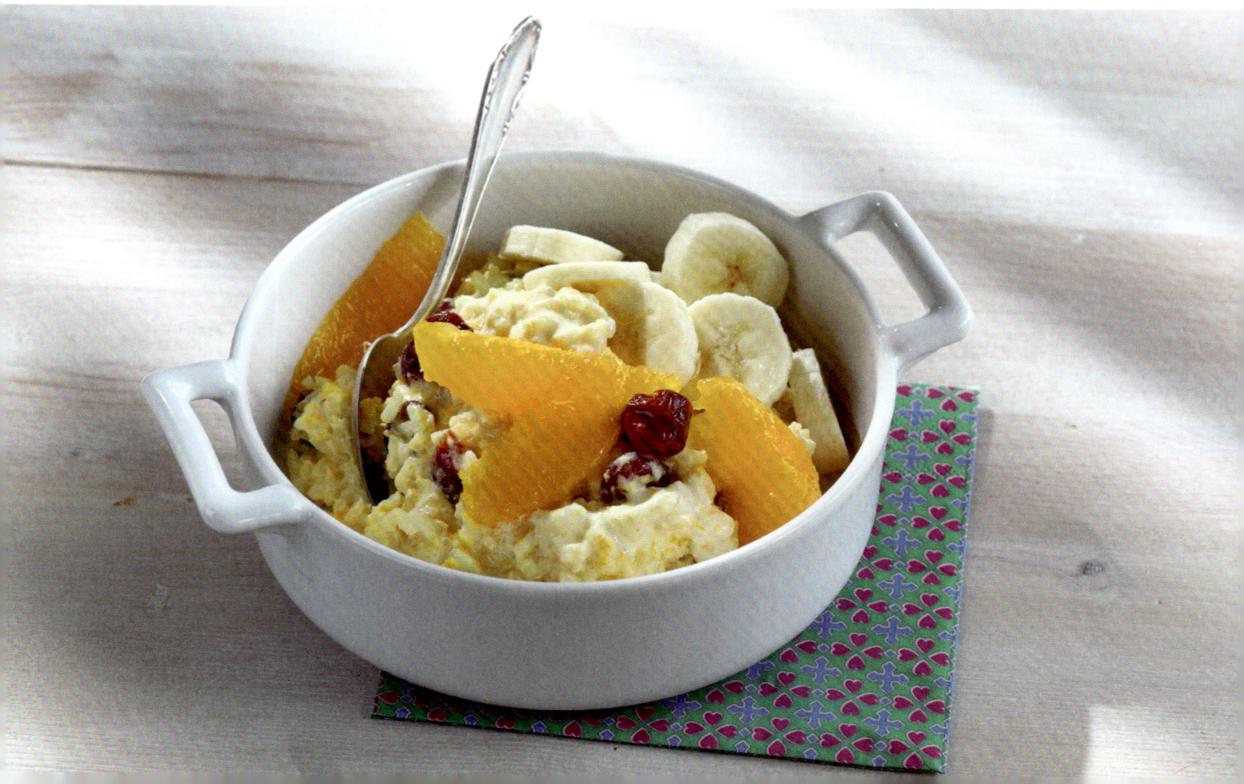

Kartoffelrösti mit Honigfeigen und Ziegenkäse

MITTAGESSEN – vegetarisch
Zubereitung: ca. 20 Minuten
ca. 450 kcal, 6,5 g RS

- 200 g gekochte, abgekühlte Kartoffeln
- Salz, Pfeffer
- 10 g Halbfettbutter
- 100 g Feigen oder Weintrauben
- 1 TL Honig
- 50 g Ziegenfrischkäse

1 Kartoffeln pellen, grob reiben, kräftig salzen und pfeffern. Butter in einer Pfanne schmelzen, Kartoffelmasse hineingeben, fest andrücken und auf höchster Stufe je Seite 7 Minuten kross anbraten.

2 Inzwischen die Feigen waschen und in Viertel schneiden (ersatzweise Weintrauben unter kaltem Wasser abbrausen, trocken schwenken und von den Stielen zupfen). Mit Honig beträufeln oder vermischen.

3 Rösti aus der Pfanne heben und auf einen Teller geben. Mit Ziegenkäse bestreichen und die Honigfeigen beziehungsweise Honigweintrauben darübergeben.

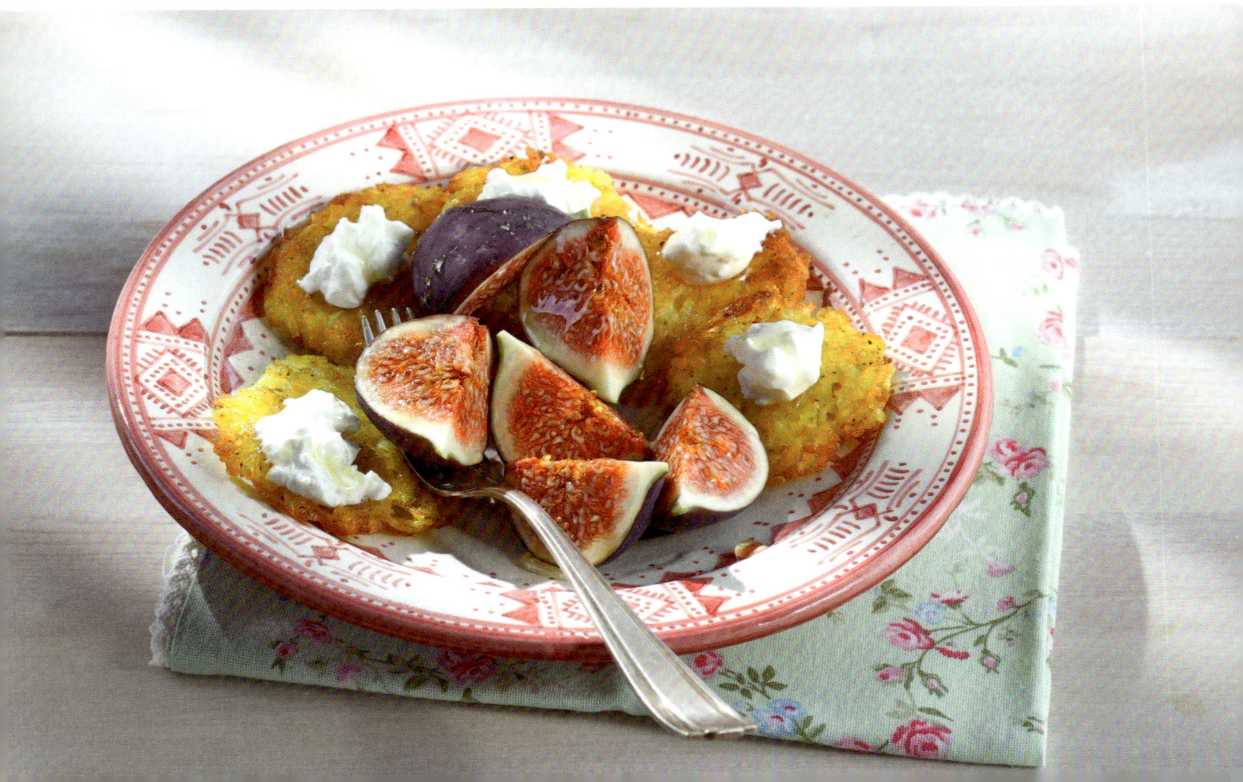

Kidneybohnen afrikanische Art

ABENDESSEN – vegetarisch
Zubereitung: ca. 30 Minuten
ca. 520 kcal, 5 g RS

- 50 g Naturreis (brauner Reis)
- 3–4 kleine Zwiebeln (100 g)
- 100 g Tomaten
- 100 g Möhre
- ⅓ getrocknete Chilischote
- 1 EL Sojasauce
- ½ TL Kurkuma
- ½ TL Currygewürz
- Salz
- 250 g Kidneybohnen (Konserve)
- 10 g geröstete, gesalzene Erdnüsse
- 2 TL frisch gehackter Koriander

1 Reis nach Packungsangabe 40 Minuten garen.

2 Zwiebeln schälen und hacken. Die Tomate waschen und vierteln. Möhre schälen und in dünne schräge Scheiben schneiden. Chilischote entkernen und fein hacken.

3 Sojasauce in einem Topf erhitzen. Zwiebeln und Möhre darin kurz scharf anbraten. Tomaten, Chili, Kurkuma und Curry hinzugeben, salzen und 5 Minuten köcheln lassen. Bohnen zugeben und weitere 5 Minuten köcheln lassen.

4 Erdnüsse hacken und mit dem Koriander über die Bohnen streuen. Mit Reis servieren.

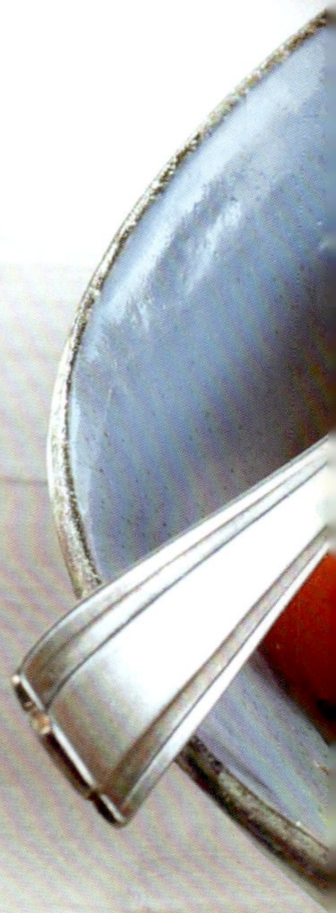

→ FÜR MORGEN VORBEREITEN

Bananentaler über Nacht im Kühlschrank fest werden lassen. Kartoffeln kochen. Linsen und Kichererbsen eventuell morgens einweichen und abends kochen.

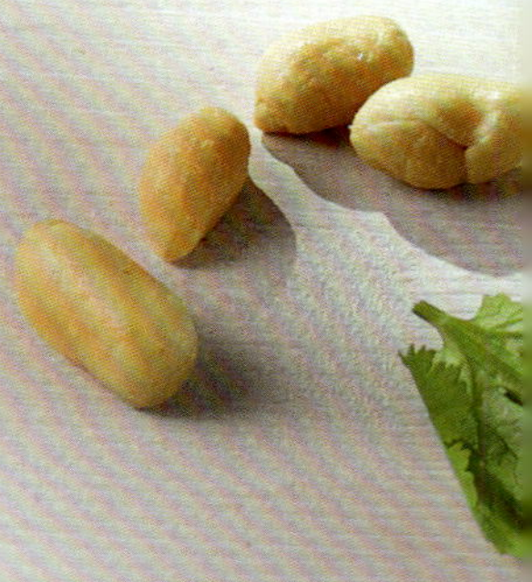

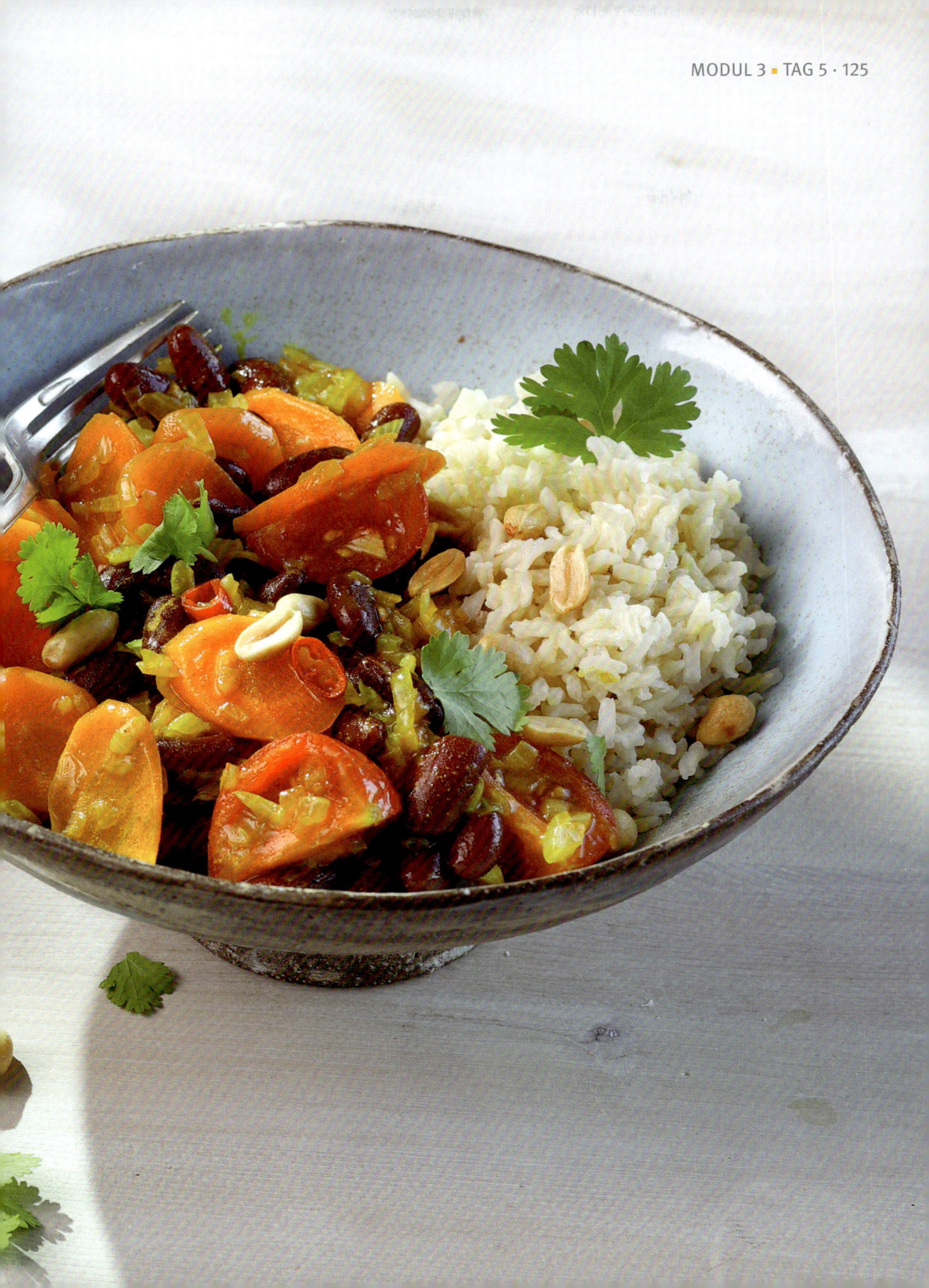

Banane-Kokos-Taler

FRÜHSTÜCK
Zubereitung: ca. 15 Minuten + 1 Stunde Kühlzeit
ca. 420 kcal, 5 g RS

- 1 grüne Banane
- 50 g dunkle Schokolade
- 12 g Kokosflocken
- Holzspieße

1 Banane in Scheiben schneiden. Schokolade in Stücke brechen, in eine Metallschüssel geben und über dem heißen Wasserbad langsam schmelzen.

2 Kokosflocken in einen Teller geben. Bananenstücke auf Holzspieße oder Zahnstocher stecken. Erst in die Schokolade tauchen, dann durch die Kokosflocken rollen.

3 Die Schoko-Kokos-Bananen auf einen mit Backpapier ausgelegten Teller legen und für 1 Stunde in den Kühlschrank stellen.

TIPP SÜSSER SNACK

Sie können die Bananentaler auch als süßen Snack verspeisen und mental in Ihrer Schnuckelkiste ablegen. 2 Taler gelten als ein Snack und liefern gleich noch eine kleine Portion resistente Stärke.

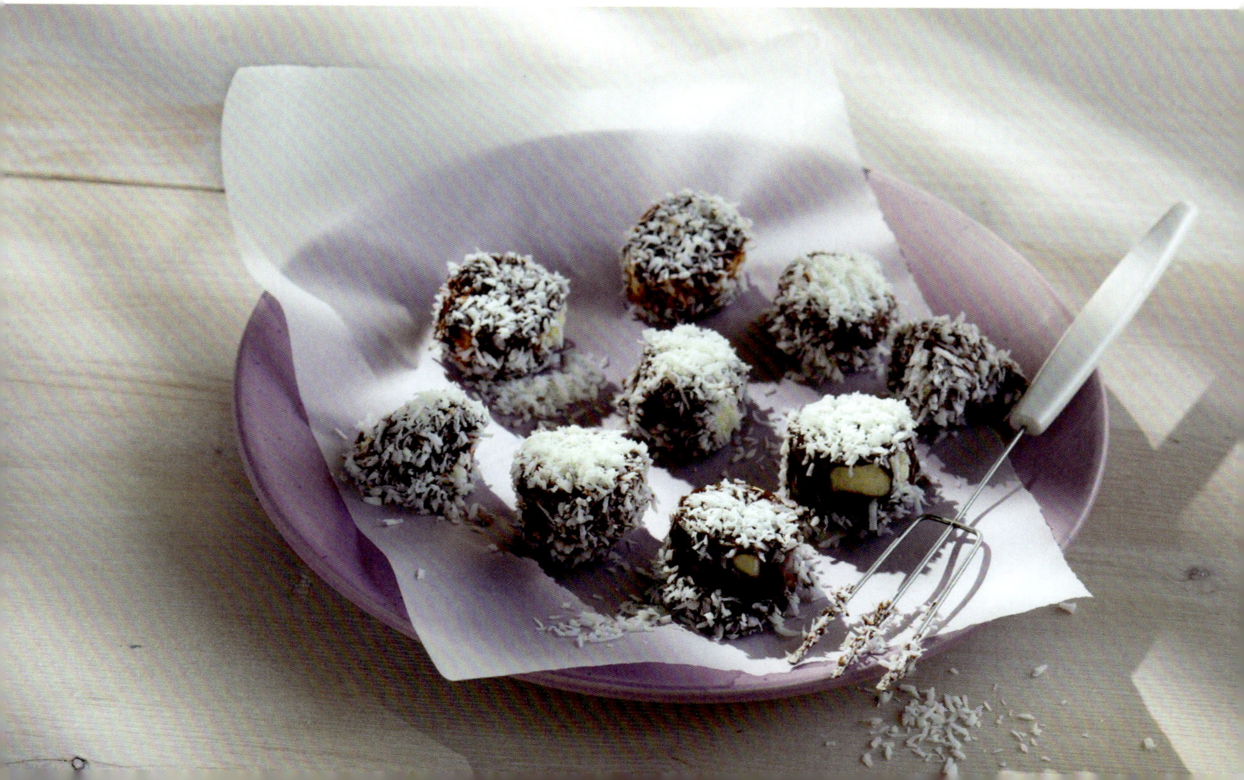

Linseneintopf

MITTAGESSEN
Zubereitung: ca. 20 Minuten
ca. 510 kcal, 8,5 g RS

- 100 g Knollensellerie
- 100 g Möhre
- 100 gekochte, abgekühlte Kartoffeln
- 2 Frühlingszwiebeln
- ⅓ getrocknete Chilischote
- 200 ml Brühe
- 100 g Tomaten (Konserve)
- 3 TL frisch gehackte Petersilie
- 200 g braune Linsen, gekocht oder Konserve (entspricht 84 g roh)
- 2 Geflügelwiener (100 g)

1 Sellerie, Möhre und Kartoffeln schälen und klein würfeln. Frühlingszwiebeln putzen und in Ringe schneiden. Chilischote hacken.

2 Das klein geschnittene Gemüse mit Brühe, Tomatenstücken, Petersilie und gehackter Chili in einen Topf geben, salzen und 10–15 Minuten leise köcheln lassen.

3 Linsen zugeben und alles 5 Minuten weiterköcheln lassen. Kurz vor Ende der Garzeit die klein geschnittenen Wiener zum Aufwärmen in den Topf geben.

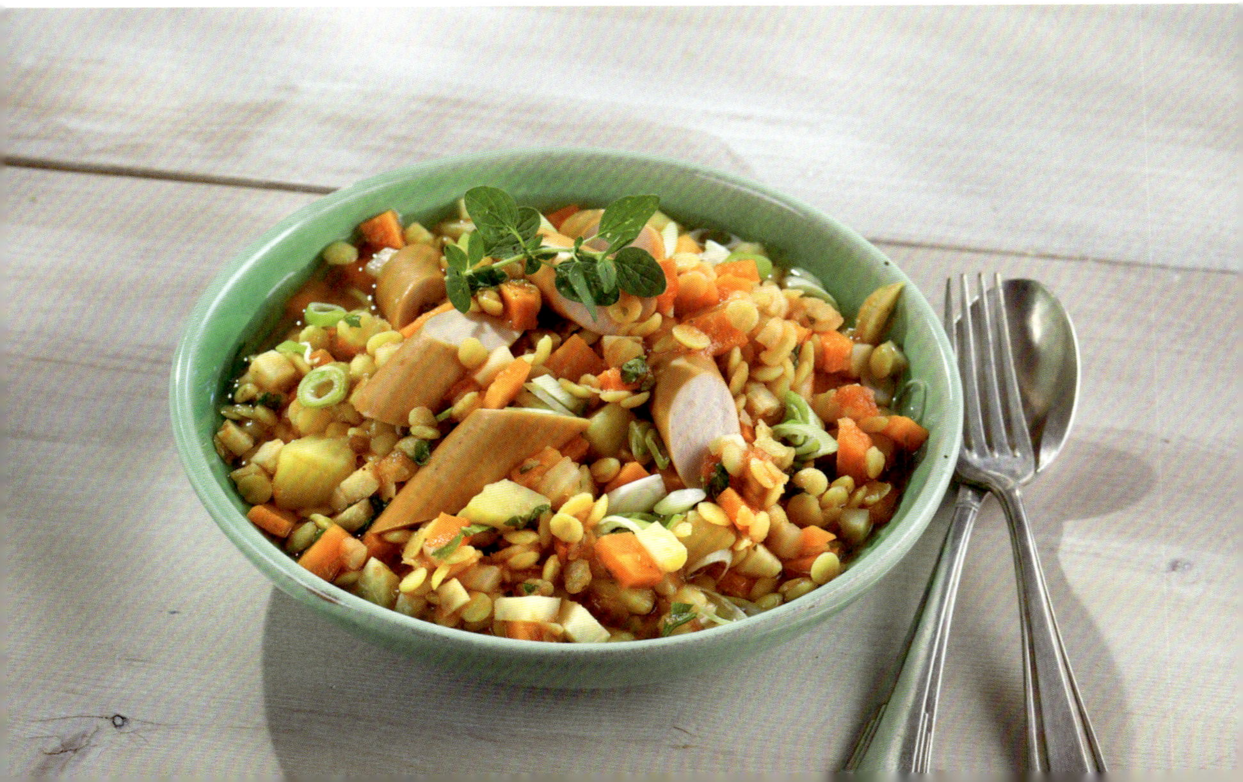

Kichererbsen-Moussaka

ABENDESSEN – vegetarisch
Zubereitung: ca. 45 Minuten + 30 Minuten Aubergine ziehen lassen
ca. 530 kcal, 5,5 g RS

- 100 g Aubergine
- 1 kleine Zwiebel
- 1 Knoblauchzehe
- 100 g gekochte, abgekühlte Kartoffeln
- ½ getrocknete Chilischote
- 1 TL Rapsöl
- 100 ml Wein (weiß oder rot)
- 100 g Tomaten (Konserve)
- 125 g Kichererbsen, gekocht oder Konserve (entspricht 51 g roh)
- Salz
- 150 g Naturjoghurt, 1,5 % Fett
- 1 Ei
- 1 TL Cumin oder Curry

1 Aubergine waschen, in dünne Scheiben schneiden, auf ein Küchenpapier legen und salzen. Nach 30 Minuten abspülen, auf ein Backblech legen und im vorgeheizten Ofen bei 200 Grad (Ober-/Unterhitze) auf der obersten Schiene 5–10 Minuten grillen, bis sie leicht kross und schön braun ist. Herausnehmen und den Backofen auf 180 Grad herunterdrehen.

2 Inzwischen Zwiebel und Knoblauch schälen und fein hacken. Kartoffeln pellen und würfeln. Chili entkernen und klein hacken.

3 In einem Topf das Öl erhitzen. Zwiebel und Knoblauch darin andünsten. Kartoffelwürfel hinzugeben, 2 Minuten scharf anbraten und mit Wein ablöschen. Chili, Tomaten und Kichererbsen hinzufügen und salzen.

4 Sauce und Auberginenscheiben abwechselnd dachziegelartig in eine ofenfeste Auflaufform schichten.

5 Joghurt mit Ei verquirlen und mit Cumin oder Curry würzen. Über die Auberginen geben. Moussaka im Backofen 30 Minuten backen.

TIPP ZEIT SPAREN

Diesen Auflauf können Sie ohne schlechtes Gewissen und geschmackliche Einbußen auch mit Kichererbsen aus der Konserve zubereiten. Einweichen und Vorgaren entfallen dann.

→ FÜR MORGEN VORBEREITEN

Kartoffeln kochen.

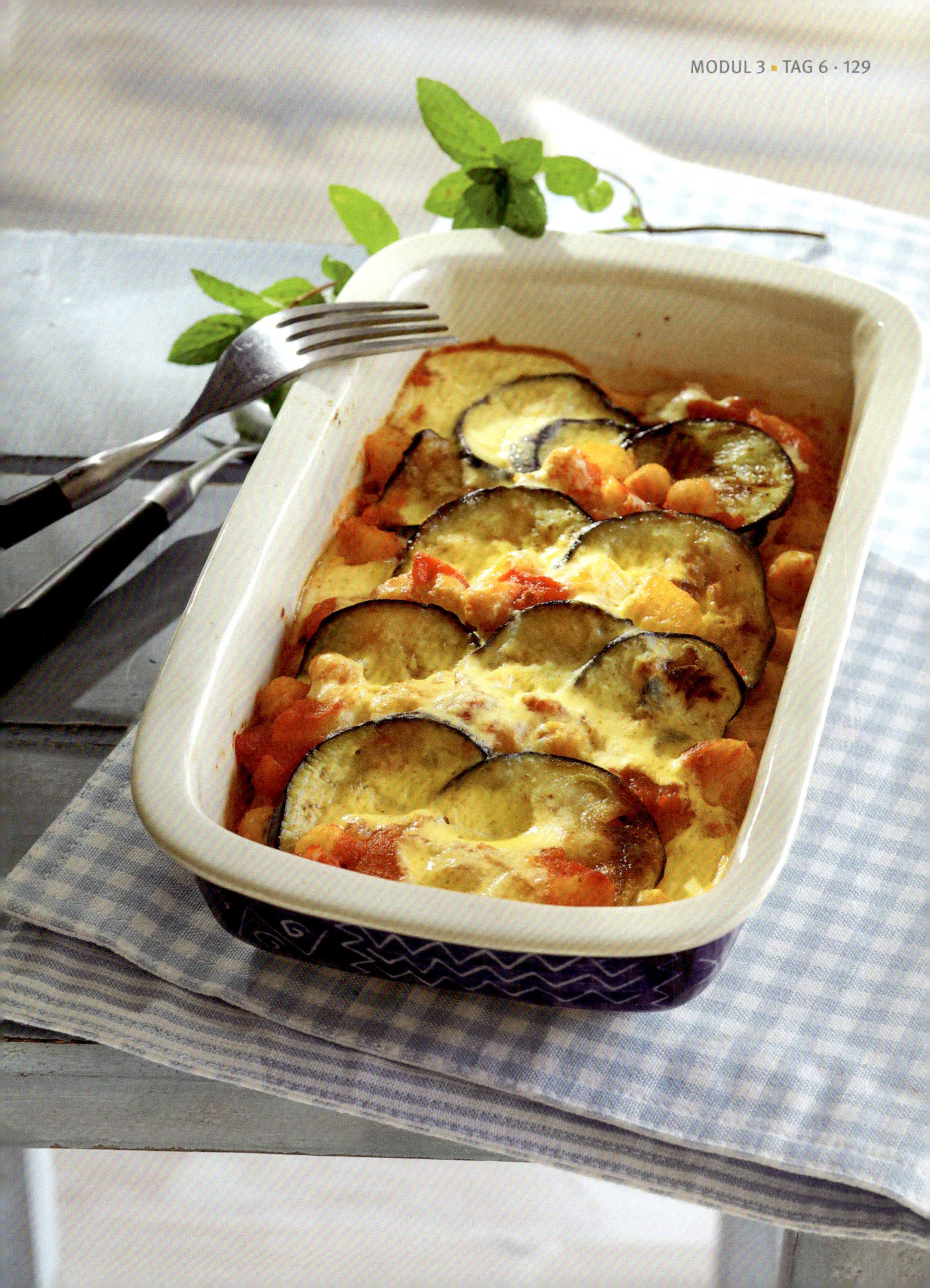

Pfirsich-Polenta-Auflauf

FRÜHSTÜCK
Zubereitung: ca. 60 Minuten
ca. 480 kcal, 6,5 g RS

- 38 g Maisgrieß
- 115 ml Milch, 1,5 % Fett
- 1 grüne Banane (100 g)
- 1 Päckchen Vanillezucker
- 1 Ei
- 100 g Pfirsich
- 10 g Mandelblättchen

1 Backofen auf 180 Grad (Ober-/Unterhitze) vorheizen. Für die Polenta Maisgrieß in Milch und 115 Milliliter Wasser unter Rühren kurz aufkochen, dann bei geringer Hitze 5 Minuten quellen lassen. Dabei immer weiterrühren.

2 Banane schälen und in Scheiben schneiden. Mit dem Vanillezucker zur Polenta geben. Ei trennen. Eigelb ebenfalls in die Masse rühren. Eiweiß mit dem Handrührgerät in einem hohen Gefäß steif schlagen und unterheben.

3 Polentamasse in eine Auflaufform geben. Pfirsich waschen, entsteinen und in Scheiben schneiden. Im Teig versenken, mit Mandeln bestreuen und im heißen Ofen auf der zweiten Schiene von unten 45 Minuten backen.

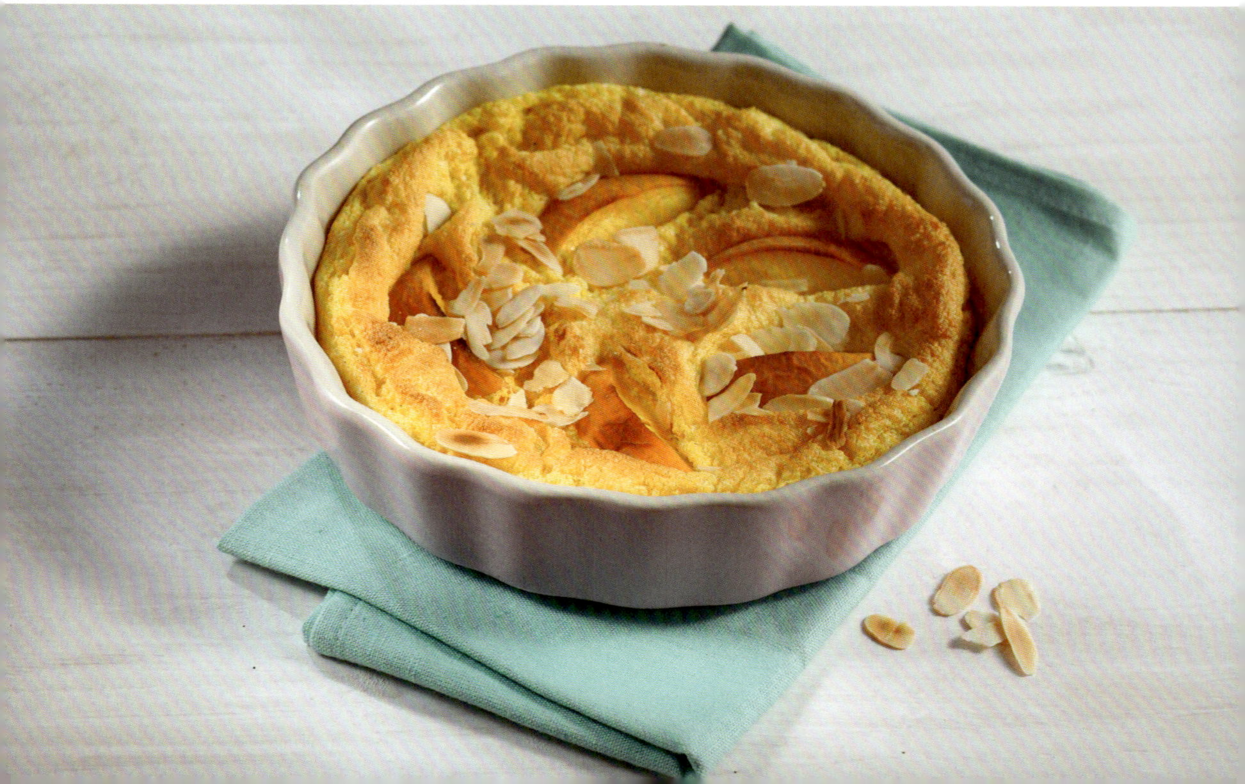

Graupen-Erbsen-Risotto

MITTAGESSEN – vegetarisch
Zubereitung: ca. 30 Minuten
ca. 530 kcal, 5 g RS

- 1 kleine Zwiebel
- 5 g Halbfettbutter
- 55 g Gerstengraupe
- 100 ml Wein (weiß oder rot)
- 50 g Parmesan
- 75 g Erbsen (TK)
- 50 ml Brühe
- Salz, Pfeffer

1 Zwiebel schälen und klein hacken. Butter im Topf schmelzen und die Zwiebeln darin glasig werden lassen.

2 Graupen zugeben und kurz anschwitzen. Mit Wein ablöschen. Bei niedriger Hitze und geschlossenem Deckel 15 Minuten köcheln lassen. Dabei ab und zu umrühren.

3 Parmesan reiben. Erbsen und Brühe zu den Graupen geben. Nochmals 10 Minuten bei offenem Deckel köcheln lassen. Dabei immer wieder umrühren. Vor dem Servieren geriebenen Parmesan unterrühren und mit Salz und Pfeffer abschmecken.

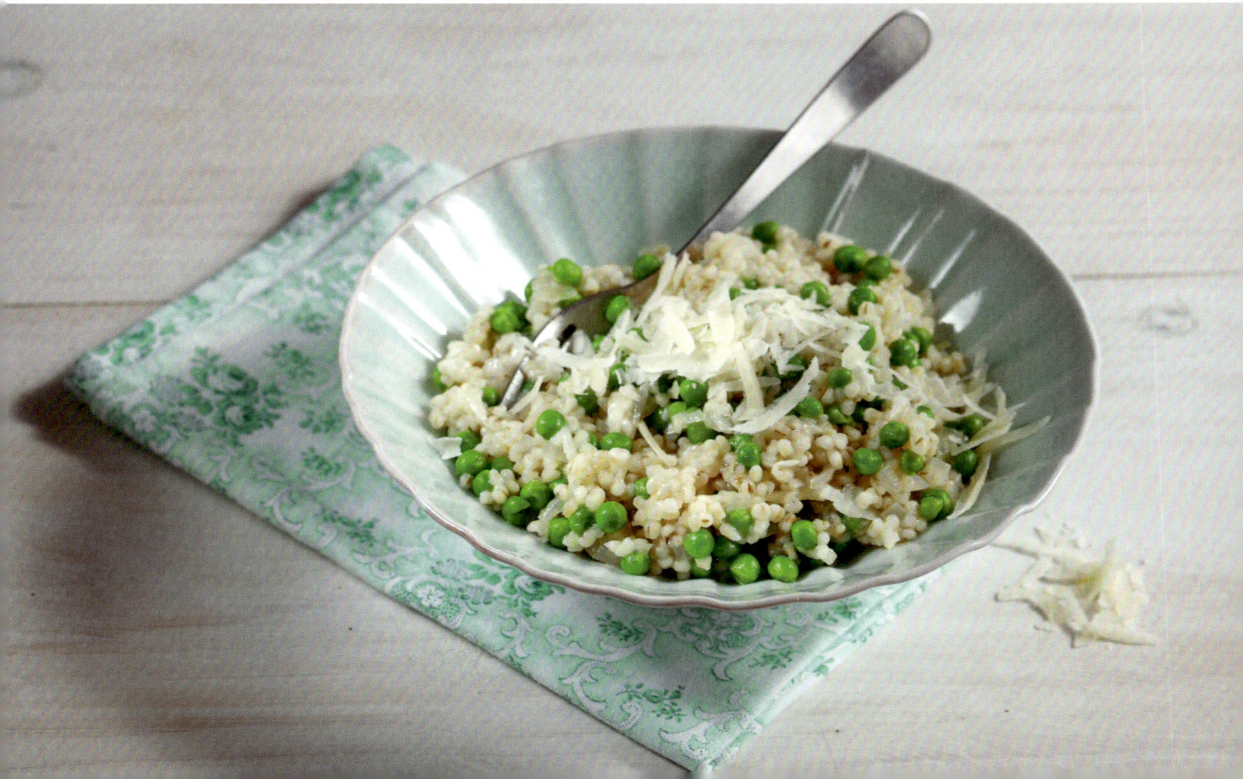

Kartoffelpfanne mediterran

ABENDESSEN – vegetarisch
Zubereitung: ca. 30 Minuten
ca. 500 kcal, 6 g RS

- 100 g Cocktailtomaten
- 1 kleine Zwiebel
- 1 Knoblauchzehe
- 1 EL Olivenöl
- 10 g Zucker
- 3 EL Weißweinessig
- 100 g Spinat
- 50 g schwarze Oliven, entsteint
- 140 g Zucchini
- 2 Frühlingszwiebeln
- 1 Zweig Rosmarin
- 200 g gekochte, abgekühlte sehr kleine Kartoffeln
- 20 g Parmesan
- Salz, Pfeffer

1 Tomaten waschen und halbieren. Zwiebel und Knoblauch schälen und fein hacken. Die Hälfte des Öls in eine Pfanne geben. Zwiebeln und Knoblauch darin braun anbraten.

2 Erst die Tomaten, dann den Zucker zufügen und 2 Minuten karamellisieren lassen. Mit Essig ablöschen und 2–3 Minuten köcheln lassen. Pfanne von der Herdplatte nehmen.

3 Spinat waschen und klein schneiden. Oliven in feine Streifen schneiden. Zucchini waschen und in schräge Scheiben schneiden. Frühlingszwiebeln waschen, putzen und in feine Ringe schneiden. Rosmarin waschen, die Nadeln abzupfen und fein hacken.

4 Restliches Öl in einer zweiten Pfanne erhitzen und die Kartoffeln darin 5 Minuten scharf braun anbraten. Zucchini hinzugeben und weitere 3 Minuten braten.

5 Spinat, Oliven, Rosmarin, Hälfte der Frühlingszwiebeln und Tomaten zufügen. Weitere 3 Minuten köcheln lassen. Parmesan darüberreiben, salzen, pfeffern und mit den restlichen Frühlingszwiebeln bestreuen.

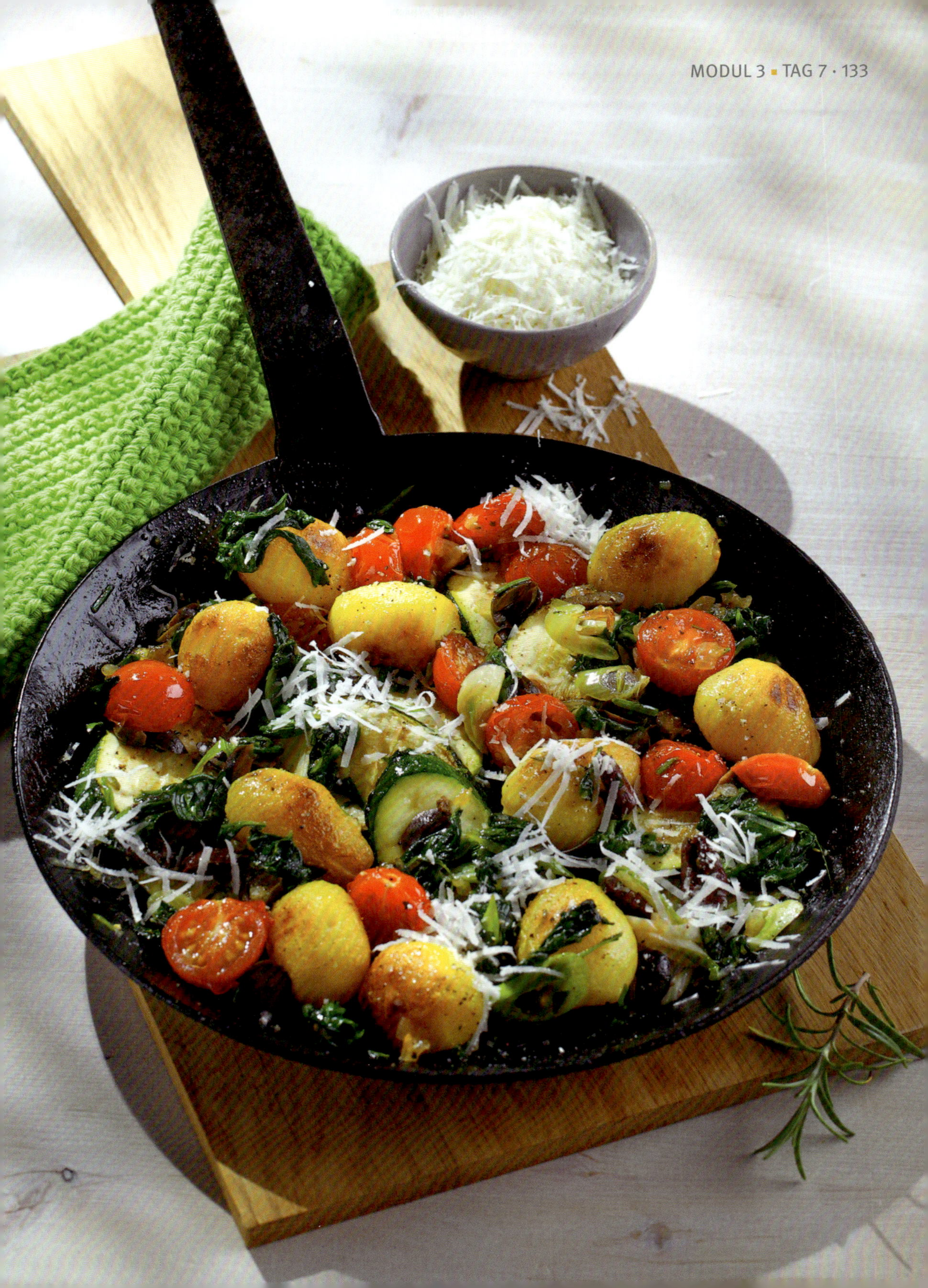

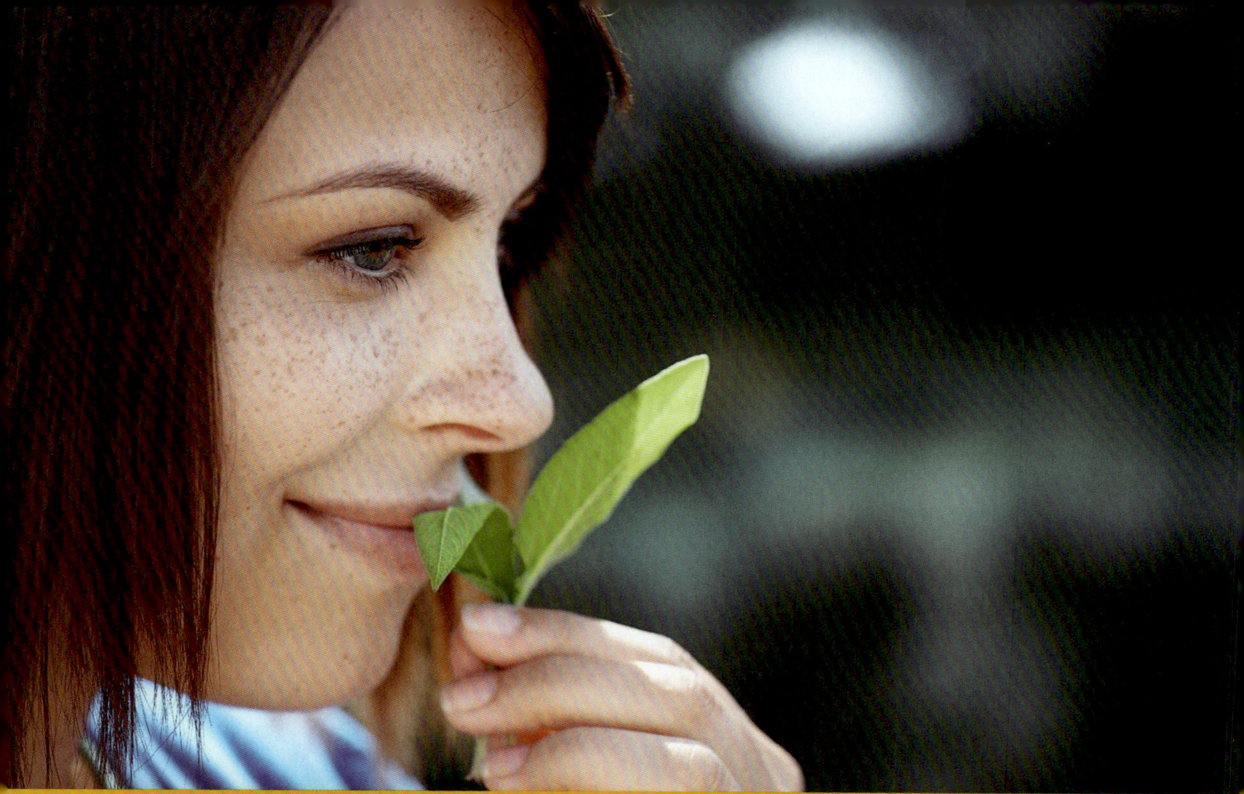

Modul 4: Neuer Essalltag

Sie haben in den vergangenen drei Wochen viel gelernt. Sie haben erfahren, was Sie essen können, um zu genießen, satt zu sein und trotzdem abzunehmen. Jetzt geht das große Üben los. Und natürlich: Veränderungen passieren nicht einfach so und klappen nicht sofort einwandfrei. Dazu gehört üben und immer wieder üben. Und genau das steht Ihnen jetzt bevor. So lange, bis Sie nicht mehr merken, dass Sie noch üben. Bis Sie alles ganz automatisch so machen, wie Sie es in den letzten Wochen gelernt haben. Bis Sie ein echter Kohlenhydrat-Profi sind.

Wenn Sie noch unsicher sind, nehmen Sie sich am Anfang ein Rezept der letzten drei Wochen vor und wandeln Sie es ab, zum Beispiel das Blumenkohl-Curry von Seite 48: Ersetzen Sie den Koriander durch Petersilie, die abgeriebene Zitronen- durch Limettenschale oder einen Schuss Orangensaft und die getrockneten Datteln durch getrocknete Aprikosen. Vielleicht haben Sie ja auch noch eine Paprika übrig, die wegmuss? Die kommt auch noch mit rein. Und schon haben Sie Ihr erstes eigenes Rezept kreiert. Schmeckt es Ihnen? Dann tasten Sie sich langsam vor. Trauen Sie sich, Komponenten anders zu kombinieren und zu würzen. Nehmen Sie sich Ihre alten Rezepte vor, tauschen Sie Zutaten aus und reichern Sie sie mit resistenter Stärke an (in welchen Lebensmitteln die steckt, können Sie noch einmal auf Seite 25 nachlesen). Sie werden sehen: Das macht Spaß!

Kleine Rezeptschule für eine schlanke Zukunft

Kennen Sie das Geheimnis der guten Küche? Es sind die Gewürze. Sie heißt es wohldosiert einzusetzen. Versuchen Sie, dass sich in allen Gerichten immer die Geschmacksrichtungen süß, sauer, salzig, ein bisschen bitter und ein bisschen scharf finden. Dann schmeckt es harmonisch. Verwenden Sie zum Beispiel für

- Süß: eine Prise Zucker, etwas Ahornsirup oder ein paar Trockenfrüchte.
- Bitter: Chicorée, Rosenkohl, Radicchio, Rosmarin oder Salbei.
- Sauer: Zitronen, Limetten, Essig oder sauer eingelegte Gurken.
- Scharf: Pfeffer, Chili, Peperoni, Currygewürz oder Currypaste.

Keine Sorge, es ist noch kein Meister vom Himmel gefallen. Bis Sie herausgefunden haben, welches Gewürz zu welchem Gericht gut passt, nehmen Sie einfach von allem ein bisschen weniger. Wenn Sie orientalisch kochen, passen beispielsweise Curry, Sojasauce, frischer Koriander, Kurkuma, Cumin, Chili, Kokosmilch und Zimt gut. Natürlich nicht alle zusammen. Probieren Sie verschiedene Kombinationen und vergessen Sie nicht, mit Zitrone oder Limette etwas Frische ins Gericht zu zaubern.

In der mediterranen Küche punkten Sie mit Thymian, Rosmarin, Salbei und Co. Wenn Sie es sich noch leichter machen wollen, nehmen Sie einfach eine Mischung italienischer Kräuter, am besten aus der Tiefkühltruhe.

Zwiebeln und Knoblauch geben jedem Gericht Geschmack. Sofern Sie keine Süßspeise zubereiten, liegen Sie damit selten falsch.

TIPP SO HALTEN SIE IHRE FIGUR

- Vergrößern Sie nicht Ihre Portionen. So wie sie sind, sind sie gut.
- Wenn Sie nicht weiter abnehmen möchten, dann können Sie einen zusätzlichen Snack essen oder Ihre Portion resistente Stärke verdoppeln. Das Gleiche gilt, wenn Sie mehr als drei Mal pro Woche eine Stunde Sport machen.
- Wenn Ihre Hose anfängt zu spannen, durchlaufen Sie Phase 1 noch einmal oder lassen Sie einen Snack weg.

DAS KOMMT JETZT AUF DEN TELLER

Auch wenn Sie sich von nun an weniger sklavisch an die Rezepte halten müssen, sollten Sie darauf achten, dass jede Mahlzeit einen ausreichenden Anteil an resistenter Stärke enthält, und zwar wie eingeübt circa fünf Gramm pro Mahlzeit. Dazu kommt dann ordentlich Gemüse, eine Portion Eiweiß und ein bisschen Fett. Suchen Sie sich einfach aus jeder der folgenden Kategorien die passenden Elemente heraus. Morgens können Sie statt Gemüse auch eine Portion Obst nehmen.

1 Portion resistente Stärke

Jede dieser Portionen enthält etwa fünf Gramm resistente Stärke:

- 160 g gekochte Canellini-Bohnen (entspricht 70 g roh)
- 100 g Pumpernickel
- 150 g gekochte Linsen (63 g roh)
- 160 g gekochte, abgekühlte Kartoffeln
- 135 g Kochbanane
- 125 g gekochte Kichererbsen (50 g roh) + 100 g gekochte, abgekühlte Kartoffeln
- 150 g gekochte Vollkornnudeln (65 g roh) + 80 g gekochte Linsen (34 g roh)
- 75 g gekochte Gerstengraupe (30 g roh) + 125 g gekochte Canellini-Bohnen (55 g roh)

- 150 g gekochte, abgekühlte Weißmehlnudeln (65 g roh) + 80 g gekochte Linsen (34 g roh)
- 125 g gekochte Kidneybohnen + 100 g gekochte, abgekühlte Kartoffeln
- 100 g gekochter Naturreis + 100 g gekochte Linsen (40 g roh)
- 75 g Erbsen + 100 g gekochte, abgekühlte Kartoffeln
- 125 g gekochte schwarze Bohnen (55 g roh) + 100 g gekochte, abgekühlte Kartoffeln
- 75 g gekochte Hirse (30 g roh) + 1 grüne Banane
- 300 g gekochte Polenta (75 g roh) + 1 grüne Banane
- 100 g gekochte Süßkartoffel + 130 g gekochte, abgekühlte Kartoffeln

1 Portion Protein

- 100 g Tofu
- 100 g mageres Fleisch oder Fisch
- 50 g fettigeres Fleisch oder Fisch
- 30 g Käse
- 10 g Nüsse oder Samen
- 150 g Naturjoghurt
- 200 ml Milch, 1,5 % Fett
- 300 ml Buttermilch
- 80 g saure Sahne
- 30 g Schlagsahne, 30 % Fett
- 150 g Magerquark

Fett

- 1–2 TL Butter oder Öl
- 1 EL Halbfett- oder Joghurtbutter

Gemüse und Salat

Hier dürfen Sie in beliebiger Menge zugreifen, mit Ausnahme von

- Avocado: maximal 50 g
- Oliven: maximal 10 Stück
- frisches Obst: 1 Handvoll nach Wahl

NOCH HUNGRIG?

Wenn Sie befürchten, nicht satt zu werden, können Sie jede Mahlzeit mit einem großen Salat ergänzen. Was da reindarf? So ziemlich jedes Gemüse, das Ihnen in die Finger kommt: Radicchio, Kopfsalat, Tomaten, Gurken, Zwiebeln, Paprika, Zucchini, Chicorée, Fenchel, Champignons, Radieschen, Kürbis, Rote Bete, Spinat, Spargel, Möhren und, und, und. Ausnahme sind auch hier Oliven und Avocado.

Besonders lecker schmecken auch Sprossen im Salat: Radieschen-, Soja-, Alfalfasprossen und Co können Sie frisch im Supermarkt (Kühlregal) kaufen. Oder Sie besorgen sich Samen und ein Sprossenglas und ziehen die Vitaminbomben selbst auf der Fensterbank.

Wenn sich trotz allem zwischendurch einmal der Heißhunger breitmacht, greifen Sie am besten zu einem der Snacks, die Sie auch in den vergangenen Wochen gegessen haben (siehe Seite 37). Die schlagen garantiert nicht auf der Waage zu Buche.

WICHTIG RICHTIG TAUSCHEN

Sie können die Produkte mit resistenter Stärke aus der Liste links auch anders kombinieren. Achten Sie dann aber darauf, dass einige Lebensmittel wie zum Beispiel schwarze Bohnen, Hirse, Polenta oder Süßkartoffeln sehr energiereich sind, aber nur vergleichsweise wenig resistente Stärke enthalten. Sie sollten daher mit anderen Lebensmitteln wie gekochten, abgekühlten Kartoffeln oder grünen Bananen kombiniert werden, die viel resistente Stärke enthalten. Nur so können Sie sicher sein, dass Sie auf Ihre 5 g pro Mahlzeit kommen und ein Plus an Kalorien vermeiden.

Essen außer Haus

Auch im Restaurant, in der Kantine, bei einer Einladung oder im Urlaub können Sie Ihrem neuen Essalltag treu bleiben. Tragen Sie einfach die Liste mit den geeigneten Lebensmitteln (siehe Seite 25 und 135 f.) immer bei sich. Dann können Sie schnell nachschauen, welche Möglichkeiten Sie haben.

DAS RICHTIGE MASS HALTEN

Im Japanischen gibt es eine Art Sprichwort. Es heißt »hara hachi bu« und bedeutet, man soll nur so viel essen, dass man zu 80 Prozent gesättigt ist. Denn die nächste Mahlzeit kommt bestimmt. »Hara hachi bu« ist eine gute Faustregel, die nicht nur im Restaurant gilt, sondern sich als Grundlage für unser gesamtes Essverhalten sehr gut eignet. Die japanische Gruppe der Okinawa, von der diese Weisheit stammt, gehört zu den ältesten Völkern der Welt. So trägt dieser Spruch, im Alltag angewendet, auch das Versprechen eines langen Lebens in sich. Und wer von uns wünscht sich das nicht? Aber ganz ehrlich: Das Leben würde keinen Spaß machen, wenn Sie nicht ab und an auch mal schlemmen würden. Die Hochzeit Ihrer besten Freundin? Ein romantisches Candle-Light-Dinner zu zweit? Lassen Sie an so einem Tag die Liste zu Hause und bestellen Sie sich, was Ihnen guttut. Aber hören Sie auf Ihren Körper. Schenken Sie sich selbst damit das großartige Gefühl, Genuss von Völlerei unterscheiden zu können. Hara hachi bu. Nach Genuss kommt nämlich Wohlbefinden, nach Völlerei Gewissensbisse.

Im Restaurant

- Suchen Sie sich immer Lebensmittel oder Gerichte aus, die einen hohen Anteil an resistenter Stärke haben.
- Behalten Sie die Eine-Portion-resistente-Stärke-Regel bei und befüllen Sie Ihren Teller ansonsten so wie besprochen mit viel Gemüse, etwas Eiweiß, guten Fetten und eventuell einer kleinen Portion Obst.
- Meiden Sie möglichst alles, was mit »kross« oder »knusprig« beschrieben wird. Denn das bedeutet fast immer auch »frittiert« und damit leider auch »fett«.
- Bitten Sie den Kellner, das Brot wegzulassen. Wenn Sie trotzdem etwas zu knabbern möchten, bestellen Sie sich eine Portion Gemüse.
- Ganz wichtig: Meiden Sie Buffets und All-you-can-eat-Angebote, wo es nur geht. Wie schon auf Seite 104 beschrieben, lassen wir uns von einem Mehrangebot dazu verleiten, auch mehr zu essen. Sich hierbei zu zügeln ist ein riesiger Kraftakt. Gehen Sie dem aus dem Weg, wenn Sie die Wahl haben. Eine Ausnahme: das Urlaubsbuffet im Hotel. Hier bietet sich Ihnen eine tolle Chance, sich das rauszusuchen, was Ihnen und Ihrer neuen Ernährungsweise am besten bekommt. Wählen Sie die Komponenten, die Sie brauchen – Salat, gegrilltes Gemüse, gedünsteter Fisch und eine Portion resistente

TIPP »VORRATSHALTUNG«

- Schneiden Sie das Salatgemüse schon für die nächsten zwei bis drei Tage vor und verstauen Sie alles in Frischhaltedosen im Kühlschrank.
- Rösten Sie Nüsse und bewahren Sie sie luftdicht verschlossen in Gläsern auf. So halten sie mehrere Wochen.
- Auch Pumpernickel können Sie im Voraus klein würfeln, rösten und in einer Dose aufbewahren.

Stärke –, und Sie haben die perfekte Mahlzeit. Natürlich ginge das theoretisch auch an jedem anderen Buffet. Doch die Erfahrung zeigt, dass es den meisten Menschen extrem schwerfällt, die Disziplin aufzubringen, sich nur spezielle Sachen aus dem Buffet zu picken und die ganzen Köstlichkeiten liegen zu lassen. Schließlich hat man ständig im Hinterkopf, dass das Ganze etliche Euro kostet und man die wieder »reinkriegen« muss. Also lautet die Parole: Teller vollladen. Nur wenn Sie dazu eine andere Einstellung haben sollten, können Sie auch außerhalb der Hotelmauern jederzeit am Buffet speisen. Alle anderen sind mit einer Bestellung »à la carte« besser bedient.

WICHTIG FALSCHE VORBILDER

Zum Schluss noch ein Wort zum guten Aussehen. Wir werden tagtäglich bombardiert mit Bildern von unglaublich schönen Menschen. Die allermeisten dieser Bilder sind am Computer verändert, um uns eine Wirklichkeit vorzugaukeln, die es so gar nicht gibt, der wir blöderweise aber alle hinterherjagen. Dabei haben Umfragen ergeben, dass sich Männer eher für eine glückliche Frau entscheiden würden als für eine schöne. Statt darüber zu verzweifeln, dass Sie niemals so aussehen werden wie die Frauen der Hochglanzblätter, sollten Sie sich also lieber darauf konzentrieren, Ihr wunderbares Lächeln viel öfter anzuschalten. Werden Sie sich bewusst, dass Sie nur diesen einen Körper haben und dass er Ihnen bisher treue Dienste geleistet hat. Er hat Sie meilenweit getragen, mit Ihnen getobt, Kunststücke geübt, getanzt ... Seien Sie stolz auf ihn – und auf sich selbst. Dann verschwindet auch die ständige Selbstkritik und die immer nagende Unzufriedenheit. Stattdessen ist endlich Platz für positive Dinge und Gedanken.

Bei Freunden

Wenn Sie bei Freunden oder zu einer Familienfeier eingeladen sind und nicht genau wissen, was es zu essen gibt, snacken Sie vorher eine Kleinigkeit. So kommen Sie nicht völlig ausgehungert an und können in Ruhe nachdenken, welche der Leckereien für Sie das Beste wäre. Für den Fall, dass Sie nur Kleinigkeiten finden, packen Sie als Notration ein, zwei Snacks nach Wahl ins Auto, auf die Sie nach der Veranstaltung zugreifen. Tipp: Wird in der geselligen Runde Alkohol ausgeschenkt, nippen Sie lange am Glas, damit niemand auf die Idee kommt, Ihnen immer wieder nachzuschenken.

Geschäftsessen

Auch beim Geschäftsessen sollten Sie nicht nur im Salat stochern. Das könnte Ihren Geschäftspartner leicht in eine unangenehme Situation bringen. Schließlich bekommen wir selbst auch nicht gerne vor Augen geführt, dass wir uns eigentlich gesünder ernähren sollten. Ihre Disziplin und Ihre gesunde Lebensweise in Ehren, aber in diesem Fall sollten Sie einfach ganz normal von der Karte wählen. Lassen Sie die Vorspeise weg, bestellen Sie als »Dessert« einen Espresso und lassen Sie es sich ansonsten einfach schmecken. Das nährt Ihre Geschäftsbeziehung am besten. Und am nächsten Morgen geht es dann wieder weiter im Plan. Im Grunde gilt nämlich in allen genannten Fällen das Gleiche wie bei der Schnuckelkiste: Lassen Sie es etwas Besonderes sein. Genießen Sie! Bedenken Sie aber auch: Öfter als ein- bis zweimal im Monat schlemmen könnte Ihr Gewicht in Gefahr bringen.

Checkliste Küchenglück

RICHTIG KOMBINIEREN

Eine Mahlzeit enthält ...

- 5 g resistente Stärke,
- eine Portion Protein,
- etwas Fett,
- mindestens eine Portion frisches Obst oder Gemüse.

AUSGEWOGEN WÜRZEN

Jede Mahlzeit enthält etwas ...

- Salziges,
- Saures,
- Bitteres,
- Süßes,
- Scharfes.

ZEIT SPAREN

- Kartoffeln für die (halbe) Woche vorkochen.
- Hülsenfrüchte am Vorabend einweichen und eventuell portioniert einfrieren.
- Mahlzeiten für den nächsten Tag schon abends vorbereiten.
- Gemüse putzen, vorschneiden und abgedeckt im Kühlschrank verstauen.
- Gerichte in doppelter Menge kochen und portionsweise einfrieren.
- Nüsse rösten und in Schraubgläsern luftdicht verstauen (Etikett mit Datum nicht vergessen).
- Reste in neue Gerichte verwandeln.

FERTIGGERICHTE ...

- auf Fett-, Protein- und Energiegehalt prüfen,
- mit frischem Gemüse ergänzen,
- durch grüne Bananen kohlenhydratprinzip-tauglich machen.

SCHLANK WERDEN

- Wer Hunger fürchtet, größere Gemüseportionen einplanen.
- Bei Zwischendurchhunger lieber ein Snack aus Woche 1 statt Schnuckelei.
- Für den kleinen Hunger immer eine grüne Banane dabeihaben.
- Bei Gewichtsstagnation Snacks weglassen und mindestens eine Sporteinheit mehr pro Woche einlegen.
- Für schnellere Ergebnisse mindestens dreimal pro Woche Kraftübungen (jeweils mindestens 30 Minuten und mit starker Anstrengung).
- Genügend trinken: 5 große Gläser Wasser am Tag dürfen es schon sein.

AUSSER HAUS

Im Restaurant oder in der Kantine ...

- Gerichte mit resistenter Stärke bestellen,
- fettige Gerichte (kross, gebraten, frittiert) links liegen lassen,
- möglichst vegetarisch essen,
- große Gemüseportionen wählen.

Was tun, wenn's nicht klappt?

Hin und wieder kommt es vor, dass sich trotz der Ernährungsumstellung und allen Tipps aus diesem Buch keine Abnehmerfolge einstellen. Fast immer liegt das daran, dass alte Ernährungsgewohnheiten noch nicht überwunden wurden (oder sich nach und nach wieder eingeschlichen haben).

FALLE 1: ESSEN AUS LANGEWEILE

Sie träumen von einem erschlankten Ich, werden aber von Ihren eigenen Kaugeräuschen ständig zurück in die Realität geschleudert? Dann träumen Sie nicht länger, sondern packen Sie Chips, Schokolade, Kekse und Co, die Sie daran hindern, weg. Sie dürfen ja kauen. Aber nehmen Sie Kaugummi, klein geschnittenes Gemüse oder eine Handvoll Nüsse und Obst. Probieren Sie es außerdem auch einmal mit der Actionvariante, wenn Sie gelangweilt oder nervös sind: Ballen Sie zum Beispiel Ihre Hände zu Fäusten und lassen Sie diese dann plötzlich wieder los. Spannen Sie alle Muskeln Ihres Körpers an: Po, Beine, Arme, Rücken, Bauch, Hals – und lassen Sie dann wieder los. Heben Sie im Sitzen die Oberschenkel vom Stuhl und senken Sie sie wieder ab. 20-mal. Jetzt halten Sie die Arme an die Innenseiten Ihrer Oberschenkel und versuchen diese zusammenzudrücken, während die Arme dagegenhalten. 30 Sekunden halten, Spannung loslassen. 5-mal wiederholen.

FALLE 2: STRESS- UND FRUSTESSEN

Traurig, gestresst, unmotiviert? Da wollen Sie sich verständlicherweise was Gutes tun. Und was wirkt da schneller als eine schöne Tafel Schokolade (»Ich darf das, weil ich so traurig bin/so viel arbeiten muss/mich so ärgere/den ganzen Tag nur lerne«)? Viel besser wäre:

- Für die Traurigen: An die frische Luft gehen, telefonieren, lustige Musik hören, ablenken.
- Für die Gestressten: eine Runde joggen, sich beim Sport austoben oder den Körper mit anderen Aktivitäten herausfordern. Im Notfall die Zähne arbeiten lassen und Kaugummi kauen oder in einen knackigen Apfel beißen.
- Für Arbeitstiere/Lerner: Pause machen, den Schreibtisch aufräumen, Sitzgelegenheit wechseln, Schulterkreisen, ein paar Entspannungsübungen zwischendurch. Und als Belohnung am Abend: einen Massagetermin ausmachen, ein schönes Poster fürs Büro aussuchen, den Lieblingssong im Internet herunterladen und auf dem Weg nach Hause hören …

FALLE 3: ESSEN OHNE HUNGER

Eigentlich haben Sie ordentlich gefrühstückt. Doch schon um halb elf meldet sich wieder der kleine Hunger? Wenn Sie auch schon Ihren Snack verzehrt haben, sollten Sie sich ganz ehrlich fragen: »Kann es sein, dass ich wirklich Hunger habe? Oder steckt etwas anderes dahinter? Spielt vielleicht mein Blutzucker verrückt, weil ich gerade was Süßes genascht habe? Ist mir langweilig? Habe ich Stress? Oder Durst?« Lernen Sie, richtigen Hunger zu erkennen, und lassen Sie falschen einfach links liegen. Sicher: Das hat viel mit Disziplin, In-sich-selbst-Hören und Ehrlich-zu-sich-selbst-Sein zu tun. Aber das schaffen Sie!

FALLE 4: ESSEN AUS GEWOHNHEIT

Kino und Popcorn, Fernsehen und Knabbereien, Fußballgucken und Biertrinken oder Geburtstag und Geburtstagskuchen: Das gehört einfach dazu und ist gemütlich. Weil wir es immer so gemacht, lange gelernt und geübt haben, ist es erst mal schwer, freiwillig darauf zu verzichten. Schließlich geht es lieb gewonnenen Gewohnheiten und Traditionen an den Kragen. Aber die gute Nachricht ist: Diese Gewohnheiten können umprogrammiert werden. Sie können ungesunde Rituale durch neue, schöne Erlebnisse ersetzen. Zur Kult-TV-Serie gehören Chips? Wie wäre es, wenn Sie mal kross gebackene selbst gemachten Kartoffelspalten ausprobieren? Das Umgewöhnen lohnt sich.

FALLE 5: ESSEN AUS GESELLIGKEIT

Die anderen bestellen sich Pizza und Nudeln, Sie selbst knabbern nur an einem Salat oder schwindeln: »Ich habe gerade erst gegessen.« Wer sich ganz offensichtlich kasteit, verdirbt den anderen schnell die Laune und bleibt am Ende nur zu oft einsam. Das heißt aber noch lange nicht, dass Sie zulangen müssen, nur um nicht als Außenseiter zu gelten. Es gibt ein paar ganz einfache Tricks: Seien Sie ruhig gesellig. Erzählen Sie viel, denn wenn Sie reden, essen Sie langsamer und wahrscheinlich auch weniger. Nehmen Sie sich vor, nur kleine Portionen zu essen, am besten Gemüse, das ja ohnehin den Großteil Ihres Tellers füllen sollte. Und trinken Sie viel Wasser dazu.

FALLE 6: ESSEN, WEIL'S GESUND IST

Nur weil Essen angeblich »gesund« ist, also zum Beispiel bio oder vegetarisch, heißt das nicht, dass man davon auch unendlich viel essen kann. Wenn Produkte als »fettarm« gekennzeichnet sind, enthalten sie im Gegenzug oft sehr viel Zucker. Sogar Salat macht dick, wenn er überfüllt ist mit den kleinen, leckeren Extras, wie Croûtons, Käse, Schinken, Avocado, Oliven, einer ordentlichen Portion French-Dressing, ein paar Nüssen, noch mehr Nüssen … Doch leider fallen wir immer wieder rein. »Endlich«, denkt unser Gehirn, »endlich darf ich zugreifen.« Tatsache aber ist: Es gibt nur eine Lebensmittelgruppe, bei der Sie wirklich unbesorgt essen dürfen, so viel Sie wollen. Und das ist frisches, pures Gemüse.

FALLE 7: RESTEESSEN

Kinder lassen das Essen stehen, wenn sie satt sind. Mamas und Papas essen es dann auf. Ist ja nur ein kleiner Happs. Doch Vorsicht: Unterschätzen Sie nicht, dass diese Miniportion auch extra Energie enthält, die Sie zusätzlich zu Ihrer eigenen Mahlzeit aufnehmen. Hier drei Happen Käsebrot, dort die Pizzarinde und am Ende des Tages kann das bis zu 300 Kalorien ausmachen. Das bedeutet, Sie essen quasi die doppelte Menge an Snacks. Wenn es Ihnen schwerfällt, Reste wegzuwerfen, hilft dieser Trick: Nehmen Sie sich einfach eine kleinere Portion von Ihrem eigenen Essen. Oder Sie lassen stattdessen die Snacks weg.

FALLE 8: ZUM ESSEN ÜBERREDET

Das kennen Sie bestimmt: Die Arbeitskollegin bringt Geburtstagskuchen mit, Ihre Freundin will mit einem Glas Sekt auf das neue Auto anstoßen, Ihr Mann unbedingt einen gemütlichen Chips-und-Sofa-Abend mit Ihnen verbringen. Und alle sagen immer dasselbe: »Ach, komm schon. Das bisschen macht doch nichts. Sei kein Spielverderber. Mach es für mich. Das ist doch nur eine kleine Ausnahme.« Ganz schön gemein. Denn auch bei einem Stückchen Kuchen oder einem Schlückchen Sekt gerät der Blutzuckerspiegel durcheinander und das rächt sich später mit einer Heißhungerattacke. Zudem bringen die kleinen »Mal hier, mal da«-Snacks Ihren Plan ordentlich durcheinander. Lösung: Wenn Sie gerne ein Glas Sekt trinken möchten, ist das eben Ihre Tagesschnuckelei. Wichtig: Machen Sie sich bewusst, dass Menschen, die Ihnen wohlgesonnen sind, Sie nicht zu etwas überreden würden, das Ihnen schaden könnte.

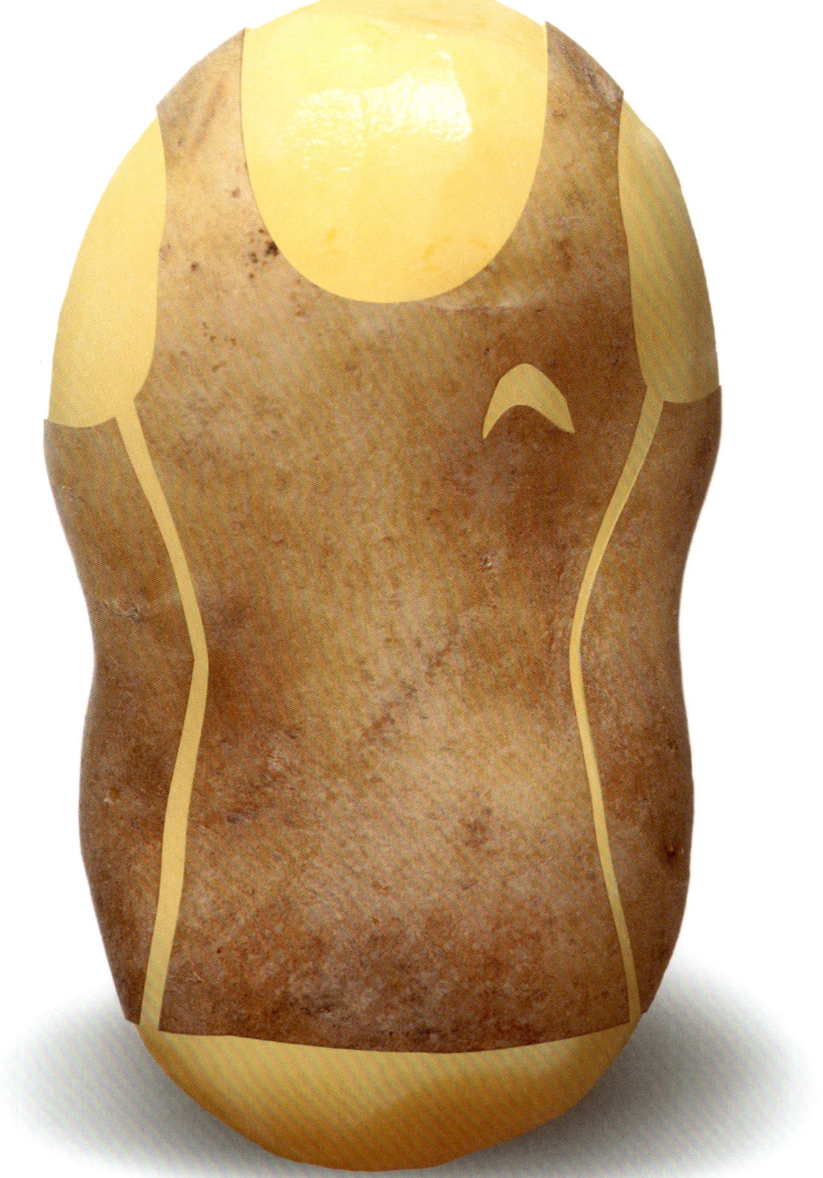

Das Sportprogramm

Ausdauersport *und vor allem ein ausgeklügeltes* ***Krafttraining*** *sorgen dafür, dass Ihre Muskeln* ***mehr Energie verbrauchen,*** *und bringt Sie so Ihrem Ziel noch näher. Auch wenn Sie Ihr* ***Traumgewicht*** *schon erreicht haben, sollten Sie* ***am Ball bleiben.*** *Denn damit können Sie dem gefürchteten* ***Jo-Jo-Effekt ein Schnippchen schlagen****.*

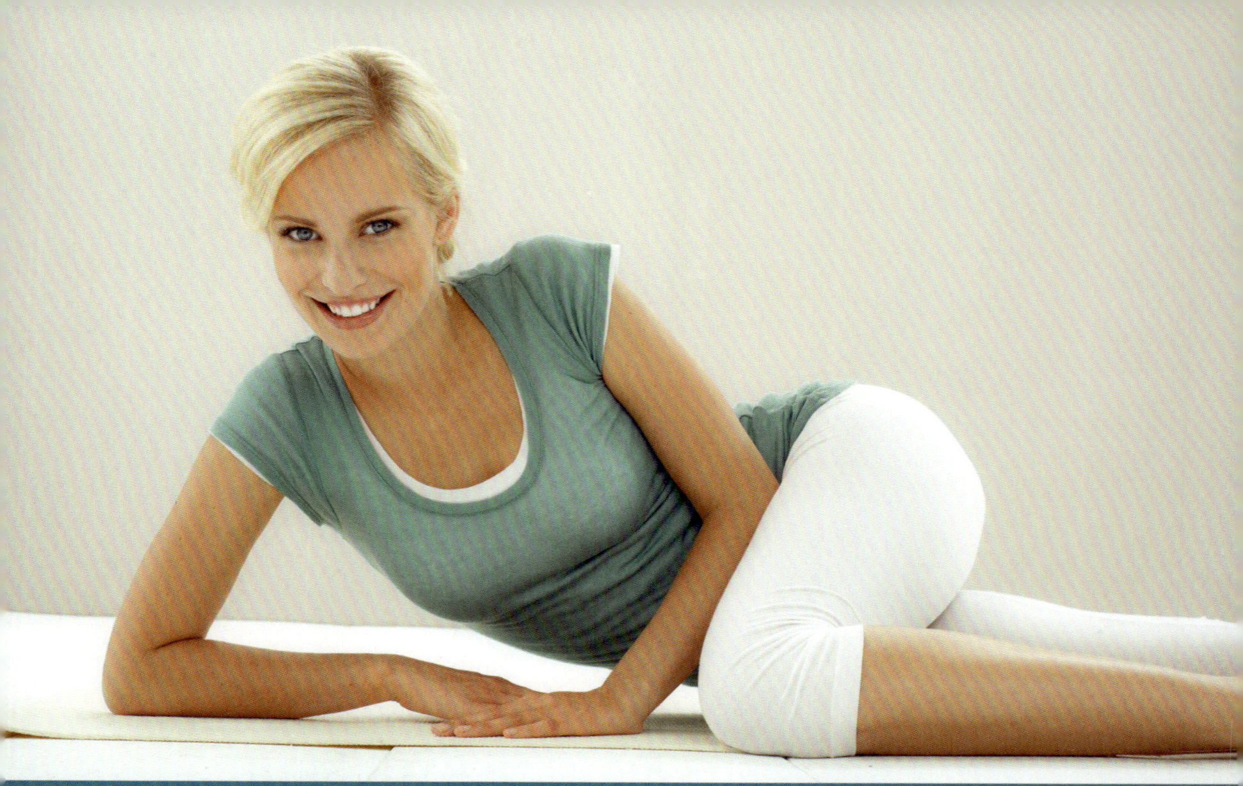

Ohne Sport läuft nix

Sport lässt Pfunde schmelzen, macht glücklich, stolz, zufrieden, ausgeglichen. Klar also, dass regelmäßige Bewegung ein wichtiger Bestandteil des Abnehmplans sein sollte. Genauso klar ist aber auch: Um regelmäßig aktiv zu werden, benötigt man eine gehörige Portion Eigenmotivation oder einen Sportpartner, der einen mitreißt, wenn der innere Schweinehund mal wieder mächtiger ist als der Geist. In so einem Moment ist es einfach leichter, wenn man weiß: »Da ist jemand, der rechnet mit mir.« Und es lohnt sich ja auch. Wer sich überwindet, ist hinterher immer froh. Schließlich ist man nicht nur über den eigenen Schatten gesprungen, sondern hat auch eine Menge für Gesundheit und Wohlbefinden getan.

Jede Bewegung, die Sie gezielt in Ihren Alltag einbauen, stärkt Ihre Ausdauer und lässt Ihre Muskeln wachsen. Nehmen Sie sich daher vor, ab heute jeden Tag etwas mehr Bewegung in Ihren Alltag einzubauen. Lassen Sie den Lift links liegen und steigen Sie mehr Treppen. Parken Sie Ihr Auto morgens ein paar Straßen weiter und legen Sie die restliche Strecke bis zu Ihrer Arbeitsstelle zu Fuß zurück. Fahren Sie auch einmal mit dem Fahrrad zum Einkaufen oder gehen Sie jeden Tag spazieren, zum Beispiel eine halbe Stunde vor dem Abendessen oder vor dem Zubettgehen. Wenn Sie von nun an jeden Tag – wirklich jeden Tag – in Bewegung kommen, nehmen Sie nicht nur schneller ab. Sie bleiben auch auf Dauer schlank.

Aktiv gegen die Fettpölsterchen

Das Gewicht, das Sie loswerden möchten, hat es sich als Fett am Bauch, dem Po, den Hüften oder den Beinen ganz schön gemütlich gemacht. Rund 7000 Kalorien stecken in einem Kilo Fettgewebe. Wollten Sie dieses Plus an Energie allein dadurch beseitigen, indem Sie weniger essen, müssten Sie von den täglich normalerweise benötigten rund 2000 Kalorien die Hälfte einsparen. In einer Woche könnten Sie so ein Kilo abnehmen. Wem eine 1000-Kalorien-Diät auf Dauer zu karg ist (Sie dürften dann zum Beispiel nur zwei Schokomuffins, eine Pizza, einen Double-Steakhouse-Burger, eine große Packung Fish 'n' Chips mit Remoulade oder zehn Gläser Buttermilch am Tag zu sich nehmen), sollte die überschüssige Energie mit Sport tilgen (siehe Kasten). Denn wer aktiv Kalorien verbraucht, muss sich beim Essen weniger kasteien.

HÖHERER GRUNDUMSATZ

Ihre Muskeln profitieren von jeder einzelnen »Trainingseinheit«. Jede davon stimuliert Ihre Muskelzellen, die Verbrennung zu erhöhen und auch im Ruhezustand mehr Energie (Kalorien) zu verbrauchen – und das sogar dann, wenn Sie gerade nicht joggen, Rad fahren, tanzen, hüpfen und springen, sondern ganz entspannt auf dem Sofa oder in der Badewanne liegen. Und das ist noch nicht alles. Wer einen hohen Grundverbrauch an Energie hat, muss keine Angst vor dem Jo-Jo-Effekt haben (siehe auch Seite 16).

RESISTENTE STÄRKE KURBELT DIE FETTVERBRENNUNG AN

Um beim Sport (und natürlich auch im Alltag) Leistung erbringen zu können, müssen unsere Muskeln Zucker oder Fett verbrennen. Weil die Energie aus Zucker sehr schnell freigesetzt wird, greift der Körper erst einmal auf diese Form der Energiegewinnung zurück. Wenn die Zuckerreserven verbraucht sind, schaltet er dann um auf Fettverbrennung. Und erst dann geht es den ungeliebten Pölsterchen richtig an den Kragen. Wenn Sie viel resistente Stärke essen, die ja ähnlich wie Ballaststoffe wirkt (siehe Seite 11), kurbeln Sie die Fettverbrennung zusätzlich an. Denn der Blutzucker steigt nach dem Verzehr von Lebensmitteln mit viel resistenter Stärke kaum an, die Körperreserven sind also begrenzt. Daher greifen die Muskeln schneller auf die Fettspeicher zu als sonst.

WELCHER SPORT PASST ZU MIR?

Sport treiben und sich schlank essen gehören also nahezu untrennbar zusammen. Doch welcher Sport bringt einen am schnellsten ans Ziel? Muss man ganz viel laufen oder nur Krafttraining machen? Fakt ist: Es ist ganz egal, was Sie machen, Hauptsache Sie machen es! Am erfolgreichsten ist dabei eine Mischung aus Kraft- und Ausdauertraining. Wenn Sie beides miteinander kombinieren, erreichen Sie Ihr Abnehmziel schneller und leichter.

INFO KALORIENVERBRAUCH

So viele Kalorien verbrauchen Sie in 30 Minuten (Richtwerte):

- Spazieren gehen: 120 kcal
- Walken, leicht: 160 kcal
- Rad fahren (circa 15 km/h): 200 kcal
- Aerobic: 200 kcal
- Schwimmen, Brust: 340 kcal
- Gymnastik: circa 135 kcal
- Krafttraining: circa 240 kcal

Ausdauersport für die Fitness

Noch immer glauben viele Menschen, dass sie beim Ausdauersport mehr Kalorien verbrauchen würden als beim Krafttraining. Das ist jedoch nicht immer der Fall. Schließlich werden die Muskeln bei einem gezielten Krafttraining direkt beansprucht und können Kalorien verbrennen. Dabei kommt meist sogar mehr zusammen als beim reinen Ausdauertraining. Dennoch sind Radfahren, Schwimmen, Aerobic, Rugby, Tennis, Joggen, Fußball und Co eine wichtige Stütze auf dem Weg zu Ihrem Erfolg.

EIN EFFEKTIVES ANTI-STRESS-PROGRAMM

Wenn Sie sich beim Ausdauersport auspowern, ist das eine schnelle, wirksame Anti-Stress-Therapie. Probieren Sie es einfach einmal aus: Packen Sie bei Zoff im Büro, Ärger mit der Nebenkostenabrechnung oder Streit mit den Schwiegereltern die Laufschuhe, setzen Sie sich aufs Rad oder gehen Sie zum Tennis. Sie werden sehen: Nach einer Stunde fühlen Sie sich wieder gut und entspannt. Einfach ist es zwar nicht, bei Stress und Ärger statt zur Schokolade zum Sportoutfit zu greifen. Aber wenn Sie es geschafft haben, werden Sie durch eine Menge Glücksgefühle belohnt. Denn Ihr Körper schüttet beim Sport die entsprechenden Hormone aus. Darüber hinaus kommt Ihr Herz-Kreislauf-System in Schwung, die Muskeln werden gestählt und die Knochen gestärkt. Sie fühlen sich nicht nur fitter und gesünder, auch Ihr Körper wird straffer und leistungsfähiger. Hier eine Liste mit Sportarten, die Ihnen vielleicht Spaß machen könnten.

- Akrobatik
- Aquajogging
- Ballett
- Basketball
- Bogenschießen
- Boxen
- Federball
- Hip-Hop-Dance
- Hockey
- Kanufahren
- Klettern
- Inlineskaten
- Springseilspringen
- Tischtennis
- Trampolin
- Reiten
- Volleyball
- Zumba

WICHTIG TYPGERECHT SPORTELN

Entscheiden Sie sich für eine Sportart, die Sie wirklich gerne mögen. Vielleicht probieren Sie erst verschiedene aus, bis Sie das Richtige gefunden haben? Sind Sie eher der Einzel- oder Gruppentyp? Wollen Sie die Vorteile eines Vereins nutzen, fühlen Sie sich in einem Fitnessstudio wohler oder wollen Sie es im Stadtpark, im Wald oder daheim mit einer Fitness-DVD allein versuchen? Haben Sie Gelenk- oder Knieprobleme? Selbst dann können Sie schwimmen, Rad oder Kanu fahren oder beim Aquajogging mitmachen.

SO BLEIBEN SIE AM BALL

Effektiv ist das Ganze nur, wenn Sie ein regelmäßiges Training einplanen. Und genau dieses Planen ist auch wichtig, um überhaupt am Ball zu bleiben. Denn der innere Schweinehund ist leider sehr mächtig und nutzt jede Gelegenheit, uns von unseren guten Vorsätzen abzu-

halten. Verabreden Sie sich also fix mit einer Freundin oder Arbeitskollegin, um regelmäßig gemeinsam zum Schwimmen oder Zumba-Tanzen zu gehen, zum Beispiel jeden Mittwoch gleich nach der Arbeit. Auch wenn Experten empfehlen, dreimal die Woche Sport zu treiben: Dieser Mittwochabend kann der Anfang sein. Wenn es Ihnen gelingt, diesen Termin als feste »Trainingseinheit« in Ihren Alltag zu integrieren, haben Sie schon viel erreicht. Und weil die Motivation mit Sicherheit steigt, lässt sich das Pensum nach und nach ausbauen.
Ein weiterer Motivationstipp: Stecken Sie sich ein Ziel, wie »Ich will in zwei Monaten 30 Minuten am Stück laufen können« oder »Ich will die nächsten drei Monate mindestens zweimal die Woche Volleyball spielen« Wenn Sie schon etwas fitter sind, können Sie sich auch für einen Wettbewerb anmelden, für den Sie gezielt trainieren. Erst das regelmäßige Training bringt Ihnen die vollen Vorteile. Denn Ihr Körper baut seine Leistungen dadurch immer weiter aus. Sie werden kontinuierlich besser. Wenn Sie unregelmäßig trainieren, fallen Sie auf einen schlechteren Stand zurück oder bleiben immer auf einer Stelle stehen. Das kann entmutigend wirken, macht auf Dauer keinen Spaß.

WIE INTENSIV SOLLTE DAS TRAINING SEIN?

Sie kennen bestimmt den Spruch: »Laufe nur so schnell, dass du dich noch gut unterhalten kannst.« So schön das auch klingt, weiß man heute, dass es sich dabei eher um ein »Sportmärchen« handelt. Denn der Satz stammt aus einer Zeit, in der man noch annahm, der Körper würde mehr Fett verbrennen, wenn man langsam läuft. Man glaubte nämlich lange, die Fettdepots würden nur dann angetastet, wenn man im aeroben Bereich Sport treibt, also die Zellen immer gut mit Sauerstoff versorgt sind. Wie man heute weiß, ist dies ein Irrglaube. Es stimmt zwar, dass die prozentuale Fettverbrennung am höchsten ist, wenn Sie mit einem Puls von circa 140 laufen. Doch insgesamt verbrennen Sie dabei weniger Kalorien. Und an die wollen Sie doch ran. Es ist eine einfache Rechnung: Bei einem Puls von 140 verbrennen Sie beim Laufen circa 300 Kalorien pro Stunde, davon circa 40 Prozent als Fett. Unterm Strich macht das rund 120 Fettkalorien; das entspricht in etwa 13 Gramm Fett. Bei einem Puls von 160 – Sie sind dann schon um einiges schneller unterwegs und können sich nicht mehr gemütlich unterhalten – verbrennen sie dagegen etwa 800 Kalorien in der Stunde. Auch wenn davon nur circa 25 Prozent aus den Fettdepots stammt, sind das 200 Fettkalorien, was rund 22 Gramm Fett entspricht. (Es handelt sich hier nur um Vergleichswerte. Wie viele Kalorien tatsächlich verbrannt werden, ist bei jedem unterschiedlich.) Wichtig: Sollten Sie Herz- oder Atemprobleme haben, halten Sie unbedingt Rücksprache mit Ihrem Arzt. Er kann Ihnen sagen, mit welcher Trainingsintensität Sie am besten in Schwung kommen und dabei gesund und glücklich bleiben.

TIPP FESTE TRAININGSZEITEN

Suchen Sie sich eine feste Zeit am Tag, zu der Sie Ihre Trainingseinheiten absolvieren, zum Beispiel morgens vor dem Duschen oder abends nach der Tagesschau. Lassen Sie Ihre Übungen zu einem festen Ritual werden, dann halten Sie leichter durch. Und geben Sie Ihrem Körper Zeit. Erst nach etwa vier Wochen regelmäßigen Trainings können Sie erste Erfolge sehen. Bis dahin heißt es, sich durchzubeißen. Aber es lohnt sich!

Krafttraining für gezielten Muskelaufbau

Auch beim Krafttraining mit den Übungen ab Seite 152 bringen Sie mehr Bewegung in Ihren Alltag und Ihre Muskelzellen ganz gezielt auf Trab. Für den Anfang genügen dazu rund 15 Minuten am Tag. Mit der Zeit sollten Sie dann versuchen, sich langsam auf 30 Minuten zu steigern.

Das Kraftprogramm ist so zusammengestellt, dass Sie ohne viel Aufwand zu Hause oder unterwegs (zum Beispiel im Hotelzimmer) trainieren können. Sie trainieren zudem alle großen Muskelgruppen, sodass alle Partien Ihres Körper gestrafft werden.

DREI STEIGERUNGSSTUFEN

Stellen Sie sich Ihr Kraftprogramm nach Ihrem persönlichen Trainingszustand zusammen: Jede der gezeigten Übungsvarianten (A, F und P) ist eine Trainingsmöglichkeit für Ihre Muskulatur. Wählen Sie den Schwierigkeitsgrad so, dass die Übungen schön anstrengend sind und Sie richtig ins Schwitzen kommen. Denn nur wenn Ihre Muskeln richtig gefordert werden, wachsen sie auch. Und genau das ist ja das Ziel: mehr Muskelmasse, höherer Energieverbrauch, schlankere Figur. Lässt das Training Sie kalt und kommen Sie nicht ins Schwitzen, sollten Sie eine Intensitätsstufe höher wählen. Andernfalls können Sie sich das Training auch gleich sparen. Denn dann beruhigt es zwar Ihr Gewissen, bringt aber keinen echten Erfolg. Seien Sie daher ehrlich zu sich selbst und holen Sie für die nächsten 15–30 Minuten alles aus sich raus.

Trainingslevel »A«

»A« steht für Anfänger und ist genau richtig für alle, die bisher kaum oder überhaupt nicht sportlich aktiv waren. Dieses Trainingsniveau erleichtert Ihnen den Einstieg, damit Sie regelmäßig weitermachen. Aber Achtung, bleiben Sie nicht zu lange auf diesem Niveau. Spätestens nach zwei Wochen sollten Sie das nächste Level anstreben.

Trainingslevel »F«

»F« ist das Niveau für Fortgeschrittene, also all jene, die bereits mehr oder weniger regelmäßig sportlich aktiv sind. Auch wenn Sie mit »A« gestartet sind, sollten Sie nach circa zwei Wochen ausprobieren, ob Sie diese Steigerung der Einstiegsvariante schon schaffen. Denn Muskeln brauchen neue Reize, damit sie weiterwachsen. Nur wenn Sie jedes Mal eine Anstrengung wahrnehmen, merken das auch Ihre Muskeln.

Trainingslevel »P«

Level »P« ist etwas für Profis, denn die Übungen sind die Spitze des Trainings. Anfänger sollten sich etwa nach vier Wochen an sie herantrauen, Fortgeschrittene nach zwei Wochen. »P«-Übungen fordern Ihre Muskulatur und Ihr Durchhaltevermögen in besonderem Maße. Strengen Sie sich an, schwitzen Sie und bringen Sie Ihre Muskeln zum Wachsen. Sie werden in jedem Fall belohnt.

Wichtig: Wenn Sie auch diese Variante gut beherrschen, bauen Sie die Wiederholungen aus. Sie schaffen das. Sie sind ja jetzt ein Profi.

WICHTIG AUF DEN KÖRPER HÖREN

Sie schaffen bei manchen Übungen die P-Variante und bei anderen nicht? Kein Problem. Sie sollen sich weder unter- noch überfordern. Es ist aber wichtig, dass Sie immer wieder eine Steigerung versuchen.

AUCH PAUSEN SIND WICHTIG

Wer beim Training Fortschritte sehen will, muss Pausen machen. Das klingt vielleicht erst einmal seltsam. Doch Ihr Körper braucht gerade am Anfang eine gewisse Zeit der Regeneration, bevor er wieder bereit ist, die Muskeln weiter zum Wachsen zu motivieren.
Ganz praktisch bedeutet das: Machen Sie Ihre Kraftübungen und das Ausdauertraining am Anfang immer im Wechsel (1 Tag Ausdauer, 1 Tag Kraft). Wenn Sie besser und fitter werden (das wird etwa nach vier bis sechs Wochen der Fall sein), können Sie theoretisch beides an einem Tag absolvieren – und dies jeden Tag wiederholen. Aber übernehmen Sie sich nicht. Der Muskel und der gesamte Körper benötigen immer wieder Ruhephasen. Ideal ist es daher, zwei bis drei Tage pro Woche einzuplanen, an denen Sie Ausdauersport und Kraftübungen machen. An den anderen Tagen können Sie gerne 30 Minuten nur das Krafttraining absolvieren oder auch einfach 30 Minuten spazieren gehen.

ALLE MUSKELN TRAINIEREN

Übrigens ist es für Ihren Abnehmerfolg wichtig, dass Sie alle Übungen machen. Gezieltes Problemzonentraining mit »Bauch-weg-Garantie« gibt es leider nicht. Sie können zwar jeden Tag hundert Sit-ups machen. Aber das bedeutet noch lange nicht, dass Sie davon automatisch auch einen Waschbrettbauch bekommen. Sicher ist nur, dass Ihr Bauch insgesamt straffer wird. Der Vorteil, wenn Sie alle Übungen machen: Im ganzen Körper bauen sich Muskeln auf, die nichts Besseres zu tun haben, als den lieben langen Tag Energie zu verbrauchen. Das kommt Ihnen natürlich entgegen, weil Sie ja überschüssige Pfunde verlieren möchten. Und weil alle Konturen straffer sind, wirken Sie noch mal schlanker.

INFO TRAININGSPLAN

Jedes Krafttraining besteht aus drei Teilen: Aufwärmen, Übungen und Dehnen. Und so könnte Ihr Trainingsplan aussehen:

1. Aufwärmen

Bevor es losgeht, sollten Ihre Muskeln sich darauf einstellen, dass sie gleich gefordert werden. Das mindert das Verletzungsrisiko. Sie können zum Beispiel ...

- 10 Minuten auf der Stelle laufen.
- Circa 5 Minuten mit einem Springseil springen.
- Etwa 20 Minuten spazieren gehen.
- Ein- bis dreimal pro Woche Ihr Ausdauertraining einbauen (siehe Seite 146 f.).

2. Krafttraining

- Wählen Sie für jede Übung das Level (A, F oder P), das Sie zwar richtig fordert, aber nicht überfordert.
- Machen Sie jede der acht Übungen.
- Machen Sie zwischen den Sätzen und Übungen eine kurze Pause (mindestens 15, maximal 30 Sekunden).

3. Entspannung

- Planen Sie nach jedem Training ein paar Minuten ein, um sich zu entspannen.
- Legen Sie entspannende Musik auf.
- Atmen Sie bewusst circa 10 Minuten im Liegen ein und aus.
- Dehnen Sie gezielt die beanspruchten Körperpartien.
- Loben Sie sich für das, was Sie heute mal wieder geschafft haben.

Durchhalten leicht gemacht

1

MOTIVIEREN SIE SICH

Die harte Arbeit müssen Sie alleine leisten, niemand wird Ihnen das abnehmen. Aber es lohnt sich. Holen Sie aus sich raus, was in Ihnen steckt – das ist eine Menge! Wir leben alle in einem Körper, der bereit ist für ständige Verbesserung. Und wenn Sie einmal eine extra Portion Motivation brauchen, suchen Sie sich Ihren Lieblingstipp raus und lesen Sie ihn sich laut vor. Kleben Sie ihn an den Kühlschrank oder legen Sie ihn unters Kopfkissen.

2

ERFOLG IST MESSBAR

Wenn Sie regelmäßig Sport treiben, wachsen Ihre Muskeln. Das ist ja auch gewollt. Denn dadurch verbrauchen Sie im Alltag mehr Energie und nehmen schneller ab. Wie Sie vielleicht schon gehört haben, sind Muskeln schwerer als Fett. Das bedeutet, dass Sie womöglich auf der Waage keine Veränderung sehen oder sogar etwas zunehmen. Daher unser Tipp: Messen Sie einmal im Monat Ihren Bauch-, Taillen-, Oberarm- und Oberschenkelumfang. Ein halber Zentimeter weniger ist ein Topergebnis und sollte Sie stolz machen. Weiter so!

3

DURCHHALTE-»MANTRA«

Unser Gehirn merkt sich Sachen, wenn wir sie ständig wiederholen. Machen Sie sich dies zunutze und suchen Sie sich einen Spruch aus, der Sie stark motiviert. Dann wiederholen Sie den Spruch regelmäßig, mindestens zweimal täglich. Wenn der Spruch »sitzt«, können Sie ihn wie einen Anker benutzen, jedes Mal wenn Sie sich nicht aufraffen können, Ihre Übungen zu machen. Ihnen fällt kein motivierender Spruch ein? Wie wäre es damit:

- Es wird niemals einfach. Aber ich werde einfach immer besser.
- Ich kann morgen Muskelkater haben oder ein schlechtes Gewissen – das ist meine Entscheidung!
- Ich werde niemals den Po bekommen, den ich haben will, wenn ich immer nur auf ihm herumsitze.
- Bringt mich mein Verhalten von heute zu meinem Ziel von morgen?
- Wenn ich nach dem Training noch unverschwitzt gut aussehe, habe ich etwas falsch gemacht.
- Auch Willenskraft ist ein Muskel. Je öfter ich ihn benutze, desto stärker wird er.

4

SICH ZIELE SETZEN

Melden Sie sich zu einem Wettkampf an. Ob Laufveranstaltung oder Sportabzeichen, Tanzwettbewerb, Wandertag oder Tennisturnier: Wenn Sie angemeldet sind, trainieren Sie regelmäßiger, weil Sie einen inneren Druck haben, Sport treiben zu müssen. Schließlich wollen Sie am Wettkampftag eine gute Figur machen. Damit schmelzen faule Ausreden ebenso schnell dahin wie Ihre Fettpölsterchen.

5

WETTEN, DASS ...

Wetten, dass ich es schaffe, innerhalb von drei Monaten eine halbe Stunde am Stück zu joggen/zu schwimmen/Rad zu fahren? Wetten, dass ich es schaffe, innerhalb des nächsten Monats einen halben Zentimeter weniger Oberschenkelumfang zu haben? Wetten, dass Ihnen noch mehr Wetten einfallen? Wetten Sie mit Ihrem Partner, Ihrer Familie oder Ihren Freunden. Damit so eine Wette als wirkliche Motivationshilfe dient, muss aber auch ein Gewinn in Aussicht stehen, zum Beispiel ein Tag im Wellnessbad oder eine Ganzkörpermassage.

6

VOR DEM SPIEGEL

Keine Lust auf Sport? Stellen Sie sich in Unterwäsche oder Bikini vor den Spiegel. Schauen Sie sich an und seien Sie ehrlich mit sich selbst. Was könnte besser sein? Wünschen Sie sich klar definierte Arme, schlankere Schenkel, einen straffen Bauch? Können Sie haben. Aber nur, wenn Sie jetzt in Ihre Sportsachen schlüpfen und trainieren.

7

ZU ZWEIT IST ALLES LEICHTER

Alle Durchhaltetipps wirken bei Ihnen nicht? Dann hilft nur eins: gemeinsam trainieren. Suchen Sie sich aber unbedingt einen Trainingspartner, der auch dann trainiert, wenn Sie absagen. Sie werden schnell merken, wie groß Ihr schlechtes Gewissen wird, wenn Sie trotz guten Zuredens öfter absagen und Ihr Trainingspartner immer fitter wird.

Übung 1: Hocke

FÜR BEINE UND PO

LEVEL A

1 Stellen Sie sich mit schulterbreit geöffneten Beinen aufrecht hin. Die Arme hängen seitlich am Körper herab.

2 Gehen Sie nun langsam in die Hocke. Schieben Sie dabei den Po nach hinten, als würden Sie sich auf einen Stuhl setzen. Dabei strecken Sie beide Arme über den Kopf. Die Daumen zeigen zur Decke (Bild A).

3 Gehen Sie langsam wieder nach oben. Dabei führen Sie die Arme mit Spannung wieder nach hinten unten.

LEVEL F

1 Nehmen Sie die Grundposition von Level A ein und gehen Sie wie dort beschrieben langsam in die Hocke.

2 Wenn Sie wieder nach oben gehen, heben Sie das linke Knie an. Die Arme gehen mit Spannung nach hinten unten (Bild F).

3 Zurück in der Ausgangsstellung senken Sie das Knie wieder. Beim nächsten Durchgang ist dann das rechte Knie dran.

4 Machen Sie weiter so – immer abwechselnd links und rechts. Versuchen Sie, mit der Zeit schneller zu werden.

LEVEL P

1 Sie üben wie bei Level F beschrieben. Halten Sie dabei jedoch in jeder Hand eine 0,5-Liter-Wasserflasche (Bild P).

2 Wenn Ihnen das immer noch nicht anstrengend genug ist, stellen Sie sich zusätzlich auf zwei Sofakissen. Die leichte Instabilität kräftigt die Beinmuskulatur noch mehr.

WIEDERHOLUNGEN

15–20 Wiederholungen
2–4 Sätze (je nach Trainingsstand)

WICHTIG

Gehen Sie maximal so weit in die Hocke, dass Ihre Oberschenkel parallel zum Boden sind. Sie müssen Ihre Fußspitzen immer sehen können.

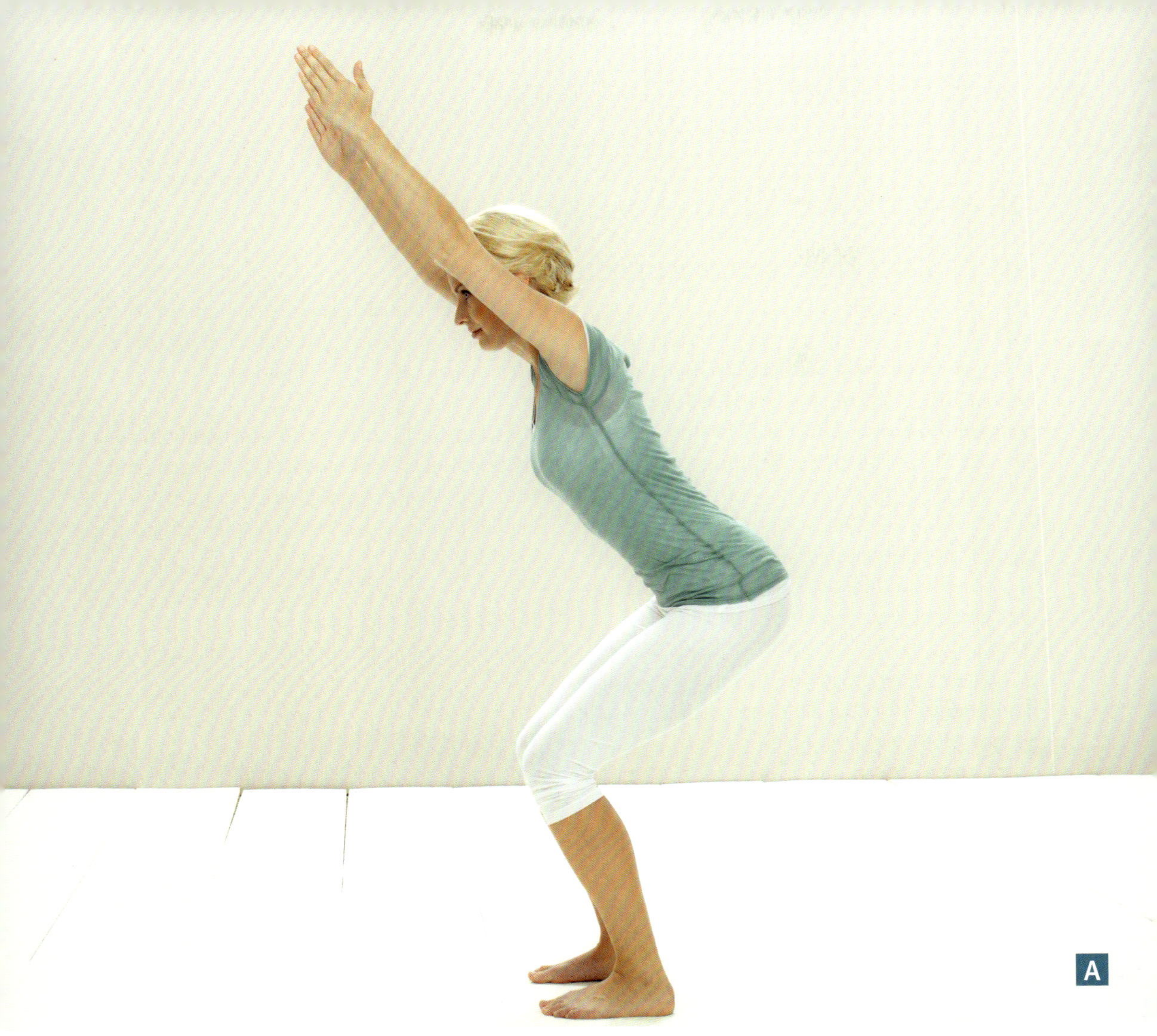
A

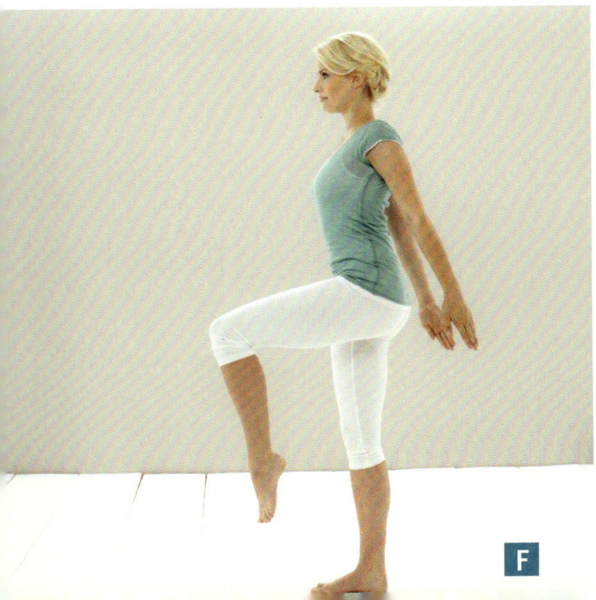
F

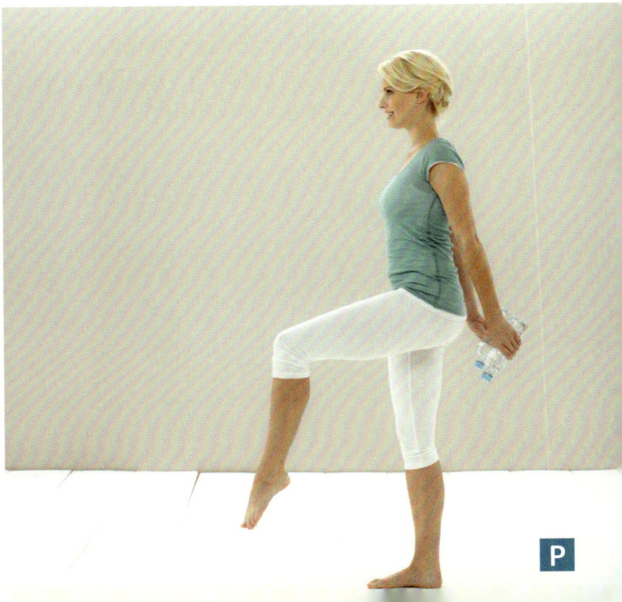
P

Übung 2: Auf-und-ab-Bauchturbo

FÜR DEN GERADEN BAUCHMUSKEL

LEVEL A

1 Legen Sie sich auf den Rücken. Die Arme liegen seitlich am Körper, die Handflächen zeigen zum Boden. Stellen Sie die Beine auf und ziehen Sie die Fußspitze Richtung Schienbein.

2 Heben Sie den Oberkörper leicht an. Lösen Sie jetzt beide Arme vom Boden und wackeln Sie schnell damit auf und ab. Halten Sie dabei die Knie und den Oberkörper ganz still (Bild A).

3 Zählen Sie langsam bis 20. Senken Sie dann den Oberkörper und die Arme wieder in die Ausgangslage.

LEVEL F

1 Nehmen Sie die gleiche Position ein wie unter »A« beschrieben. Heben Sie aber die Beine so an, dass Hüfte und Oberschenkel sowie Wade und Oberschenkel jeweils einen rechten Winkel bilden.

2 Heben Sie den Oberkörper und die Arme vom Boden. Wackeln Sie schnell mit den Armen auf und ab und halten Sie die Beine und den Oberkörper ganz ruhig (Bild F).

3 Langsam bis 20 zählen, dann zurück in die Ausgangsposition.

LEVEL P

1 Nehmen Sie die gleiche Position ein wie bei Level F. Halten Sie zusätzlich zwei 0,5-Liter-Wasserflaschen in den Händen.

2 Heben Sie Oberkörper und Arme vom Boden ab. Schütteln Sie die Wasserflaschen in einer Auf-und-ab-Bewegung neben dem Körper. Halten Sie Beine und Oberkörper ganz ruhig (Bild P).

3 Wie gewohnt etwa 20 Sekunden halten und dann in die Ausgangsposition zurückgehen.

WIEDERHOLUNGEN

2–4 Wiederholungen
2–4 Sätze (je nach Trainingsstand)

WICHTIG

Achten Sie darauf, dass zwischen Kinn und Brustbein immer eine Faustbreit Platz bleibt. Das entlastet den Nacken und Sie verkrampfen nicht in der Schulter.

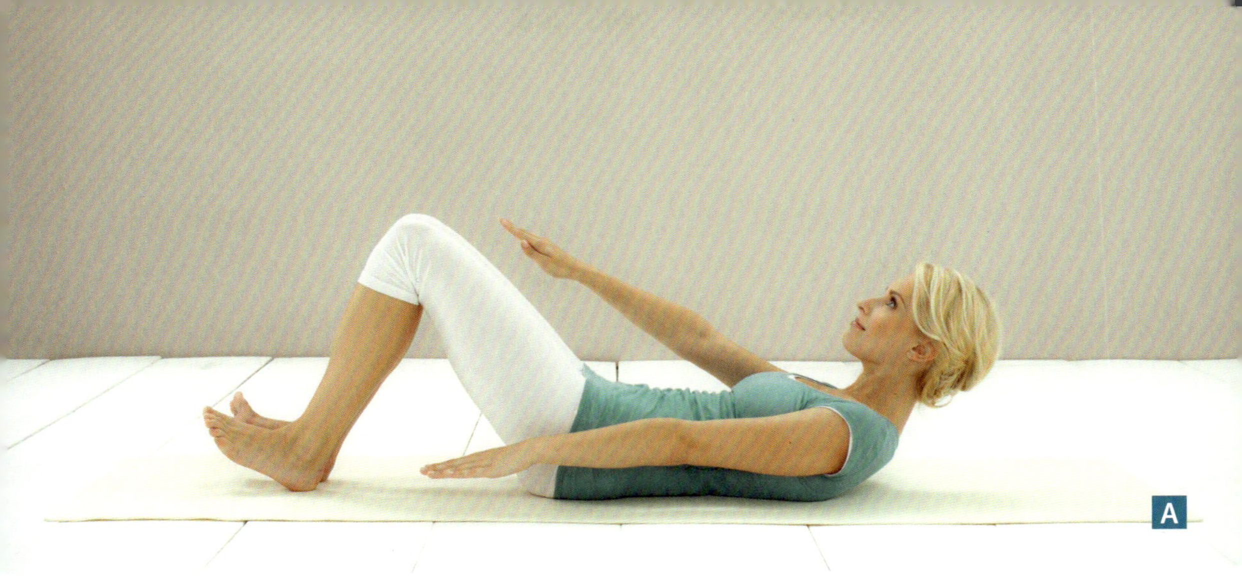
A

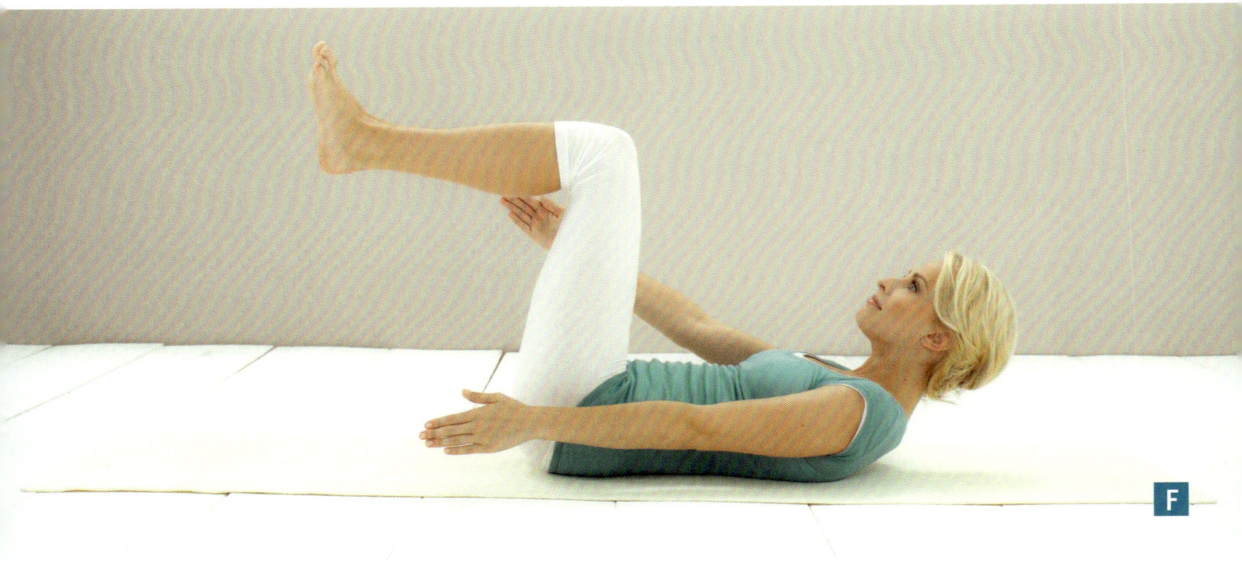
F

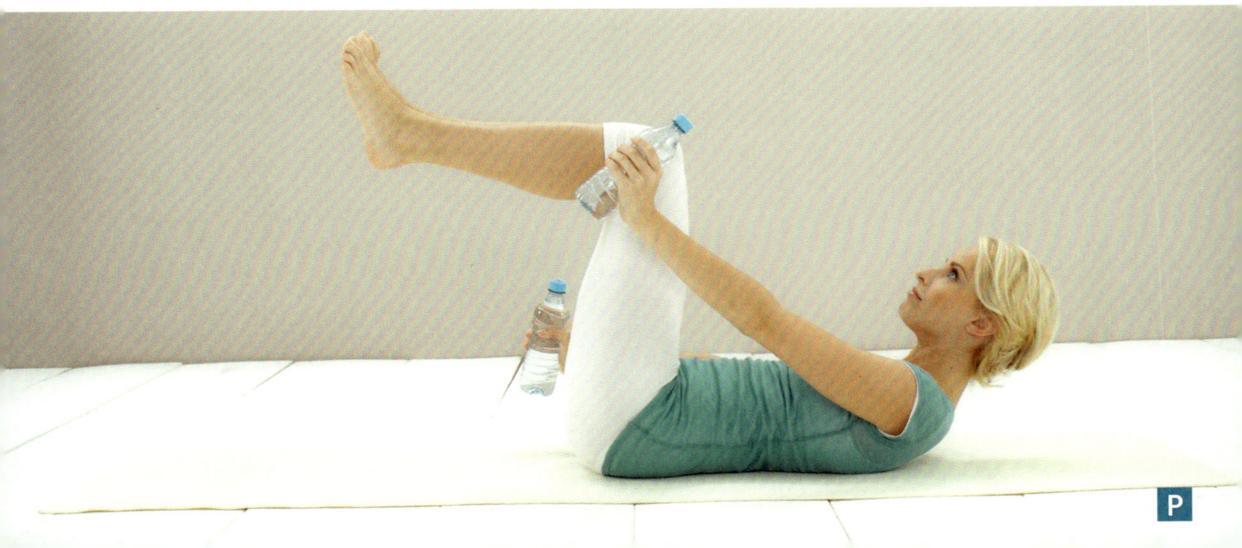
P

Übung 3: Kniebeuge

FÜR BEINE UND PO

LEVEL A

1 Machen Sie mit dem linken Fuß einen langen Ausfallschritt nach vorne und beugen Sie das linke Knie gerade so weit an, dass Sie die Zehenspitzen noch sehen können. Das rechte Bein ist gestreckt, die Ferse weg vom Boden.

2 Gehen Sie nun langsam mit dem rechten Knie Richtung Boden (Bild A). Zählen Sie dabei langsam bis 3. Gehen Sie nun ebenso langsam wieder nach oben.

3 Machen Sie Ihre Wiederholungen und wechseln Sie dann das Bein. So hat immer ein Bein eine kurze Pause und Sie können direkt weitertrainieren.

LEVEL F

Stellen Sie sich für diese Variante mit dem vorderen Bein auf ein bauschiges, weiches Sofakissen. Führen Sie dann die Übung wie oben beschrieben aus (Bild F).

LEVEL P

Nehmen Sie zusätzlich zwei 1,5-Liter-Wasserflaschen in die Hände, bleiben Sie auf dem Kissen stehen und führen Sie die Übung durch; Flaschen dabei nicht bewegen (Bild P).

WIEDERHOLUNGEN

10–15 Wiederholungen
2–4 Sätze (je nach Trainingsstand)

WICHTIG

Senken Sie das Knie nur so weit, wie es Ihnen angenehm ist. Es darf nicht wehtun. Kleine Bewegungen genügen, Sie müssen nicht den Boden berühren.

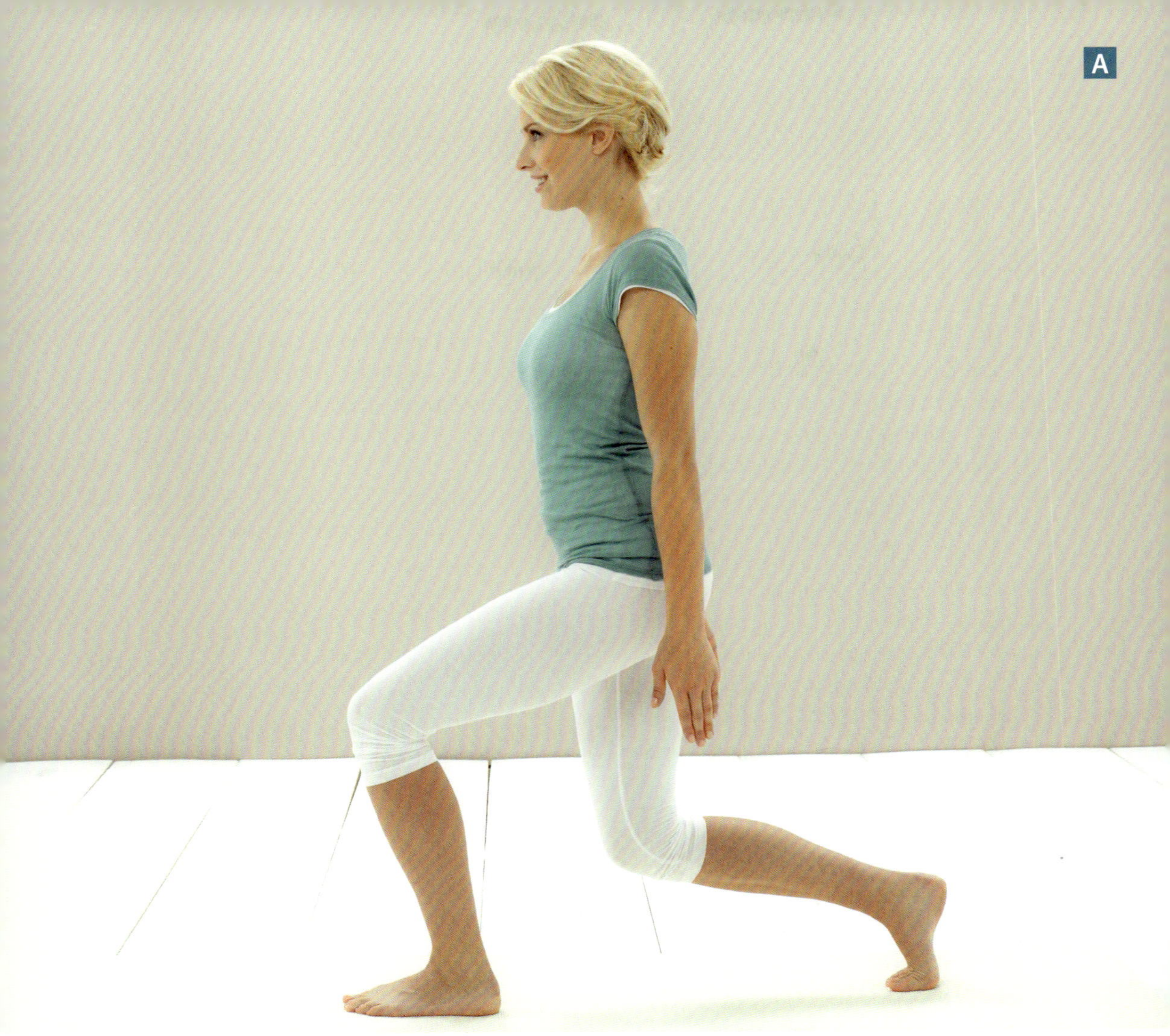
A

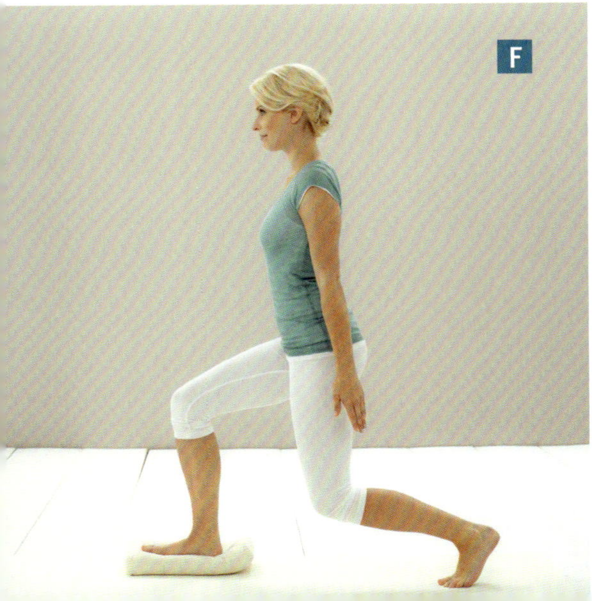
F

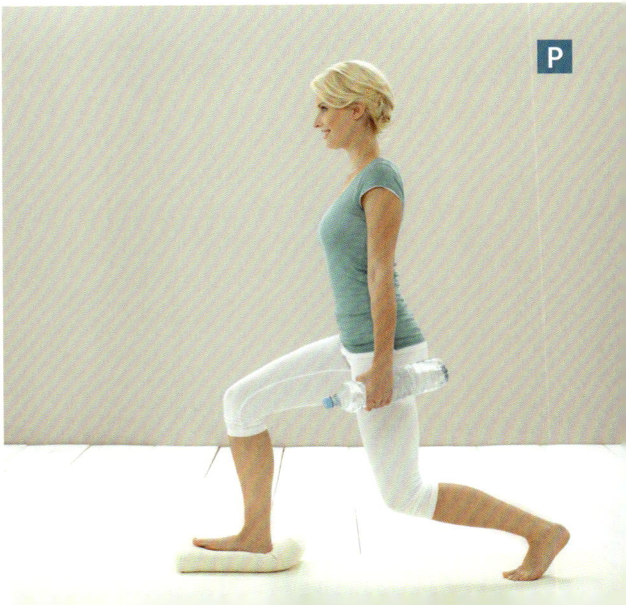
P

Übung 4: Bauch-Cross

FÜR DEN BAUCH

LEVEL A

1 Legen Sie sich auf den Rücken, die Arme liegen neben dem Körper auf dem Boden. Heben Sie beide Beine so an, dass Hüfte und Oberschenkel sowie Wade und Oberschenkel jeweils einen rechten Winkel bilden. Der Kopf bleibt auf dem Boden.

2 Ziehen Sie nun die Fußspitze zur Wade und senken Sie die linke Ferse langsam Richtung Boden. Zählen Sie dabei langsam bis 3. Der rechte Winkel bleibt bestehen! Das linke Bein bewegt sich nicht (Bild A). Heben Sie das Bein ebenso langsam wieder nach oben.

3 Nun ist das rechte Bein dran: Ferse senken und heben. Im Wechsel immer weiter so.

LEVEL F

1 Nehmen Sie die gleiche Position ein wie für Level A. Heben Sie aber zusätzlich Ihren Oberkörper vom Boden. Formen Sie mit Ihren Händen eine Schale und legen Sie Ihren Kopf leicht darin ab. Achten Sie darauf, dass zwischen Kinn und dem Brustbein eine Faustbreit Platz ist.

2 Nun senken Sie Ihre Fersen wieder im Wechsel langsam ab. Behalten Sie den rechten Winkel immer bei (Bild F).

LEVEL P

Wie Level F. Wenn Sie die rechte Ferse senken, geht jedoch gleichzeitig der rechte Ellbogen zum Knie des linken Beins (Bild P). Achtung, die Ellbogen nicht nach vorne mitnehmen! Sie bleiben immer in einer Linie hinter dem Kopf, Sie drehen lediglich Ihren Oberkörper. Behalten Sie den rechten Winkel in den Beinen immer bei. Wechseln nicht vergessen!

WIEDERHOLUNGEN

15–20 Wiederholungen
2–4 Sätze (je nach Trainingsstand)

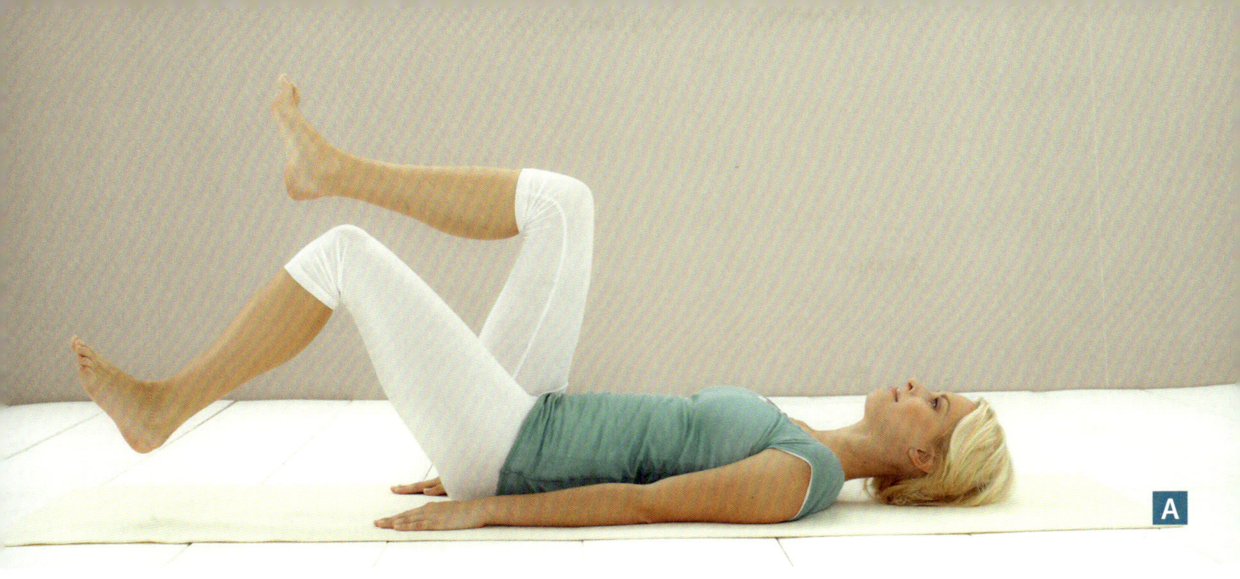
A

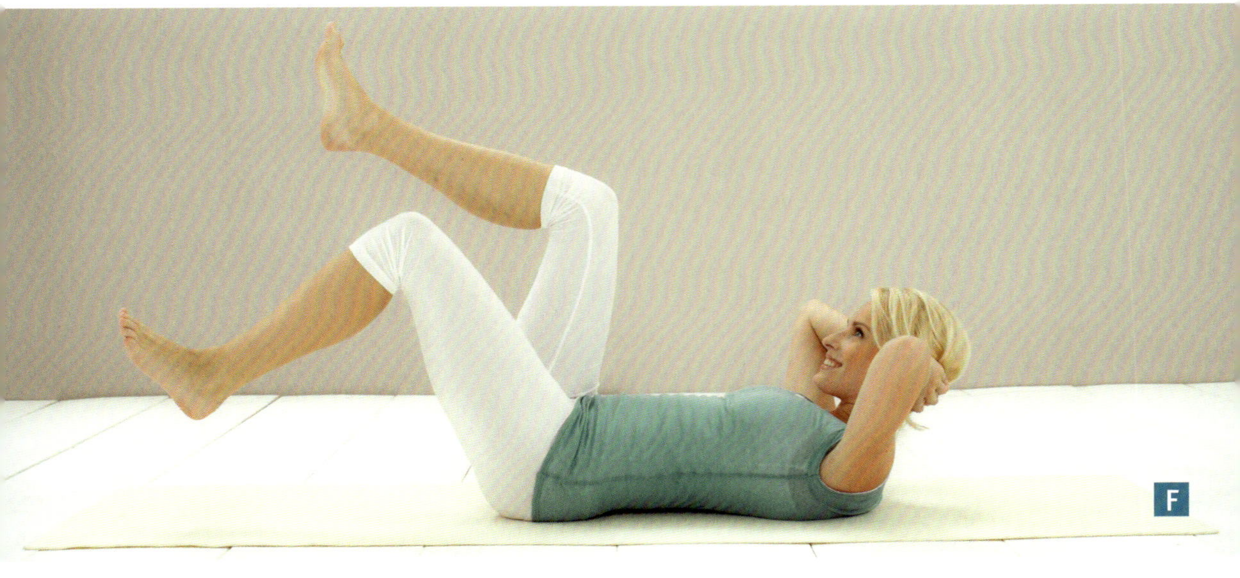
F

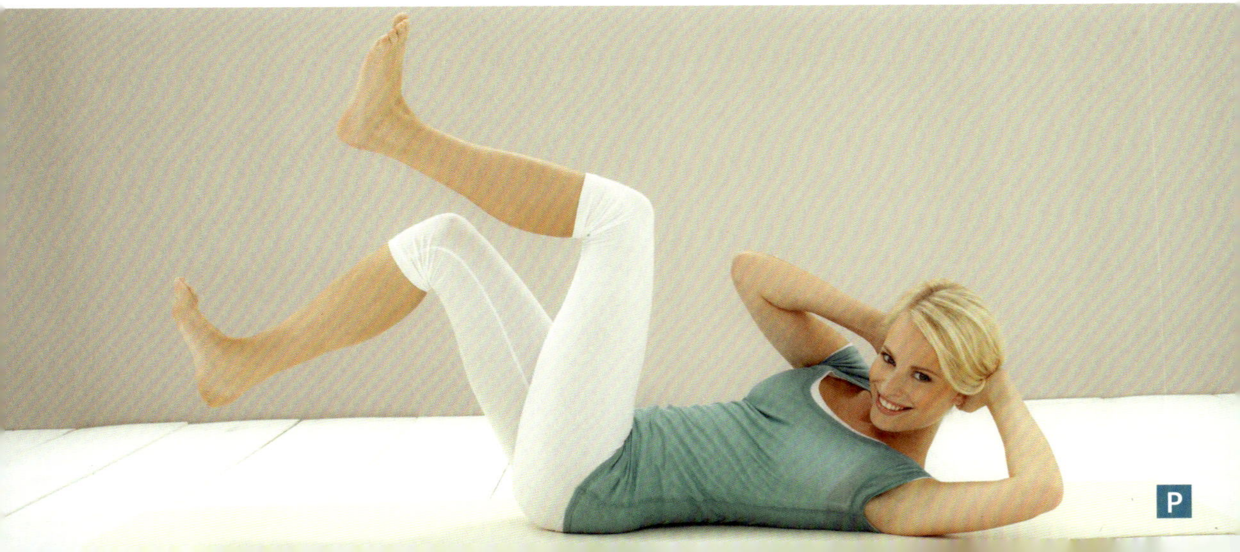
P

Übung 5: Liegestütz

FÜR OBERKÖRPER UND BRUST

LEVEL A

1 Gehen Sie in den Vierfüßlerstand. Die Knie befinden sich unter der Hüfte und die Handgelenke unter den Schultern. Setzen Sie nun die Hände eine Handlänge nach vorne. Drehen Sie die Fingerspitzen zueinander. Die Ellbogen zeigen nach außen.

2 Beugen Sie die Arme und senken Sie die Nasenspitze langsam Richtung Boden (Bild A). Zählen Sie dabei bis 3.

3 Anschließend gehen Sie ebenso langsam wieder nach oben. Achten Sie darauf, dass Sie Ihren Rücken immer in einer Linie halten!

LEVEL F

1 Gehen Sie in den Liegestützstand mit gestreckten Beinen. Die Handgelenke sind unter den Schultern. Rücken und Po bilden eine gerade Linie. Po nicht hängen lassen oder nach oben strecken (Bild F).

2 Drehen Sie die Fingerspitzen zueinander, beugen Sie die Arme und senken Sie Ihre Nase langsam zum Boden. Zählen Sie bis 3 und kommen Sie ebenso langsam wieder hoch.

LEVEL P

1 Nehmen Sie die gleiche Position ein wie für Level F. Heben Sie nun jedoch das linke Bein an, sodass es eine Linie mit dem Rücken bildet (Bild P).

2 Beugen Sie aus dieser Position langsam die Arme und senken Sie den Oberkörper Richtung Boden. Zählen Sie wiederum bis 3, ehe Sie wieder nach oben gehen. Beim nächsten Absenken wechseln Sie das Bein.

WIEDERHOLUNGEN

5–10 Wiederholungen
2–4 Sätze (je nach Trainingsstand)

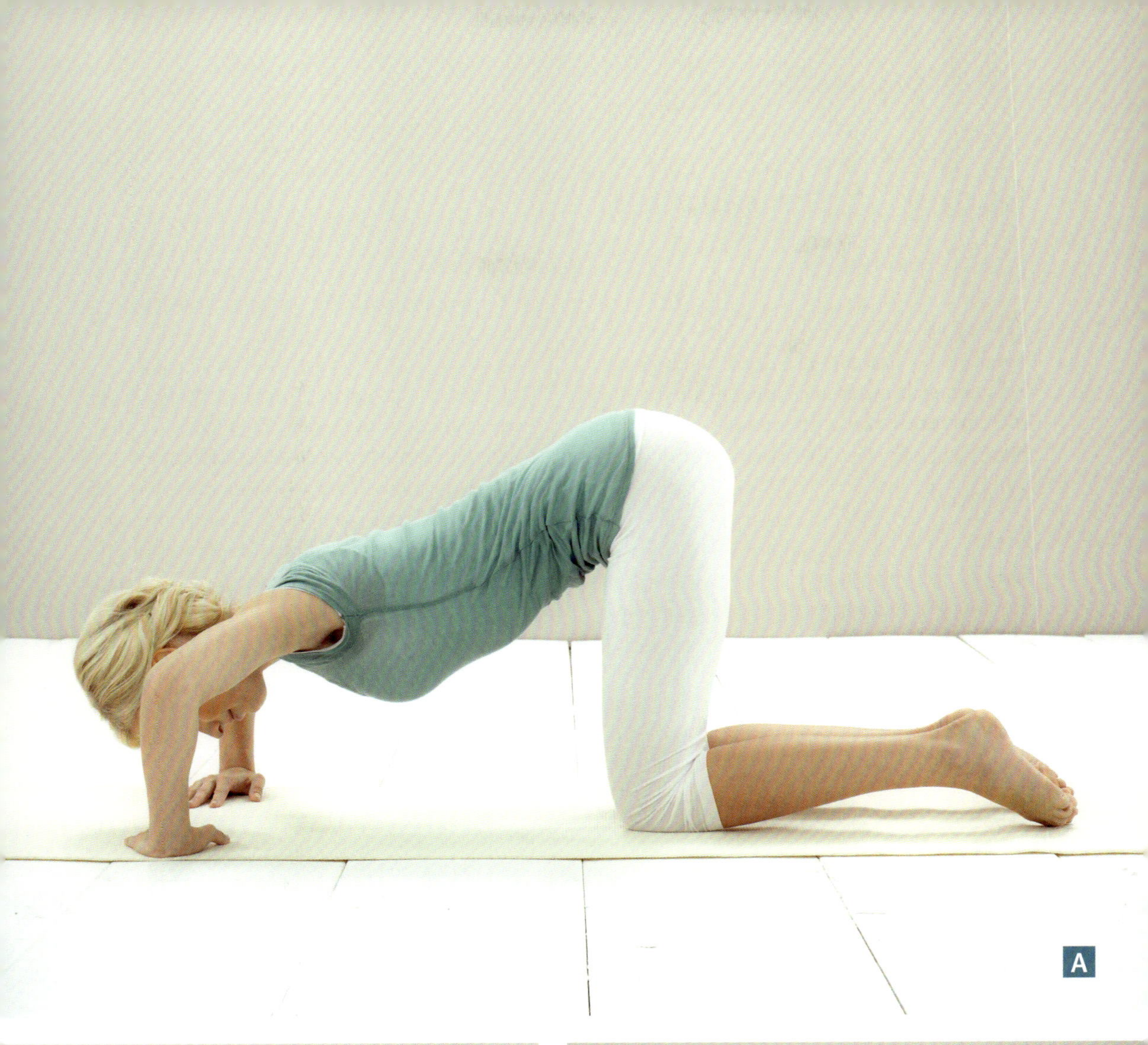
A

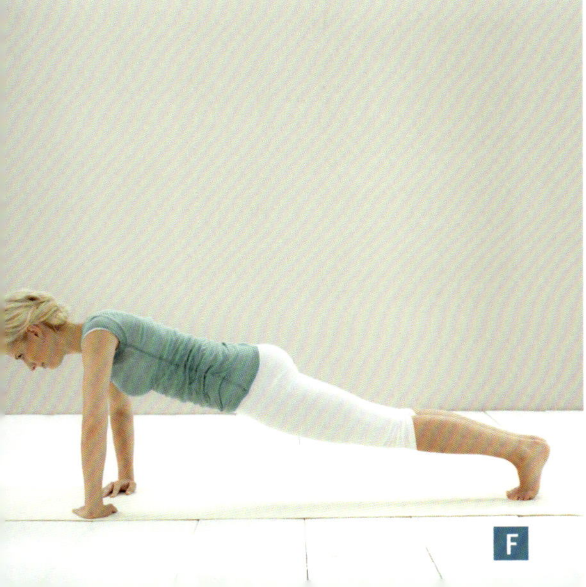
F

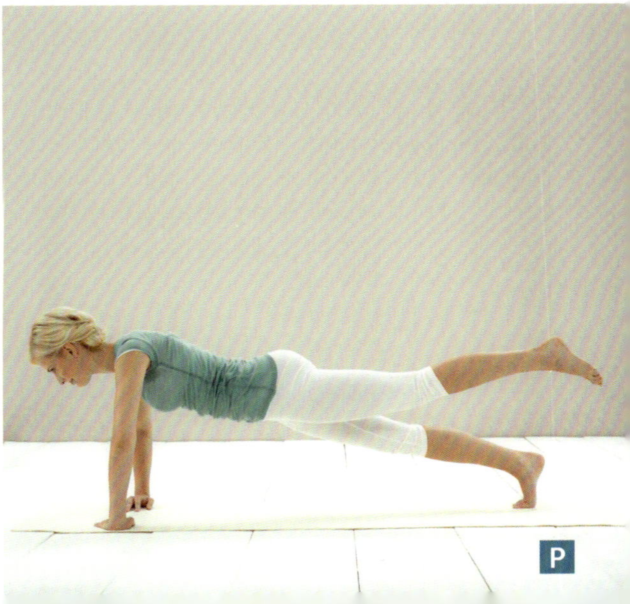
P

Übung 6: Schwimmen

FÜR DEN RÜCKEN

LEVEL A

1 Legen Sie sich mit geraden Beinen auf den Bauch und strecken Sie beide Arme nach vorne. Der Hals ist lang und gerade, das Kinn eine Faustbreit weg vom Brustbein. Der Blick geht zum Boden.

2 Heben Sie nun langsam und kontrolliert den rechten Arm und das linke Bein etwas vom Boden weg nach oben. Zählen Sie dabei bis 3 (Bild A).

3 Senken Sie Arm und Bein wieder langsam ab. Heben Sie dann den linken Arm und das rechte Bein. Im Wechsel weiter so.

LEVEL F

1 Nehmen Sie die gleiche Ausgangsposition ein wie bei Level A.

2 Heben Sie nun beide Arme vom Boden und bewegen Sie sie abwechselnd nach unten und oben (Bild F). Zählen Sie dabei langsam bis 10. Dann wieder absenken.

3 Nun sind die Beine dran. Beide Beine und Knie gestreckt vom Boden lösen und abwechselnd auf und ab bewegen. Zählen Sie wieder bis 10 und senken Sie die Beine wieder ab. Weiter so: Immer im Wechsel Arme und Beine arbeiten lassen.

LEVEL P

1 Gehen Sie in die Ausgangsposition (siehe Level A).

2 Heben Sie gleichzeitig Arme und Beine gestreckt etwas vom Boden. Ziehen Sie dann im Zeitlupentempo abwechselnd linkes Bein und rechten Arm beziehungsweise rechtes Bein und linken Arm noch ein Stückchen weiter nach oben (Bild P). Zählen Sie wieder bis 10. Senken Sie Arme und Beine ab und machen Sie eine kurze Pause.

WIEDERHOLUNGEN

2–4 Wiederholungen
2–4 Sätze (je nach Trainingsstand)

WICHTIG

Legen Sie die arbeitenden Arme und Beine nie ganz am Boden ab, um die Grundspannung zu halten. Lösen Sie den Kopf leicht vom Boden, richten Sie aber den Blick stets gerade nach unten, um den Nacken zu entlasten und die Schultern nicht zu verkrampfen.

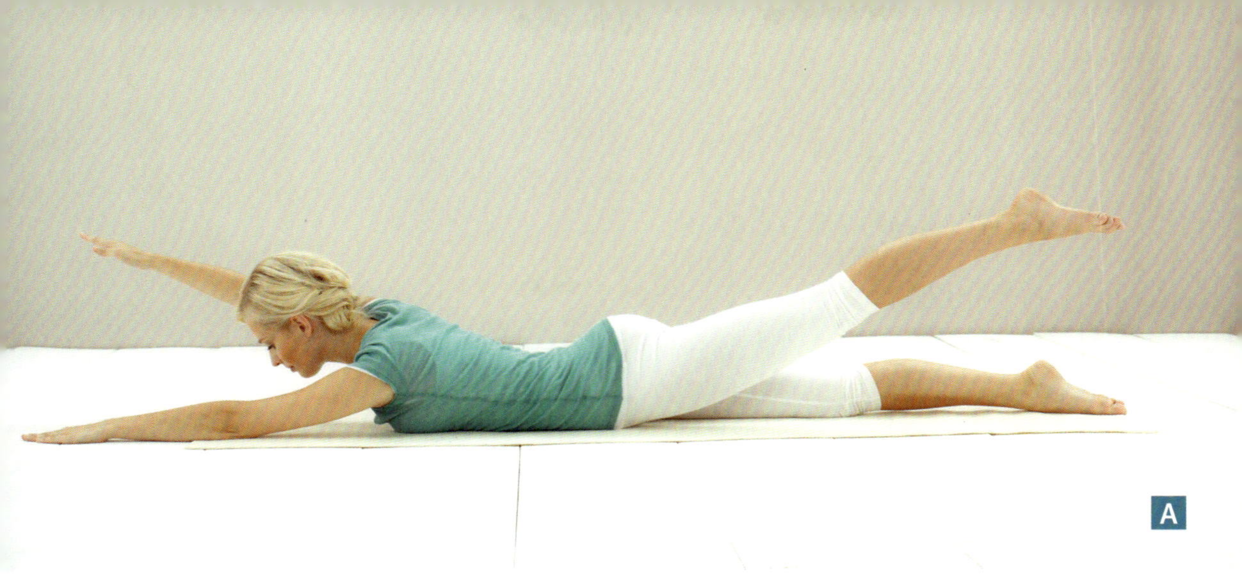

A

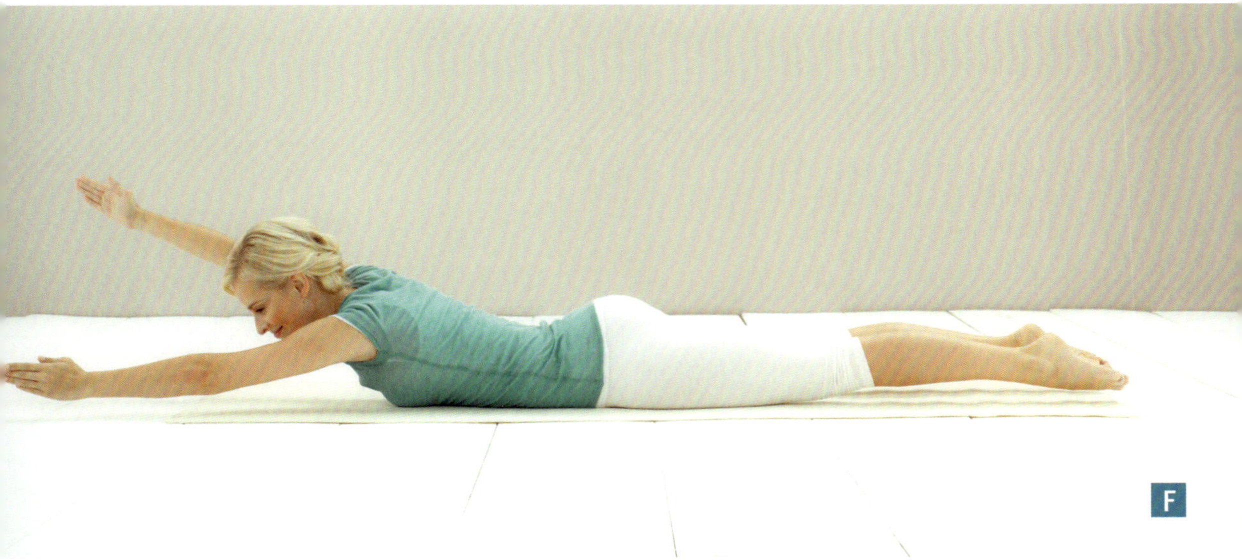

F

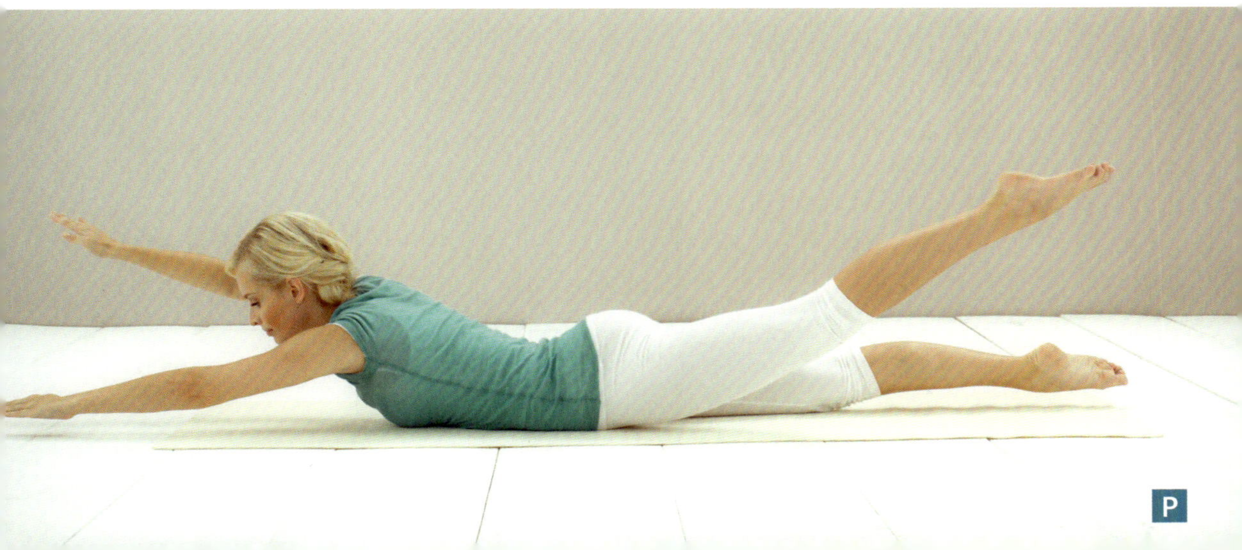

P

Übung 7: Armstrecker

FÜR DEN TRIZEPS

LEVEL A

1 Gehen Sie in den Vierfüßlerstand. Die Knie stehen unter der Hüfte, die Handgelenke sind unter den Schultern. Setzen Sie die Hände eine Handlänge nach vorne. Die Fingerspitzen zeigen nach vorne.

2 Beugen Sie die Arme und senken Sie die Nasenspitze langsam Richtung Boden. Versuchen Sie, mit Ihren Oberarmen an den Rippen entlangzustreifen. Die Ellbogen zeigen nach hinten (Bild A). Zählen Sie bis 3 und gehen Sie dann langsam wieder nach oben.

LEVEL F

1 Gehen Sie in den Liegestützstand. Die Handgelenke sind unter den Schultern, Rücken und Po bilden eine gerade Linie. Po nicht hängen lassen oder nach oben strecken. Die Fingerspitzen zeigen nach vorne.

2 Gehen Sie langsam mit der Nasenspitze Richtung Boden. Achten Sie auch hier darauf, dass die Ellbogen am Körper bleiben und nicht nach außen zeigen (Bild F). Strecken Sie die Arme langsam wieder; jeweils bis 3 zählen.

LEVEL P

1 Nehmen Sie die gleiche Ausgangsposition ein wie bei Level F. Heben Sie dann das linke Bein auf Rückenhöhe an (Bild P).

2 Gehen Sie in dieser Position langsam Richtung Boden (wieder bis 3 zählen) und kommen Sie ebenso langsam wieder hoch. Beim nächsten Absenken wechseln Sie das Bein.

WIEDERHOLUNGEN

3–5 Wiederholungen
2–4 Sätze (je nach Trainingsstand)

WICHTIG

Achten Sie bei allen drei Übungsvarianten darauf, dass die Ellbogen im Gegensatz zum Liegestütz von Seite 160 stets eng am Körper liegen. Drehen Sie sie nicht zur Seite. Sie müssen nicht mit der Nasenspitze auf den Boden kommen. Kleine Bewegungen sind ausreichend.

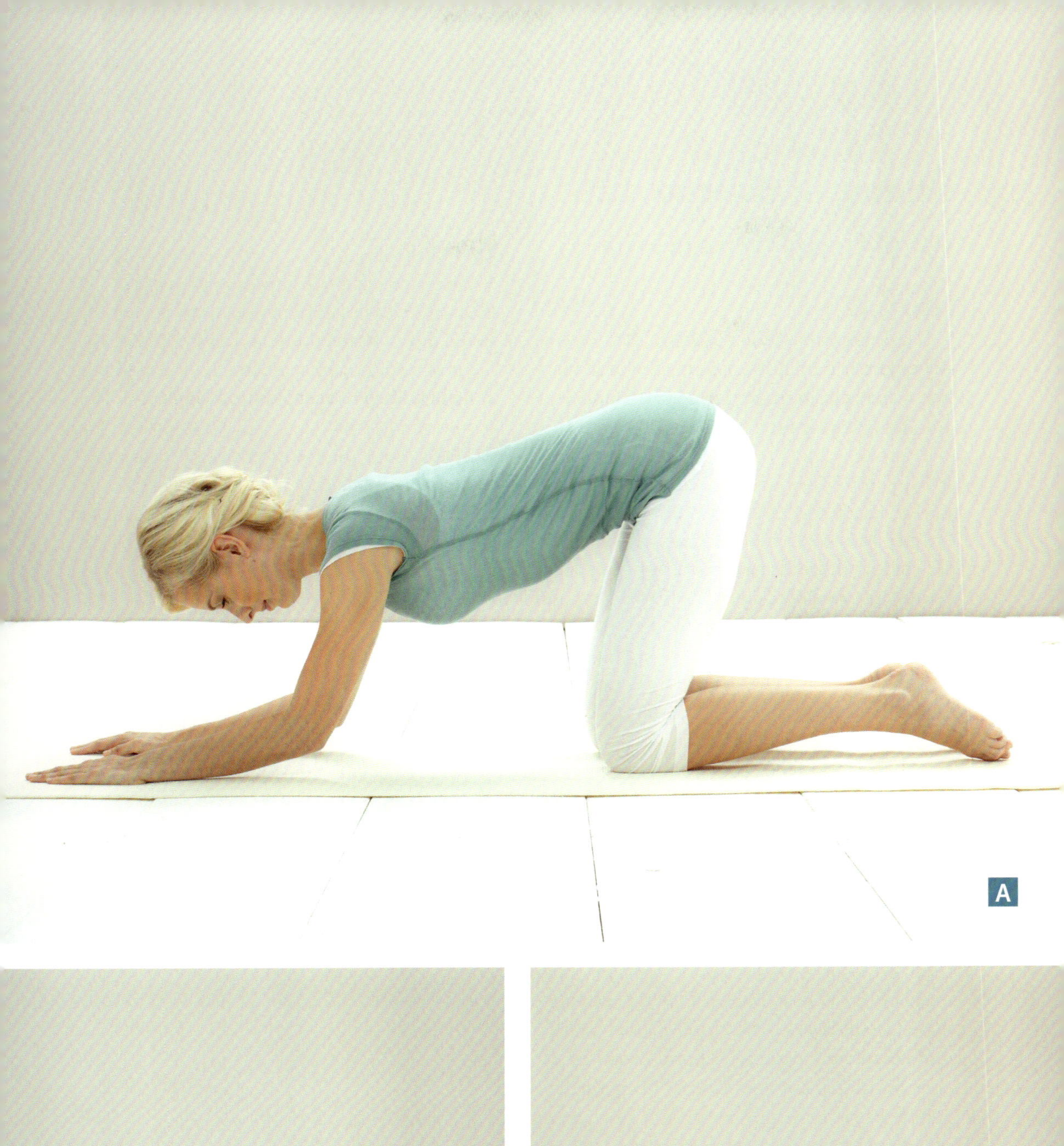

A

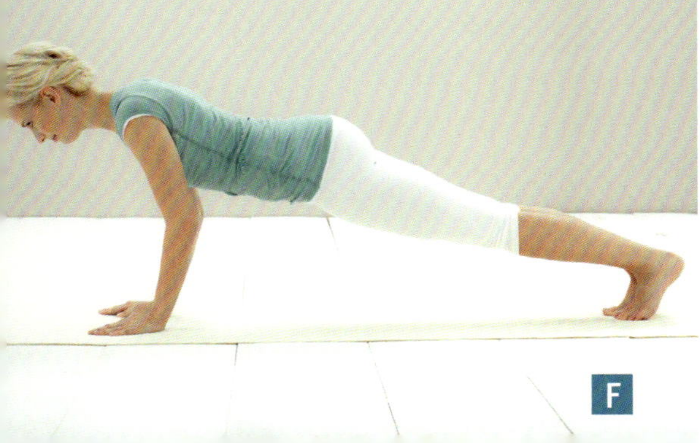

F

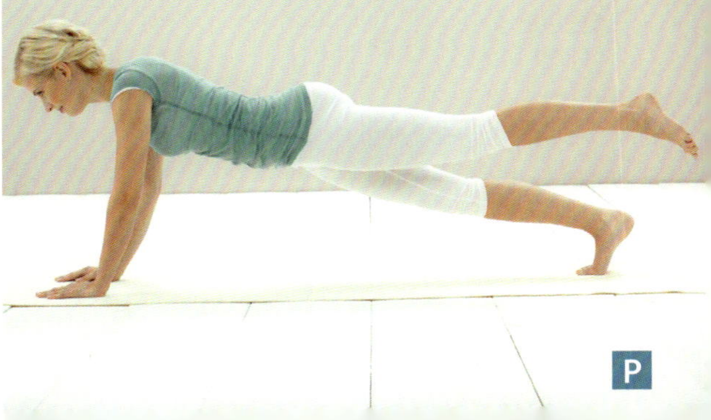

P

Übung 8: Brücke

FÜR DIE RUMPFMUSKULATUR

LEVEL A

1 Legen Sie sich auf den Rücken, die Arme liegen mit den Handflächen nach unten seitlich neben dem Körper. Stellen Sie die Beine auf, die Fersen sollten nahe am Po stehen.

2 Kippen Sie Ihr Becken nach hinten und rollen Sie sich langsam, Wirbel für Wirbel in die Schulterbrücke nach oben – so weit, bis das Gewicht auf den Schulterblättern liegt. Achten Sie darauf, dass die Knie zur Mitte zeigen und sich so wenig wie möglich bewegen (Bild A).

3 Halten Sie die Stellung circa 5 Sekunden. Danach rollen Sie sich sehr langsam, Wirbel für Wirbel wieder ab.

LEVEL F

1 Nehmen Sie die Grundposition ein und rollen Sie sich langsam nach oben (siehe Level A).

2 In der Schulterbrücke nehmen Sie eine halb gefüllte 1,5-Liter-Wasserflasche in beide Hände und halten sie über die Brust (Bild F). Schütteln Sie die Flasche abwechselnd nach unten und oben sowie nach rechts und links. Versuchen Sie dabei, mit dem Körper immer ganz gerade zu bleiben, und bewegen Sie sich so wenig wie möglich mit. Achten Sie besonders auf Ihre Knie. Diese sollten still stehen. Zählen Sie bis 5.

3 Rollen Sie sich dann langsam wieder ab (Flasche in den Händen behalten).

LEVEL P

1 Rollen Sie sich wie gewohnt nach oben. Nehmen Sie wieder die Wasserflasche zur Hand und schütteln Sie sie. Zusätzlich heben Sie nun auch noch das rechte Bein in Verlängerung des Körpers nach oben (Bild P).

2 Halten Sie diese Position circa 5 Sekunden und schütteln Sie dabei die Wasserflasche. Rollen Sie sich dann Wirbel für Wirbel wieder nach unten ab. Bei der nächsten Aufrollbewegung heben Sie das andere Bein.

WIEDERHOLUNGEN

3–5 Wiederholungen
2–4 Sätze (je nach Trainingsstand)

WICHTIG

Atmen Sie während der ganzen Übung gleichmäßig ein und aus. Versuchen Sie, Ihre Schultern entspannt liegen zu lassen und leicht von den Ohren wegzuziehen, entspannen Sie Ihren Kopf.

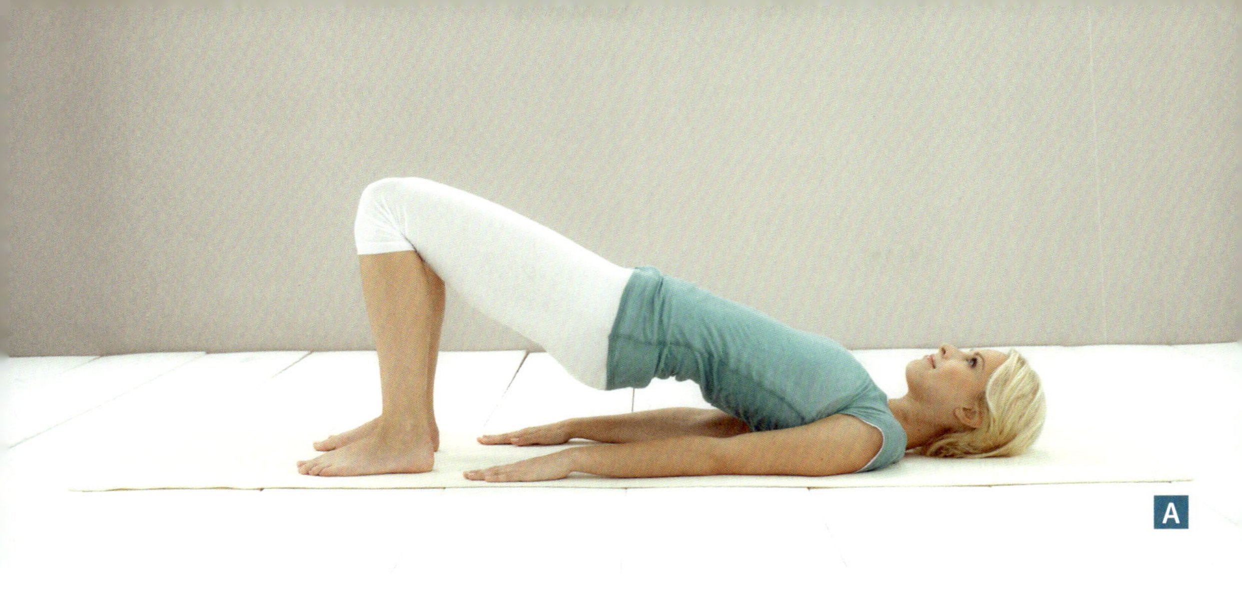

A

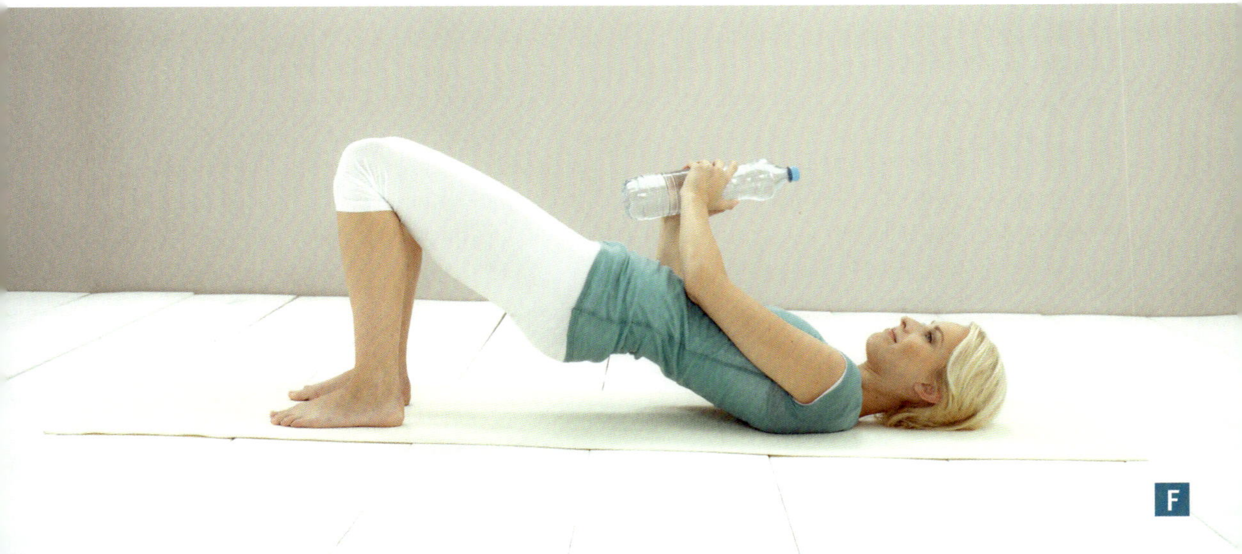

F

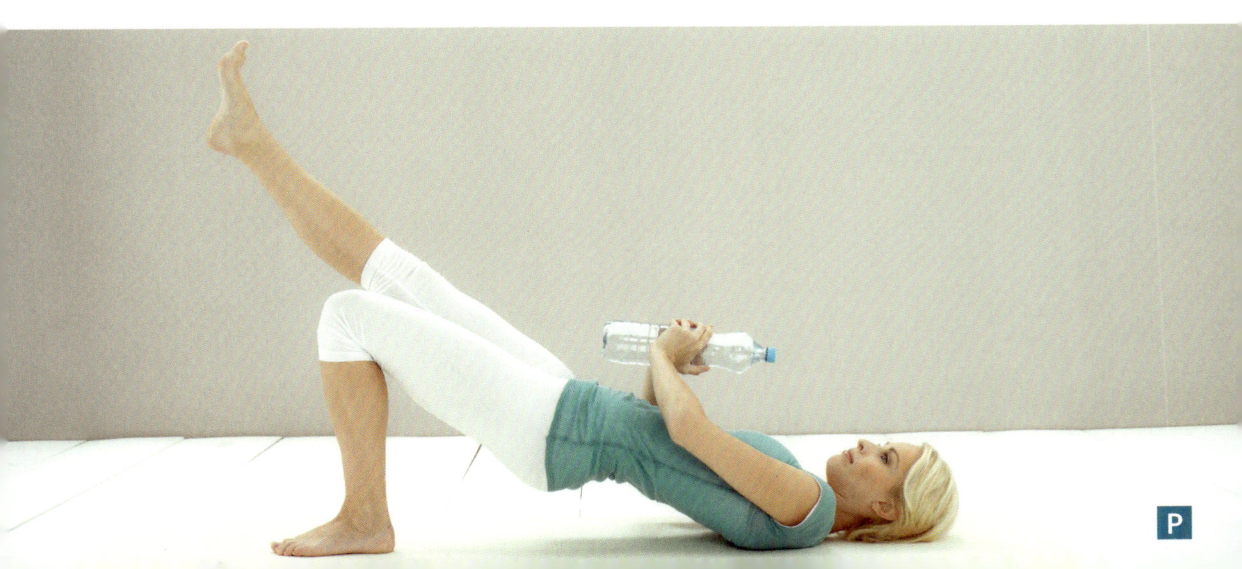

P

Mein persönlicher Trainingsplan

Damit sich auf der Waage möglichst schnell etwas tut, sollten Sie wirklich jeden Tag trainieren. Wahrscheinlich sagt Ihr Schweinehund jetzt: »Dazu habe ich gar keine Zeit. Ich schaffe das eh nicht …« Aber wissen Sie was? Das Gefühl, wenn Sie sich trotz aller Zweifel und Ängste überwunden haben, ist einfach unbeschreiblich. Sich aufgerafft und die eigene Faulheit besiegt zu haben, verschafft nämlich ein schier unglaubliches Gefühl des Triumphs. Und für unser ausgefeiltes Kraftprogramm findet sich immer ein Zeitfenster – nach dem Aufstehen, vor dem Schlafengehen, beim Fernsehen …

TRAININGSERFOLG IM ÜBERBLICK

Es hat sich beim Abnehmen nicht nur bestens bewährt, die Namen all der Dinge aufzuschreiben, die man über den Tag verteilt isst. Es lohnt sich auch, einen »Trainingskalender« zu führen. Denn was motiviert mehr, als schwarz auf weiß zu verfolgen, wie die eigene Fitness von Woche zu Woche stetig zunimmt. Und sollte es mit dem Abnehmen einmal hapern, hilft ein kritischer Blick auf die Übersicht ebenfalls: Wo könnten Sie noch eine Einheit mehr einschieben oder das Leistungslevel erhöhen? Denn Fakt ist: Nur darüber nachzudenken, Sport zu treiben, verbrennt zwischen null und null Kalorien. Wenn Sie jedoch aktiv werden, können es mehrere Hundert Kalorien sein.
In diese Kopiervorlage für Ihr persönliches Muskelkrafttraining können Sie notieren, auf welchem Level Sie üben und wie viele Wiederholungen beziehungsweise Sätze Sie schon schaffen. So haben Sie immer einen Überblick, wie es um Ihre Fitness steht.

MODUL 2

ÜBUNG	VARIANTE			MO	DI	MI	DO	FR	SA	SO
Übung 1 WH/Sätze	A	F	P							
Übung 2 WH/Sätze	A	F	P							
Übung 3 WH/Sätze	A	F	P							
Übung 4 WH/Sätze	A	F	P							
Übung 5 WH/Sätze	A	F	P							
Übung 6 WH/Sätze	A	F	P							
Übung 7 WH/Sätze	A	F	P							
Übung 8 WH/Sätze	A	F	P							

MODUL 3

ÜBUNG	VARIANTE			MO	DI	MI	DO	FR	SA	SO
Übung 1 WH/Sätze	A	F	P							
Übung 2 WH/Sätze	A	F	P							
Übung 3 WH/Sätze	A	F	P							
Übung 4 WH/Sätze	A	F	P							
Übung 5 WH/Sätze	A	F	P							
Übung 6 WH/Sätze	A	F	P							
Übung 7 WH/Sätze	A	F	P							
Übung 8 WH/Sätze	A	F	P							

AB MODUL 4

ÜBUNG	VARIANTE			MO	DI	MI	DO	FR	SA	SO
Übung 1 WH/Sätze	A	F	P							
Übung 2 WH/Sätze	A	F	P							
Übung 3 WH/Sätze	A	F	P							
Übung 4 WH/Sätze	A	F	P							
Übung 5 WH/Sätze	A	F	P							
Übung 6 WH/Sätze	A	F	P							
Übung 7 WH/Sätze	A	F	P							
Übung 8 WH/Sätze	A	F	P							

Bücher, die weiterhelfen

Boeckh-Behrens, W. U.: **maxxF. Der Megatrainer.** GRÄFE UND UNZER VERLAG, München

Elmadfa, Prof. Dr. I./Meyer, Dr. A.: **Kalorien im Griff. Mit über 3000 Lebensmitteln.** GRÄFE UND UNZER VERLAG, München

Elmadfa, Prof. Dr. I./Meyer, Dr. A.: **Ballaststoffe.** GRÄFE UND UNZER VERLAG, München

Englert, H.: **Lass los, was dich dick macht.** GRÄFE UND UNZER VERLAG, München

Eßwein, J.: **Achtsamkeitstraining.** GRÄFE UND UNZER VERLAG, München (Buch mit CD)

Froböse, Prof. Dr. I.: **Das Anti-Jojo-Prinzip.** GRÄFE UND UNZER VERLAG, München

Grabbe, D.: **Muskel-Quickies.** BLV Buchverlag, München

Grillparzer, M.: **Mini-Trampolin. Schlank & fit im Flug.** GRÄFE UND UNZER VERLAG, München

McKenna, P.: **Ich mach dich schlank!** Goldmann Verlag, München

Regelin, P.: **Hanteltraining für Frauen.** BLV Buchverlag, München

Schweppe, R.: **Schlank durch Achtsamkeit: Durch inneres Gleichgewicht zum Idealgewicht.** Systemed GmbH, Lünen

Tschirner, T.: **Der BBP Express.** GRÄFE UND UNZER VERLAG, München

Winkler, N.: **Bauch, Beine, Po intensiv mit Core-Training.** GRÄFE UND UNZER VERLAG, München

Wolf, D.: **Übergewicht und seine seelischen Ursachen.** GRÄFE UND UNZER VERLAG, München

VERWENDETE LITERATUR

- Donner, S. (2005): Zum Glück gibt's was zum Essen. In: UGB – Forum 5, 245–248
- Kunes, E./Largeman-Roth, F. (2010): The Carb Lover's Diet. New York: Time Home Entertainment Inc.
- Merchant, A. T. et al. (2009): Carbohydrate Intake and Overweight and Obesity among Healthy Adults. In: Am Diet Assoc., Vol. 109, No. 7, 1165–1172
- Mishra, S./Monro, J./Hedderley, D. (2008): Effect of Processing on Slowly Digestible Starch and Resistant Starch in Potato. In: Starch/Stärke 60, 500–507
- Murphy, M. M./Spungen Douglass, J./Birkett, A. (2008): Resistant Starch Intakes in the United States. In: J Am Diet Assoc, 108, 67–78
- Nugent, A. P. (2005): Health properties of resistant starch. In: Nutrition Bulletin 30, 27–54
- Robertson, M. D. et al. (2005): Insulin-sensitizing effects of dietary resistant starch and effects on skeletal muscle and adipose tissue metabolism 1–3. In: Am J Clin Nutr. 82, 559–567
- Scott, K. P./Duncan, S. H./Flint H. J. (2008): Dietary fibre and the gut microbiota. In: Nutrition Bulletin 33, 201–211
- Silvester, K. R./Englyst, H. N./Cummings, J. H. (1995): Illeal recovery of starch from whole diets containing resistant starch measured in vitro and fermentation of illeal effluent. In: Am J Clin Nutr. 62, 403–411
- Williams, P. G./ Grafenauer, S. J./O'Shea, J. E. (2008): Cereal grains, legumes, and weight management: a comprehensive review of the scientific evidence. In: Nutrition Reviews® Vol. 66, Nr. 4, 171–182
- Wansik, B. (2010): Mindless Eating. New York: Bantam Books
- Zemel, M. B./Richards, J./Mathis, S. et al.(2005): Dairy Augmentation of Total and Central Fat Loss in Obese Subjects. In: Int J Obes 29, 391–397

Adressen, die weiterhelfen

AID infodienst
Ernährung, Landwirtschaft, Verbraucherschutz e. V.
Heilsbachstraße 16
53123 Bonn
www.aid.de

Deutsche Gesellschaft für Ernährung e. V.
Godesberger Allee 18
53175 Bonn
www.dge.de

Umfassende Informationen zur gesunden Ernährung (auch bei Übergewicht); Suchfunktion nach Ernährungsberater/innen.

Studio für Ernährungsberatung
Christina Steinbach
Amtsstraße 22
74722 Buchen
www.dr-ambrosius-buchen.de

Christina Steinbach bei facebook:
Facebook.com/Dr.Ambrosius
Facebook.com/Ernaehrungsberatung.NOK

Christina Steinbach und ihr Team vermitteln Ernährungswissen, unterstützen bei Verhaltensänderung und erarbeiten individuelle Ernährungspläne.

Slow Food Deutschland
Luisenstraße 45
10117 Berlin
www.slowfood.de

Vereinigung, die u. a. das bewusste Genießen und die Wahrung der Geschmacksvielfalt fördert.

Österreichische Gesellschaft für Ernährung
C/O AGES Bürotrakt WH
Spargelfeldstr. 191
A-1220 Wien
www.oege.at

Informationen rund ums vollwertige Essen und Trinken sowie über ernährungswissenschaftliche Erkenntnisse und Entwicklungen.

Schweizerische Gesellschaft für Ernährung
Schwarztorstrasse 87
Postfach 8333
CH-3001 Bern
www.sge-ssn.ch

Wichtige Adresse für alle, die sich ausgewogen und genussvoll ernähren wollen.

INTERNETADRESSEN

www.bratkartoffeln-machen-schlank.de
Die Homepage zum Buch.

www.sarahschocke.de
Internetadresse der Autorin.

www.aok.de/bundesweit/gesundheit/fitness-wellness-sportpartner-21170.php
Hier finden Sie einen Sportpartner in Ihrer Nähe.

www.dr-ambrosius.de
Die Methode Dr. Ambrosius®.

www.eatsmarter.de
Hier gibt's Informationen rund ums Thema gesunde Ernährung und Kochen.

www.lebensmittelklarheit.de
Informationen für Verbraucher rund um gesunde, sichere Lebensmittel.

www.oekokiste.de
Frisches Obst und Gemüse wird direkt zu Ihnen nach Hause geliefert.

www.shape.de
Aktuelles rund um das Thema Fitness.

www.sportprogesundheit.de
Hier finden Sie Bewegungsangebote in Ihrer Nähe.

www.sport-finden.de
Welche Sportarten gibt es?

www.zugutfuerdietonne.de
Informationen zum Mindesthaltbarkeitsdatum und mehr.

Sachregister

Rezeptregister

ABKÜRZUNGEN

TL = Teelöffel
EL = Esslöffel
Msp. = Messerspitze
g = Gramm
kg = Kilogramm
ml = Milliliter
l = Liter
RS = resistente Stärke

Impressum

Projektleitung: Silvia Herzog

Lektorat: Sylvie Hinderberger

Bildredaktion: Henrike Schechter

Umschlaggestaltung und Layout: independent Medien-Design, Horst Moser, München

Herstellung: Renate Hutt

Satz: Christopher Hammond

Lithos: medienprinzen GmbH, München

Druck und Bindung: Firmengruppe APPL, aprinta Druck, Wemding

ISBN 978-3-8338-2838-6

1. Auflage 2013

Umwelthinweis

Dieses Buch ist auf PEFC-zertifiziertem Papier aus nachhaltiger Waldwirtschaft gedruckt.

GRÄFE UND UNZER

Ein Unternehmen der
GANSKE VERLAGSGRUPPE

Bildnachweis

Fotoproduktion Rezepte: Fotos mit Geschmack, München

Fotoproduktion Übungen: Johannes Rodach, München

Fotoproduktion Kapitelaufmacher: Bernhard Haselbeck und Nadia Gasmi, München

Weitere Fotos: F1online: S. 8, 18, 30, 66, 134; Getty: S. 100; independent: Cover; StockFood: S. 4; VP.web.STUDIO – Stefan Steinbach: Autorenporträts.

Syndication: www.jalag-syndication.de

Wichtiger Hinweis

Die Informationen, Ratschläge und Übungen in diesem Buch stellen die Meinung bzw. Erfahrung der Autorinnen dar. Sie wurden von ihnen nach bestem Wissen erstellt und mit größtmöglicher Sorgfalt geprüft. Es ist Ihre Entscheidung in eigener Verantwortung, ob und inwieweit Sie die in diesem Buch dargestellten Methoden, Tipps und Maßnahmen anwenden möchten und können. Weder Autorinnen noch Verlag können für eventuelle Nachteile oder Schäden, die aus den im Buch gegebenen praktischen Hinweisen resultieren, eine Haftung übernehmen.

Die GU-Homepage finden Sie im Internet unter www.gu.de

www.facebook.com/gu.verlag

DAS ORIGINAL GU MIT GARANTIE

Unsere Garantie

Alle Informationen in diesem Ratgeber sind sorgfältig und gewissenhaft geprüft. Sollte dennoch einmal ein Fehler enthalten sein, schicken Sie uns das Buch mit dem entsprechenden Hinweis an unseren Leserservice zurück. Wir tauschen Ihnen den GU-Ratgeber gegen einen anderen zum gleichen oder ähnlichen Thema um.

Liebe Leserin, lieber Leser,

wir freuen uns, dass Sie sich für ein GU-Buch entschieden haben. Mit Ihrem Kauf setzen Sie auf die Qualität, Kompetenz und Aktualität unserer Ratgeber. Dafür sagen wir Danke! Wir wollen als führender Ratgeberverlag noch besser werden. Daher ist uns Ihre Meinung wichtig. Bitte senden Sie uns Ihre Anregungen, Ihre Kritik oder Ihr Lob zu unseren Büchern. Haben Sie Fragen oder benötigen Sie weiteren Rat zum Thema? Wir freuen uns auf Ihre Nachricht!

Wir sind für Sie da!
Montag–Donnerstag: 8.00–18.00 Uhr;
Freitag: 8.00–16.00 Uhr
Tel.: 08 00/7 23 73 33
Fax: 08 00/5 01 20 54
(kostenlose Servicenummern)
E-Mail: leserservice@graefe-und-unzer.de

P.S.: Wollen Sie noch mehr Aktuelles von GU wissen, dann abonnieren Sie doch unseren kostenlosen GU-Online-Newsletter und/oder unsere kosten losen Kundenmagazine.

GRÄFE UND UNZER VERLAG
Leserservice
Postfach 86 03 13
81630 München